Kurze Kriegsaugenheilkunde

Von

Professor Dr. Arnold Pillat
Direktor der Universitäts-Augenklinik in Graz

Mit 38 Abbildungen im Text

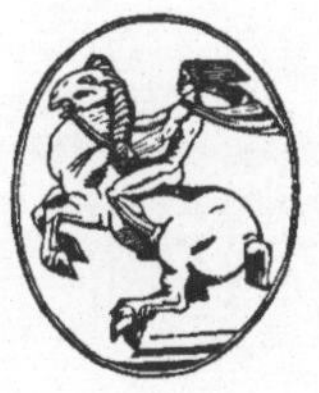

Springer-Verlag Wien GmbH
1941

ISBN 978-3-7091-5179-2 ISBN 978-3-7091-5327-7 (eBook)
DOI 10.1007/978-3-7091-5327-7

Ursprünglich erschienen bei Julius Springer in Vienna 1941

Vorwort.

Das vorliegende kleine Buch verdankt sein Entstehen hauptsächlich der Bitte ehemaliger Schüler nach einer kurzen Darstellung jener Verletzungen und Krankheiten des Auges, welche mit dem Kriegsdienst zusammenhängen. Die großen Lehrbücher der Augenheilkunde sind für den Gebrauch im Felde ungeeignet, die kleinen Leitfaden und Repetitorien behandeln die Fragen, die den Feldarzt interessieren, nicht oder unzureichend. Es bestand also der berechtigte Wunsch nach einer zusammenfassenden und übersichtlichen Darstellung jener Kapitel aus der Augenheilkunde, die sich mit den durchbohrenden und nichtdurchbohrenden, mit den Fremdkörper- und Schußverletzungen des Auges, mit besonderem Zuschnitt auf die Kriegsverhältnisse beschäftigen. Diesem Wunsche bin ich hiermit nachgekommen.

Das Buch ist vor allem für die Truppenärzte, also für Nicht-Augenärzte, gedacht. Daher mußte es in seiner Darstellung so einfach als möglich und allgemeinverständlich sein. Von diesem Standpunkte aus wolle man das Ganze betrachten. Mancher Berufskamerad wird finden, daß für den Nicht-Augenarzt manche Darstellung zu breit und zu eingehend und vielleicht für den Truppenarzt unnötig ist, der Augenarzt hingegen wird vieles als selbstverständlich und Wichtiges als zu kurz behandelt finden. Ich bin mir dieser Zwischenstellung des Buches voll bewußt. Aber ich wollte keine „Erste Hilfe" und keine „Anleitung" schreiben, sondern eine medizinische Darstellung der mit dem Kriege zusammenhängenden Fragen der Augenheilkunde geben. Deshalb habe ich der eigentlichen Materie ein Kapitel über die behelfsmäßige Untersuchung des Auges vorausgeschickt, in der Annahme, daß dieses Kapitel manchem Arzt eine willkommene Auffrischung seiner einstigen Kenntnisse in der Augenheilkunde sein wird. Auch vertrete ich die Ansicht, daß sich medizinische Fachbücher beim biologisch gebildeten und mit einem Kausalitätsbedürfnis ausgestatteten Arzt leichter einführen als eine Darstellung, welche nach Art etwa eines Kochbuches die Dinge nur trocken aufzählt oder zusammenstellt. Aus diesem Grunde ist das Kapitel über die durchbohrenden sowie über die stumpfen Verletzungen des Auges etwas ausführlicher ausgefallen, als es für den Gebrauch im Felde vielleicht notwendig erscheint. Aus eben diesem Grunde habe ich auch manche Krankheitsbilder, z. B. seltene Verletzungsformen, die Spätfolgen nach Verletzungen, die Verletzungszustände des Glaskörpers und der Netzhaut, die sympathische Ophthalmie u. a., die den Truppenarzt vielleicht direkt nichts angehen, besprochen und Eingriffe, wie z. B. die Ausziehung magnetischer und nichtmagnetischer Fremdkörper durch die Lederhaut, kurz skizziert, Eingriffe, die dem Facharzt vorbehalten bleiben müssen und in keinem Falle vom Truppenarzt ausgeführt werden können. Um diesem in den Augen manch eines Lesers bestehenden Übelstand etwas abzuhelfen, wurden die wichtigeren Abschnitte durch den Druck hervorgehoben, die weniger wichtigen in Kleindruck gesetzt. Aber ohne etwas tiefere Einsicht in die Frage der durchbohrenden und stumpfen Verletzungen des Auges können meiner Ansicht nach z. B. die Schußverletzungen, die ja nur die Verbindung beider Verletzungsarten sind, nicht richtig gewertet werden.

Da dem „Besonderen Teil" eine kurze Darstellung der durchbohrenden Verletzungen und Fremdkörper im Auge sowie des Nachweises von Fremdkörpern im Augeninnern vorausgeschickt wurde, so ist die „Kriegsaugenheilkunde" über ihren Rahmen insofern hinausgewachsen, als gerade diese Abschnitte zusammen mit der etwas ausführlicheren Darstellung der stumpfen Verletzungen des Sehorgans im „Besonderen Teil" die Grundlage auch für eine „Unfallaugenheilkunde" des täglichen Lebens bilden.

Die tägliche Erfahrung der Klinik und der Unfallmedizin in Industrie, Gewerbe und Landwirtschaft hat mich gelehrt, daß die Kenntnis der Augenverletzungen bei der Ärzteschaft nicht groß ist und daß man geneigt ist, die „kleinen" Augenverletzungen als „nicht schwere" anzusehen. Aus der klinischen Arbeit heraus habe ich aber auch die Überzeugung, daß manche Erblindung verhütet werden könnte, wenn die richtige ärztliche Fürsorge rechtzeitig einsetzte. Und diese Fürsorge sind wir den tapferen Soldaten dieses Krieges als Ärzte unseres Reiches schuldig. *Der letzte Grund dieses Buches ist, die Zahl der Blinden dieses Krieges auf das kleinste Maß, das nicht mehr vermeidbar ist, herabzusetzen.*

Im „Anhang" wurde in ganz knapper Form eine Übersicht über jene Erkrankungen des äußeren Auges gegeben, denen sich auch der Truppenarzt gelegentlich gegenübergestellt sehen kann. Es war mir daran gelegen, daß dieser Teil dem Arzte im Felde als kurzer Ratgeber bei der Erkennung und Behandlung der äußeren Augenkrankheiten dienen möge. Es wurden daher die Lid-, Bindehaut- und Hornhauterkrankungen etwas ausführlicher behandelt als z. B. die Erkrankungen der Iris, Linse und das Glaukom. Ferner schien mir eine ganz kurze übersichtliche Zusammenstellung der Beziehungen zwischen „Tuberkulose und Auge" und „Syphilis und Auge" wünschenswert.

Ich bin mir der Unvollkommenheiten und Mängel des vorliegenden Buches wohl bewußt. Manche Krankheiten, so die im Felde möglichen Vergiftungen, fehlen ganz, das Kapitel über die Fernwirkungen des Auges bei Schußverletzungen anderer Körperteile ist unvollständig. Manchem Kapitel fehlt das Bildgut gänzlich, farbige Abbildungen mußten aus mehr als einem Grunde zurückgestellt werden. Die Schwarzweißbilder in Strichmanier, welche ich meinem Institutszeichner Herrn MATRAS verdanke, stellen nur das Wichtigste dar. Ich bitte wegen dieser Mängel um Nachsicht. Für jede sachliche Kritik und Anregung, besonders für Wünsche aus den Kreisen der Truppenärzte werde ich dankbar sein.

So übergebe ich dieses Buch mit zwei Wünschen in großer Zeit meinen Berufskameraden, besonders jenen, denen es vergönnt ist, im Felde unsere tapferen Soldaten zu betreuen: Möge es dazu beitragen, manchem unserer Soldaten, der beim Kampf zu Lande, in der Luft oder auf dem Meere verwundet wurde, sein Augenlicht zu erhalten, und möge es allen im Felde ein Zeichen dafür sein, daß die Heimat für die Front die Waffen schmiedet, auch die geistigen.

Graz, im April 1941.

A. PILLAT.

Inhaltsverzeichnis.

Allgemeiner Teil.

Besonderer Teil.

Erster Abschnitt.

Dritter Abschnitt.

Vierter Abschnitt.

Fünfter Abschnitt.

Sechster Abschnitt.

Siebenter Abschnitt.

Anhang.

Allgemeiner Teil.

Einleitung.

Augenverletzungen im Kriege sind nichts Seltenes. Sie scheinen seit den Kriegen des vorigen Jahrhunderts im Zunehmen begriffen. Im deutsch-französischen Kriege 1870/71 war der Anteil der Augenverletzungen an den Gesamtverletzungen 0,86%, im russisch-japanischen Kriege 1905 2,2%, im Weltkrieg schwankt die Zahl zwischen 5 und 10%. Dieser enorme Anstieg der Augenverletzungen ist darauf zurückzuführen, daß im modernen Schützengrabenkriege der Körper relativ geschützt, der Kopf aber ungeschützt ist. Die Einführung des Stahlhelmes hat zwar wesentlich zum Schutze des Kopfes beigetragen, doch können Gesicht und Augen auch im Schützengrabenkriege nicht geschützt werden und sind der verheerenden Explosionswirkung moderner Artillerie- und Luftwaffengeschosse voll ausgesetzt.

Es ist selbstverständlich, daß im Kriege nicht nur alle Arten der Friedensverletzungen des Sehorgans vorkommen, Verletzungen durch stumpfe oder scharfe Gewalt, durchbohrende und nichtdurchbohrende Verletzungen, sondern vor allem jene, welche der Kriegshandlung als solcher eigentümlich sind, also die *durch Schuß*, *Explosion* und durch den *Gaskrieg*.

Die Verletzungen ergeben sich aus der Tätigkeit des Soldaten, seinen mannigfachen Beschäftigungen im Stellungs- und Bewegungskriege, aus der Waffengattung, welcher er angehört und besonders aus der Einwirkung des Gegners. So herrschen bei der Infanterie direkte Schußverletzungen und Prellschüsse am Auge vor, bei der Artillerie kommt es hauptsächlich zu schweren Prellungsverletzungen am Auge infolge Granatexplosion mit und ohne Eröffnung des Augapfels sowie zu Fremdkörpereinsprengungen am Auge, bei der Panzertruppe kommen neben den Schuß- und Explosionsverletzungen hauptsächlich Verbrennungen, bei der Fliegertruppe die Schädigung des Auges durch Sauerstoffmangel vor, bei der Kriegsmarine sind es hauptsächlich Splitterverletzungen und schwere, in den engen Bordräumen bei Geschoßexplosion entstehende Gasvergiftungen.

Augenverletzungen im Kriege dürfen trotz der Kleinheit der Wunden nicht als leichte Verletzungen angesehen werden. Das Schicksal von Augenverletzten hängt im Kriege wie im Frieden im wesentlichen von zwei Faktoren ab: 1. von der richtigen Erkennung und ersten Versorgung der Verletzung und 2. von dem schnellen Rücktransport des Verwundeten in Feld- und Kriegslazarette, die für eine augenärztliche Tätigkeit vollkommen ausgerüstet sind.

Jeder Truppenarzt kann täglich in die Notwendigkeit versetzt werden, als Erster verletzte Augen versorgen zu müssen. Die folgenden Zeilen sollen zur richtigen Erkennung und zur Abschätzung der Schwere einer Augenverletzung, selbst wenn sie an anderen Wunden gemessen klein und unscheinbar aussieht, beitragen.

Die erste Versorgung von Augenverletzungen muß vom Arzt am Truppenverbandplatz vorgenommen werden. Wieviel von der Kenntnis des Arztes an dieser Stelle abhängt, geht aus dem unten Gesagten hervor. Darüber hinaus hat er die Verpflichtung, durch kurze Vermerke auf der Verwundetenkarte die sofortige Abgabe der schwer Augenverletzten auf dem kürzesten Wege in die Augenspitäler zu veranlassen. Dabei muß als Grundsatz gelten, *dem Verletzten lieber einen stundenlangen Transport zuzumuten, als ihn in der Nähe einer provisorischen Versorgung zuzuführen. Das Schicksal eines verletzten Auges hängt im wesentlichen von der ersten fachgemäßen Versorgung ab, welche innerhalb der ersten zwölf Stunden erfolgen soll. Diese ist auch meist die endgültige Versorgung.*

Damit diese Frist eingehalten werden kann, sind im modernen Kriege *vollkommen ausgerüstete Augenspitäler so weit als möglich vorzuschieben.* Sie müssen von Augenärzten mit großer fachärztlicher und operativer Erfahrung geleitet werden. Ein erfahrener Röntgenologe ist als Mitarbeiter unerläßlich.

Kommt ein Augenverletzter auf einen *Truppenverbandplatz,* so sind zunächst folgende vier Fragen zu beantworten: 1. Handelt es sich nur um eine *Verletzung der Anhangsgebilde des Auges oder um eine Verletzung des Augapfels selbst.* 2. Wenn der Augapfel selbst verletzt ist, *ob die Verletzung durchbohrend (perforierend) oder nichtdurchbohrend ist,* 3. ob die *Verletzung durch stumpfe Gewalt* (Kontusion), *durch Geschoßwirkung* oder durch *schneidende Gewalteinwirkung* zustande kam und 4. ob sich *im Auge ein Fremdkörper befindet oder nicht.* Durch die Beantwortung dieser Fragen wird nicht nur die Art der ersten Hilfeleistung, sondern auch die Weiterversorgung des Auges bestimmt.

Diese Fragen können nur durch eine genaue Untersuchung des Auges beantwortet werden. Diese Untersuchung ist einfach und kann ohne Hilfsmittel selbst am Truppenverbandplatz ziemlich erschöpfend vorgenommen werden.

Die Frage, ob eine Augenverletzung durch stumpfe Gewalt, durch Geschoßwirkung oder durch schneidende Gewalteinwirkung zustande gekommen ist, wird der Truppenarzt nur dann beantworten können, wenn er einige Kenntnis der Haupttypen der drei Verletzungsarten besitzt. Es sei auf die systematische Behandlung dieser Fragen im besonderen Teile hingewiesen.

Wenn sich der Arzt allein auf die *Aussage des Verletzten* verlassen würde, ohne seine Kenntnisse mit in die Waagschale zu werfen, würde es in vielen Fällen zu einer irrigen Auffassung der Mechanik der Verletzung und des Krankheitsbildes am Auge kommen. Vorhersage wie Behandlung würden in die Irre gehen. Denn die meisten Verletzungen im Kriege erfolgen aus weiter Ferne, so daß der Soldat oft gar nicht in der Lage sein kann, eine zutreffende Darstellung des Herganges der Verletzung zu geben. Meist sind zu gleicher Zeit so viele Verletzungsarten gegeben, daß es der Willkür des Verletzten überlassen bleibt, was er über seine eigene Verletzung aussagen will. Dazu kommt noch die Tatsache, daß sehr häufig die seelische Erregung beim Verletzten einen anderen Verletzungshergang entstehen läßt als er tatsächlich vorhanden war.

Kurze Anleitung zur Untersuchung des Auges.

Die Untersuchung der Lider.

Das *Betrachten* der Lider des Verwundeten allein genügt nicht. Wenn man dadurch auch Schwellung, Rötung, grobe Zerreißungen, Abtrennungen der Lider und Eiterungen erkennen kann, so würde man doch ohne *Betasten* wichtige Merkmale übersehen, z. B. ein Luftemphysem der Lider (wichtig für die Feststellung gleichzeitiger Verletzungen der Augenhöhlenknochen), Fremdkörper in den Lidern, ein Geschoß oder Geschoßteile hinter den Lidern, eine auf Gasbrand verdächtige Infiltration der Lider, eine Erweichung des Gewebes als Anzeichen eines aus der Tiefe der Augenhöhle durchbrechenden Abscesses usw.

Besonders bei faltiger Beschaffenheit der Lidhaut sind die Falten mit den Fingern zum Verstreichen zu bringen, damit kleine Abschürfungen, Verätzungen oder durchbohrende Wunden der Lider nicht übersehen werden.

Besonderes Augenmerk ist auf die *Beschaffenheit des Lidrandes* zu legen. Durchtrennung der Lidränder sind anders zu werten als andere Lidverletzungen (S. 49 ff.), Fehlstellungen der Wimpern (Trichiasis) können an der Hornhaut schwere Reizzustände verursachen (Erosionen und Hornhautgeschwüre).

Ferner ist es notwendig, die *Stellung der Lider* (Ektropium und Entropium) und *ihre Beweglichkeit* zu prüfen: ob Lidschluß (Funktion des M. orbicularis) und Lidhebung (Funktion des M. levator palpebrae und des M. tarsalis Mülleri) möglich sind. Verletzungen oder Erkrankungen des Nervus facialis verursachen durch Lähmung des Schließmuskels

(M. orbicularis) ein Herunterhängen besonders des Unterlides, in schweren Fällen ein Offenbleiben der Lidspalte (Lagophthalmus, Salbenschutzverband, bzw. Uhrglasverband notwendig).

Das Nichtfunktionieren der Lidheber bezeichnet man als *Ptosis*. Bei Verletzungen oder Erkrankungen des M. levator palpebrae, der durch den N. oculomotorius innerviert wird, hängt das Oberlid etwa bis zur Hornhautmitte (Ptosis completa), bei Schädigung des M. tarsalis Mülleri, welcher durch den N. sympathicus innerviert wird, nur wenig herunter (Ptosis incompleta).

Untersuchung der Tränendrüsen und der tränenabführenden Wege.

Der äußeren Untersuchung ist nur die sog. *palpebrale Tränendrüse* zugänglich. Sie liegt im äußersten Anteil des Oberlides, bzw. der oberen Übergangsfalte (Fornix) und kommt bei Umstülpen, oft auch schon beim Abheben des Oberlides als $^1/_2$—1 cm langer, mehr oder minder deutlich graugelber, höckeriger Wulst zum Vorschein, wenn der Untersuchte ausgiebig nach nasal und unten sieht. Verletzungen oder Entzündungen dieser Drüse können zum Tränenfluß, Verödungen zum Tränenmangel führen. Doch kommen Verletzungen der Tränendrüsen im Kriege kaum je allein, sondern wohl nur zusammen mit schweren Verletzungen der Lider und der Augenhöhle vor.

Die *tränenabführenden Wege* beginnen im inneren Lidwinkel am hufeisenförmigen Ausschnitt der Lider mit dem oberen und unteren *Tränenpünktchen* (punctum lacrimale). Diese setzen sich im *oberen und unteren Tränenkanälchen* (canaliculus lacrimalis) fort und münden hinter dem medialen Lidbändchen (ligamentum palpebrale mediale) in den *Tränensack* (saccus lacrimalis), welcher hinter dem unteren inneren Augenhöhlenrand in einer kleinen Knochengrube, der *Tränensackgrube* (fossa sacci lacrimalis) liegt, deren vorderer Rand als *vordere Tränenleiste* (crista lacrimalis anterior) dem tastenden Finger leicht zugänglich ist. Ein kurzer knöcherner Kanal, der *Tränennasengang* (ductus nasolacrimalis), welcher mit einer sehr blutreichen Schleimhaut ausgekleidet ist, führt vom unteren Pol des Tränensackes in die Nase, und zwar zur unteren Muschel.

Die Betrachtung der Tränensackgegend deckt Schwellungen oder Entzündungen dieses Gebietes auf. Unbedingt notwendig ist es, in allen Fällen mit dem kleinen Finger der einen Hand *auf die Tränensackgegend zu drücken* und dabei die Tränenpünktchen nach Auseinanderspreizen der Lider mit den Fingern der anderen Hand zu beobachten: Kann Tränenflüssigkeit oder Eiter ausgedrückt werden, so bedeutet dies Wegbehinderung oder Entzündung in den ableitenden Tränenwegen, im Kriege häufig ein Zeichen älterer Knochenbrüche oder Knochenentzündung (Osteomyelitis) in der Umgebung des Tränensackes, besonders nach Schußverletzungen des Gesichtes und nach Hufschlag.

Auf Rauhigkeiten der vorderen Tränenleiste (crista lacrimalis anterior) als Zeichen von Brüchen des Oberkieferknochens ist besonders zu achten.

Untersuchung der Bindehaut.

Man unterscheidet die *Bindehaut der Lider* (conjunctiva palpebrae), der *Übergangsfalten* (conjunctiva fornicis) und des *Augapfels* (conjunctiva bulbi), welch letztere in die Bindehaut der *Lederhaut* (conjunctiva sclerae) und in die Bindehaut der *Hornhaut* (conjunctiva corneae) zerfällt. Letztere fällt allerdings dem Untersucher nicht als gesondertes Häutchen auf, weil sie innig mit der eigentlichen Hornhaut verbunden ist. Die Skleralbindehaut büßt am *Hornhautrand* (limbus corneae) ihre Verschieblichkeit ein. Hier enden auch alle Gefäße der Bindehaut. Man spricht mit Recht von einem Bindehautsack, dessen vordere Öffnung von der Lidspalte gebildet wird.

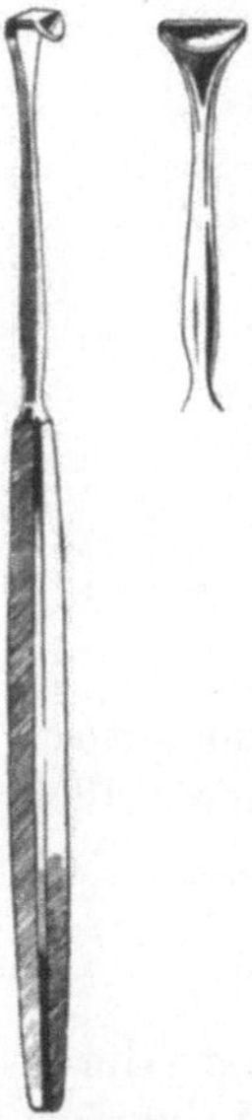

Im hufeisenförmigen Ausschnitt des inneren Lidwinkels liegt als erhabenes, leicht unebenes, rundliches Gebilde das *Tränenwärzchen* (caruncula lacrimalis) und schläfenwärts von ihr die *halbmondförmige Falte* (plica semilunaris).

Die Bindehaut des Oberlides stellt man durch Umstülpen der Lider mit den Fingern oder mit Hilfe eines Stäbchens, die des Unterlides durch Eindrücken am unteren Tarsusrande dar, die Bindehaut der unteren Übergangsfalte durch Abziehen des Unterlides, die der oberen Übergangsfalte durch Umstülpen des Oberlides, indem man gleichzeitig den Augapfel mit Hilfe des Unterlides in die Augenhöhle zurückdrückt. Will man alle Schleimhautfalten der oberen Übergangsfalte darstellen, muß das Umstülpen mit Hilfe eines Grönholm*schen Löffels* (Abb. 1) vorgenommen werden. Bei Umstülpen der Lider vergewissere man sich zuerst, ob nicht eine durchbohrende Verletzung des Augapfels vorliegt, damit man nicht den Inhalt eines stark klaffenden Auges ausdrückt. Hat der Verletzte starke Schmerzen, einen Lidkrampf (Blepharospasmus) oder sind die Lider stark verschwollen, dann ist die Lidspalte vorsichtig mit Hilfe zweier Desmare*scher Lidhalter* (Abb. 2 und 3) zu öffnen.

Abb. 1. Grönholmscher Lidlöffel zum Umstülpen des Oberlides, von der Seite und von vorn.

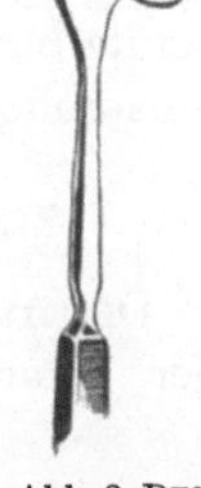

Abb. 2. Desmarescher Lidhalter zum Öffnen der Lider.

Entzündungen der Bindehaut führen zur Rötung derselben (Injektion der Bindehaut, konjunktivale Injektion), bakterielle Entzündungen außerdem zu mehr oder minder starker schleimiger oder schleimigeitriger Sekretion.

Verletzungen der Bindehaut verraten sich meist durch Blutungen (Ekchymoma subconjunctivale) und Gewebstrennung, wobei die gelbliche Farbe der Lederhaut (Sklera) bloßliegt.

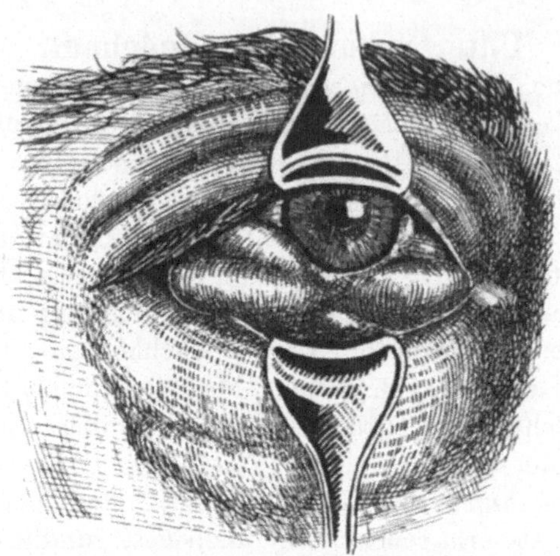

Abb. 3. Öffnen der Lidspalte durch Einsetzen des DESMARESchen Lidhalters in das Ober- und Unterlid bei praller Chemose der Bulbusbindehaut.

Die genaue Untersuchung des Bindehautsackes auf Fremdkörper, Verätzungen und Verbrennungen ist besonders im Kriege unter allen Umständen dringend geboten.

Untersuchung der Beweglichkeit des Augapfels.

Die Augen werden durch *sechs äußere Augenmuskeln* bewegt: durch vier gerade, den M. rectus medialis, lateralis, superior und inferior,

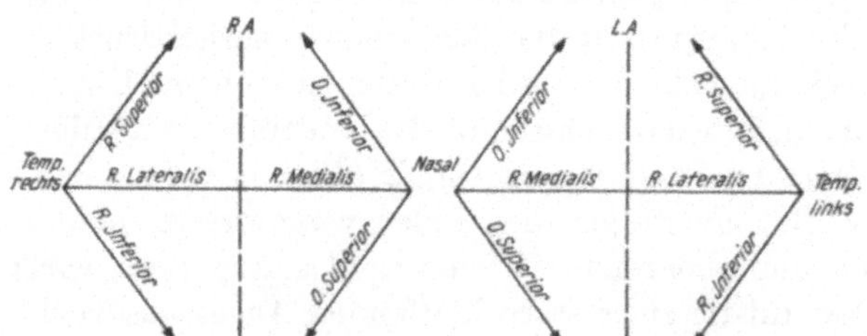

Abb. 4. Muskeldiagramm nach ELSCHNIG. Die Pfeile geben die Wirkungsrichtung der sechs Augenmuskeln am rechten und linken Auge an.

und durch zwei schiefe, den M. obliquus superior und den M. obliquus inferior. Die Wirkungsweise der Augenmuskeln ergibt sich aus der Abb. 4, aus der sich auch die entsprechenden Doppelbilder ableiten lassen.

Will man wissen, ob ein oder mehrere Augenmuskeln verletzt oder sonstwie geschädigt sind, so fordert man den Kranken auf, dem in 50 bis 60 cm *vorgehaltenen Finger* nachzusehen, den man nach rechts und links, oben und unten führt. Ist das zu untersuchende Auge so schwer verletzt, daß es den vorgehaltenen Finger nicht mehr erkennen kann, so fordert man den Verletzten auf, mit dem gesunden Auge den Finger zu fixieren. Sind beide Augen praktisch erblindet, macht man die Führungsbewegungen mit der Hand des Kranken. Selbst ein Blinder kann der eigenen Hand vermöge der sog. Tiefensensibilität (Sensibilität der Muskeln und Gelenke) folgen. Ist der Verletzte im Shok, kann man manchmal noch durch Kommando „rechtssehen“ usw. die entsprechenden Augenbewegungen auslösen.

Bei *Verletzung oder Lähmung eines Augenmuskels* bestehen folgende Zeichen: a) *Das Auge bleibt* bei Führungsbewegungen im Wirkungsbereiche des geschädigten Muskels *zurück*, b) es besteht meist ein *Schielen* (Strabismus paralyticus convergens oder divergens) schon beim Blick geradeaus, sicher aber bei Führungsbewegungen, die in den Bereich des geschädigten Muskels führen, und c) der Kranke klagt, soweit sein Allgemeinzustand und sein Sehvermögen nicht wesentlich gestört sind über *Doppeltsehen*.

Die genauere Bestimmung, welcher Muskel verletzt oder gelähmt ist, ergibt sich aus der Kenntnis der physiologischen Funktion des betreffenden Muskels und kann unschwer mit Hilfe des beigegebenen Muskeldiagramms (Abb. 4) auch vom Nicht-Augenarzt, wenigstens im groben, vorgenommen werden.

Bei Beweglichkeitseinschränkungen des Augapfels darf jedoch nie vergessen werden, daß ihre Ursache besonders im Kriege auch in *Verletzung* (Blutungen) *der Augenmuskelkerne* im Gehirn oder der sie versorgenden *Hirnnerven* an irgendeiner Stelle ihres Verlaufes liegen kann. Auch schwere Entzündungen des ganzen Auges (Panophthalmitis, S. 32) oder der Augenhöhle (Orbitalphlegmone) führen zu Beweglichkeitseinschränkung, zur „Einmauerung“ des Augapfels.

Untersuchung der Stellung beider Augen zueinander.

Sind die beiden Augen eines Menschen beim Blick in die Ferne nicht parallel gerichtet, sondern schließen die Sehachsen beider Augen miteinander einen Winkel ein, dann sind folgende Möglichkeiten gegeben:

a) Es besteht ein *Begleitschielen nach innen oder außen* (Strabismus concomitans convergens oder Strabismus divergens). Beide Krankheitsbilder sind als angeboren oder mindestens als früh im Leben erworben zu betrachten. Es ist wichtig zu wissen, daß es bei dauerndem Schielen eines Auges früher oder später zur Schwachsichtigkeit (Amblyopia ex anopsia, Schielamblyopie) dieses Auges kommen kann.

b) Es besteht *Lähmungsschielen* (Strabismus paralyticus): Eine der Ursachen dafür ist im Kriege die Verletzung eines oder mehrerer Augenmuskeln durch stumpfe oder scharfe Verletzung, häufiger noch Verletzungen des Gehirns. Die Zeichen für ihre Erkennung sind oben (S. 7) angeführt.

c) Sind *beide Augen nach einer bestimmten Seite hin abgelenkt* (Déviation conjugée), so handelt es sich immer um ein Zeichen einer Hirnerkrankung und nicht um eine periphere Lähmung der Augenmuskeln.

Untersuchung der Lage des Augapfels in der Augenhöhle.

Normalerweise liegt der Hornhautscheitel beider Augen gleich weit vor der Eingangsebene der Augenhöhle. Treten beide Augen in geringem Grade weiter vor *(Protrusio bulbi)* oder liegen beide Augen tiefer in der

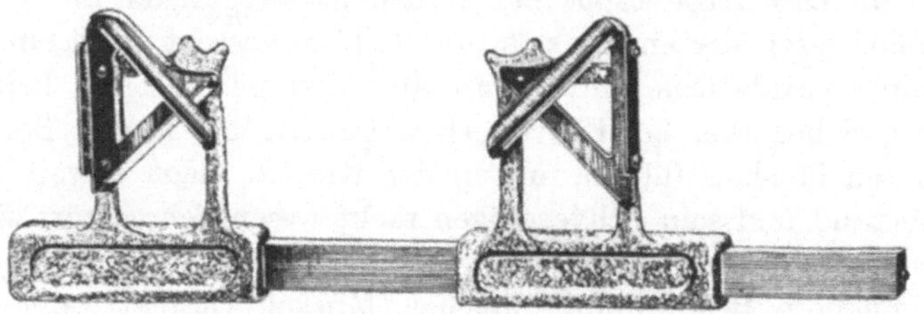

Abb. 5 Exophthalmometer nach HERTEL (Zeiss, Jena).

Augenhöhle *(Enophthalmus)*, so bedeutet dies oft weiter nichts als eine physiologische Verschiedenheit der Lage des Augapfels in der Augenhöhle bei verschiedenen Menschen. Auffallendes Vorstehen beider Augen mit Erweiterung der Lidspalte *(Exophthalmus)* läßt an Basedow, auffallender *Enophthalmus* beider Augen an allgemeine Abmagerung, starken Flüssigkeitsverlust des Augenhöhlengewebes (nach schweren Blutungen, starkem Wasserverlust nach Diarrhöen, Ruhr, Cholera) denken.

Für *Kriegsverhältnisse* wichtig ist das Hervortreten (Exophthalmus) eines Auges nach Durchblutung der Augenhöhle, bei Eiterung derselben (Orbitalphlegmone) und bei arterio-venösem Aneurysma an der Schädelbasis (pulsierender Exophthalmus, S. 90 u. 96). Der einseitige Enophthalmus ist als Zeichen der Atrophie des orbitalen Fettgewebes, besonders nach schwerer Prellungsverletzung der Augenhöhle (Contusio orbitae) zu werten und kommt als traumatischer Enophthalmus nach Querschüssen durch die Augenhöhle sowie nach Kopfschüssen mit Bruch der Augenhöhlenwand als Zeichen orbitaler Narbenbildung vor (S. 91, 92).

Exophthalmus wie Enophthalmus lassen sich genau mit Hilfe des sog. *Exophthalmometers* von HERTEL messen. Fortschreiten oder Rückgang dieser Zustandsbilder lassen sich mit Hilfe dieses Instruments sicher beurteilen (Abb. 5).

Untersuchung der Hornhaut.

Spiegelnlassen der Hornhaut: Wenn die Hornhautoberfläche abgeschürft, die Hornhaut selbst durchbohrend oder nichtdurchbohrend verletzt ist oder wenn Geschwüre infolge Verätzung, Verbrennung oder Eiterung vorhanden sind, so erkennt man den Ort der Schädigung am besten durch das „Spiegelnlassen" der Hornhaut: Man setzt den zu Untersuchenden einem Fenster gegenüber und läßt das Spiegelbild des Fensters mit Hilfe der Fixierung des vorgehaltenen Fingers langsam über die ganze Hornhaut nach allen Richtungen gleiten. *An der geschädigten Hornhautstelle ist das Spiegelbild verzerrt* (Abb. 6). Auch kleinste Fremdkörper und strichförmige Durchschlagswunden der Hornhaut, die bei bloßer Betrachtung leicht übersehen werden können, werden mit Hilfe dieser einfachen Untersuchungsmethode sichtbar.

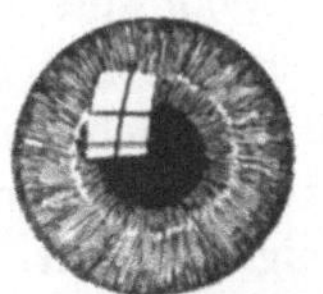

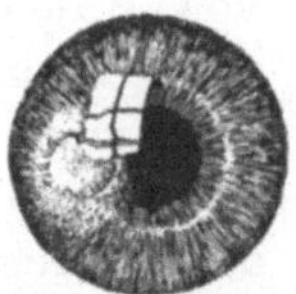

Abb. 6. Spiegelbild eines Fensters auf der Hornhaut, links auf einer normalen Hornhaut, rechts verzerrtes Spiegelbild über einem Hornhautgeschwür.

Seitliche Beleuchtung: Hat man auf die obige Weise eine Unregelmäßigkeit der Hornhautoberfläche festgestellt, dann empfiehlt es sich, die Hornhaut mit Hilfe einer *Sammellinse von 15 Dioptrien* seitlich so zu beleuchten, daß das Auge ungefähr im Brennpunkt der Linse, also die Linse ungefähr 7 cm seitlich vor dem Auge liegt. Als Lichtquelle ist Tages- oder künstliches Licht in gleicher Weise brauchbar. Ist eine *elektrische Taschenlampe* vorhanden, so braucht man keine gesonderte Sammellinse, da diese vorn an jeder Taschenlampe angebracht ist.

Prüfung der Durchsichtigkeit der Hornhaut: Fast alle krankhaften Zustände der Hornhaut äußern sich als Trübung. Man achte ganz besonders auf strichförmige, oft sehr kleine Trübungen der Hornhaut, weil diese häufig die Eintrittsstelle von Fremdkörpern ins Auge anzeigen. Übersieht man solche durchbohrende Wunden der Hornhaut, dann geht das Auge in vielen Fällen verloren. Treffen Geschoßsplitter oder andere Fremdkörper die Hornhaut in senkrechter Richtung, dann sind die *durchbohrenden Wunden meist linear.* Tangential das Auge treffende Geschosse verursachen mehr oder minder *aufgeworfene Lappenwunden,* deren Ränder durch Eindringen von Tränenflüssigkeit oder von Kammerwasser quellen.

Die eigentlichen *Hornhautgeschwüre,* besonders soweit sie bakteriell bedingt sind, sind nie strichförmig, sondern führen zu einem *flächenhaften Substanzverlust mit deutlich sichtbarer Graufärbung* (Infiltration). Ähnlich verhalten sich Geschwüre nach Verätzung, Verbrennung und Gasvergiftung.

Man achte bei jeder Untersuchung darauf, ob nicht *Fremdkörper in der Hornhaut* stecken oder ob nicht *fremdes Gewebe* (Regenbogenhaut,

Linsensubstanz, Glaskörper) in eine Hornhautwunde *eingeklemmt* oder mit einer Hornhautnarbe *verwachsen* ist. Solche Einlagerungen fremden Gewebes sind fast immer ein sicherer Hinweis dafür, daß eine *durchbohrende Verletzung* oder der *Durchbruch eines Hornhautgeschwüres* stattgefunden hat.

Die Untersuchung der Form und Wölbung der Hornhaut ist ebenfalls von Bedeutung. Während kleinere Verletzungen der Hornhaut diese nicht verändern, so verliert die Hornhaut bei großen Wunden sowohl ihre runde Form als auch ihre normale Wölbung, indem die Hornhaut entweder abgeflacht wird, wenn der Inhalt des Auges abgeflossen ist, oder unregelmäßig einsinkt, wobei sich die Wundränder manchmal übereinanderschieben. Daß in solchen Fällen häufig Teile der Regenbogenhaut, der Linse oder des Glaskörpers in der Wunde zu finden sind, wird nicht wundernehmen.

Ein *frischer Vorfall der Regenbogenhaut* (Prolapsus iridis) ist immer daran kenntlich, daß ein dunkel pigmentiertes Gewebe entweder halbkugelig oder in Fetzenform aus der Hornhautwunde herausragt. Doch kann pigmentiertes Gewebe in der Hornhaut auch den vorgefallenen Ziliarkörper, bei schweren Zertrümmerungen des Auges auch vorgefallenes Aderhautgewebe bedeuten. In solchen Fällen ist eine Unterscheidung, ob es sich um den einen oder anderen Teil uvealen Gewebes handelt, meist nicht mehr möglich. *Vorgefallenes Irisgewebe ist unter allen Umständen möglichst bald (innerhalb von 24 Stunden) nach der Verletzung auszuschneiden,* da sonst die Keime des normalen Bindehautsackes oder die durch die Verletzung an das Auge herangebrachten Keime entlang des zerfetzten uvealen Gewebes in das Augeninnere eindringen und das Auge an einer eitrigen Entzündung zugrunde geht. Dieselbe Gefahr besteht jedoch für jede durchbohrende Wunde des Auges, solange sie offen ist (S. 30ff.). Doch ist die Gefahr der Infektion bei Einklemmung fremden Gewebes in die Hornhaut besonders groß.

Der Vorfall der Regenbogenhaut in die Hornhautwunde nimmt schon nach 12—24 Stunden einen mehr oder minder grauen Farbton an, weil zum Schutze der Regenbogenhaut aus den Irisgefäßen Serum und Fibrin an die Oberfläche des Vorfalles ausgeschieden werden und so eine Bedeckung gegen die Außenwelt hin erreicht wird. Das später von den Wundrändern neugebildete Bindegewebe verschließt zwar die Hornhautwunde, doch bleibt die Regenbogenhaut mit der Hornhaut in Verbindung. Eine solche grauweiße Hornhautnarbe zeigt gewöhnlich bräunliche Stellen als Ausdruck des eingeheilten Irisgewebes. Man nennt eine solche *Narbe, welche aus einer Verwachsung von Hornhaut und Regenbogenhaut hervorgegangen ist,* ein *Leukoma adhaerens.* Dabei ist die Vorderkammer ungleich tief und die Pupille entrundet oder verzogen. — War aber der Hornhautdefekt zu groß, dann verschließt die vorgefallene Regenbogenhaut selbst die Wunde. In diesem Falle geht die *Bildung der Narbe von den Bindegewebszellen der Regenbogenhaut* aus und es kommt zu einem dünnen Verschluß der Wunde mit pigmentiertem Gewebe von dunklem Aussehen. Diese Narbe gibt gewöhnlich schon einem normalen Augeninnendruck nach und buckelt sich mehr oder weniger deutlich über die Oberfläche der Hornhaut vor. Diese dunklen, von unregelmäßigen grauen Streifen durchzogenen Narben werden als *Staphyloma corneae* bezeichnet. Beide Narbenformen bergen in sich die *Gefahr der sekundären Drucksteigerung*, des *Sekundärglaukoms.* Zur Vermeidung dieser Narbenformen sowie der schweren Spätfolgen ist eine kunstgerechte primäre Versorgung aller Hornhautwunden mit vorgefallenem Irisgewebe unerläßlich. Sie besteht in Vorziehung und Ausschneidung des Irisvorfalles mit nachfolgender Deckung der Wunde durch eine Bindehautschürze.

Prüfung der Sensibilität der Hornhaut: Berührt man die sehr nervenreiche normale Hornhaut mit fein zusammengedrehter Watte, so erfolgt normalerweise reflektorisch der Lidschluß. Bleibt der Lidschluß aus, so sind die Trigeminusendigungen in der Hornhaut zerstört oder abgestumpft, was bei Schuß- und Stichverletzungen der Orbita, bei Gesichts- oder Schädelschüssen häufig vorkommt. Der *Sensibilitätsverlust* kann im weiteren Verlaufe zur *Keratitis neuroparalytica* führen.

Untersuchung der Vorderkammer.

Zur Beurteilung der Vorderkammer genügt die Betrachtung mit freiem Auge oder mit Hilfe der seitlichen Beleuchtung. Man achte auf die *Tiefe* und den *Inhalt* der Vorderkammer.

a) **Die Tiefe der normalen Vorderkammer** des Menschen beträgt ungefähr 3 mm. Die Abschätzung der Tiefe ist jedem Arzt aus der täglichen Erfahrung heraus geläufig.

Eine *abnorm seichte Vorderkammer* wird im Kriege hauptsächlich als das *Hauptzeichen einer durchbohrenden Verletzung* zu werten sein: Ist die Hornhaut von einem Geschoßsplitter durchschlagen, dann fließt das Kammerwasser ab und die Regenbogenhaut und Linse rückt nach vorn. Wird die Wunde durch Fibrin verschlossen, dann kann sich die Vorderkammer schon nach einer halben bis einer Stunde wiederherstellen und ihre normale Tiefe wieder erreichen. Aber es kann sich auch eine *Hornhautfistel* ausbilden, wobei eingeklemmtes fremdes Gewebe (meist Irisgewebe) die Wunde offen hält oder Epithel der Hornhautoberfläche oder Endothel der Hornhautrückfläche über die Wundränder wächst und so den bindegewebigen Verschluß der durchbohrenden Wunde verhindert. In beiden Fällen kommt es zum *dauernden Verlust von Vorderkammerflüssigkeit und zu einer Seichtheit der Vorderkammer.* Eine solche Hornhautfistel kann mit Sicherheit mit Hilfe einer 1%*igen Fluoresceïnlösung* nachgewiesen werden: Man tropft zwei Tropfen dieser roten Flüssigkeit auf die Hornhaut und sieht dann an der Stelle, wo das Kammerwasser aussickert, eine charakteristische Grünfärbung auftreten. Solche Hornhautfisteln sind häufig die Eingangspforte für Eitererreger, so daß das Auge auch noch lange nach der Verletzung an innerer Vereiterung (Endophthalmitis septica) zugrunde gehen kann (S. 31).

Eine *auffallend tiefe Vorderkammer nach Verletzungen* bedeutet meist etwas Ernstes: Entweder ist sie das Zeichen dafür, daß die *Linse nicht mehr an ihrer normalen Stelle* liegt und in die Vorderkammer oder in den Glaskörper verlagert oder aus dem Auge herausgeschleudert wurde. In letzterem Falle ist die Pupille auffallend schwarz und die Regenbogenhaut schlottert (Iridodonesis). Zur Vertiefung der Vorderkammer kann es *nach durchbohrender Verletzung der Sklera mit Glaskörperverlust*, sowie *nach Netzhautablösung infolge stumpfer Verletzung* kommen. Dann ist die tiefe Vorderkammer meist mit einer abnormen Weichheit des Auges (Hypotonia bulbi) verbunden. Oder aber die Vorderkammer wird im Verlaufe der Heilung nach einer durchbohrenden Verletzung tief: Dann ist dies entweder das *Zeichen einer sog. hinteren Flächensynechie der Regenbogenhaut* (Anwachsung der Irishinterfläche an die Linsenvorderfläche bei plastischer Cyclitis) oder eines *Schrumpfungsvorganges im Bereiche des Glaskörperraumes* im Verlaufe einer *Endophthalmitis septica.*

Eine *ungleich tiefe Vorderkammer* trifft man nach durchbohrender Verletzung der Hornhaut an, wenn sich die Vorderkammer wieder mit Flüssigkeit füllt, die Regenbogenhaut aber mit der Hornhautwunde verklebt bleibt, ferner bei Leukoma adhaerens und Staphyloma corneae partiale, da in jenem Gebiet, in welchem die Iris in die Hornhaut eingeheilt ist, die Vorderkammer aufgehoben bleibt. Erst entfernt von der Einheilungsstelle erlangt sie wieder ihre normale Tiefe.

Eine *ungleich tiefe Vorderkammer, ohne daß Hornhaut oder Regenbogenhaut miteinander in Verbindung sind,* ist eines der wichtigsten Zeichen einer *teilweisen Verschiebung der Linse* aus ihrem Bett (Subluxatio lentis) nach stumpfer Verletzung. Diese Ungleichheit der Vorderkammertiefe ist mit Irisschlottern am Orte der Vertiefung der Kammer, nicht selten auch mit Drucksteigerung (Sekundärglaukom) verbunden (S. 73ff.).

b) **Der Inhalt einer normalen Vorderkammer** ist wasserklar. Das Vorderkammerwasser ist im wesentlichen eine physiologische Kochsalzlösung, der in geringem Ausmaße andere Salze und organische Bestandteile beigemischt sind.

Nach *stumpfen wie durchbohrenden Verletzungen des Auges* ist der *Vorderkammerinhalt meist verändert.* Es kommt je nach dem Grade und der Art der Verletzung zu Ausschwitzungen von seiten der Regenbogenhaut und des Strahlenkörpers und zu Blutungen.

Eine *seröse Exsudation in die Vorderkammer* äußert sich als zarte, meist gleichförmige Trübung des Inhaltes. Sie ist ohne Hilfe der Spaltlampe schwer zu beweisen (sog. *Tyndallphänomen*) und kann leicht durch eine Mattigkeit der Hornhaut vorgetäuscht werden. Sie findet sich meist im Anschluß an stumpfe Verletzungen des Auges.

Die *fibrinöse Ausschwitzung* in die Vorderkammer erkennt man an dem Auftreten zarter, häufig schon mit unbewaffnetem Auge sichtbarer Flocken, welche sich bei aufrechter Körperhaltung der Schwere nach am Boden der Vorderkammer ansammeln, aber auch die ganze Vorderkammer wie mit einer gelatinösen Masse erfüllen können. Bei liegender Stellung des Verletzten trüben sie das normale Schwarz der Pupille und führen zur Verschlechterung des Sehvermögens. Derbere Fibrinflocken können sich an der Hornhauthinterfläche als sog. *speckige Präzipitate* in Form von unregelmäßigen, nie sehr zahlreichen, verschieden großen, schmutziggrauen Gerinnseln niederschlagen. Zur fibrinösen Ausschwitzung in die Vorderkammer kommt es meist schon wenige Stunden *nach einer durchbohrenden*, seltener nach einer nichtdurchbohrenden *Verletzung des Auges*. Das Fibrin stammt fast ausschließlich von den Gefäßen der Regenbogenhaut und ist immer das Zeichen einer schweren Entzündung derselben.

Eiter setzt sich als sog. *Hypopyon* bei aufrechter Körperhaltung im *unteren Teile der Vorderkammer mit horizontalem Flüssigkeitsspiegel* ab. Er kann weiß, grau oder gelblich sein. Bei Bettruhe stellt sich der Eiter in der Vorderkammer entsprechend der Seiten- oder Rückenlage ein. Nach durchbohrenden Verletzungen ist das Auftreten von Eiter in der Vorderkammer immer das Zeichen dafür, daß Keime in das Augeninnere eingebracht wurden. Es ist als ernstes Krankheitszeichen aufzufassen.

Blut in der Vorderkammer (Hyphaema) erkennt man an seiner dunkelroten Farbe. Es bleibt dauernd flüssig, es gerinnt nie. Es setzt sich daher wie Eiter mit einem horizontalen Flüssigkeitsspiegel ab. Bei genauem Zusehen ist die oberste Schicht des Hyphaema heller rot gefärbt als der übrige Anteil. Diese dünne Schicht besteht aus weißen Blutkörperchen, die sich wegen ihres geringeren spezifischen Gewichtes im oberen Teil der Blutung absetzen (S. 65 und Abb. 24).

Blut findet sich in der Vorderkammer sowohl *nach stumpfen wie nach durchbohrenden Verletzungen*. Es stammt meist aus zerrissenen Irisgefäßen. Doch kann es bei inneren Einrissen der Lederhaut im Bereiche der Kammerbucht auch aus dem Venenplexus austreten, welcher die Fortsetzung des SCHLEMMschen Kanals darstellt, oder es kann Teilerscheinung einer allgemeinen schweren Durchblutung des Augeninnern, eines Hämophthalmus sein und aus Netz- oder Aderhautgefäßen stammen.

Der Feldarzt vergesse nie, daß *eine dicke Blutschicht im Augeninneren Blindheit (Amaurose) vortäuschen kann*. Es dürfen daher Augen, welche durchblutet sind, aus diesem Grunde allein *nicht entfernt werden*, es sei denn, daß nebenbei eine schwere Zerreißung des Augapfels die Anzeige hierfür abgibt (S. 104).

Blut kann sich dem Eiter und dem Fibrin in der Vorderkammer bei schweren bakteriellen Infektionen des Augeninnern nach Verletzungen beimischen. Blutig-eitrige oder blutig-fibrinöse Entzündungen geben eine besonders schlechte Vorhersage.

Untersuchung der Regenbogenhaut (Iris).

An einer menschlichen Iris hat man die *Farbe* und die *Zeichnung* zu beachten und die *Pupille* zu untersuchen.

a) **Die Farbe der Iris** hängt vom Pigmentgehalt (Chromatophoren) des Bindegewebes (Stroma iridis) sowie vom Vorhandensein des Pigmentepithels ab, welches sich an der Hinterfläche der Regenbogenhaut findet und an der Pupille als normaler brauner Pigmentsaum (Pupillarsaum) sichtbar wird. Regenbogenhäute, welche im Strom so gut wie keine Pigmentzellen enthalten, erscheinen blau, solche mit wenig oder reichlich Stromapigment zeigen alle Farbübergänge vom Grün, Gelb, Lichtbraun bis Dunkelbraun.

Für die Verhältnisse im Felde ist gewöhnlich nur die *Feststellung wichtig, ob am verletzten Auge die Regenbogenhaut dieselbe Farbe aufweist wie am normalen Auge.* Die Farbe einer Iris ändert sich bei Vorhandensein einer *Entzündung (Iritis)* oder bei *Durchblutung* derselben. Ein blaues Auge bekommt in beiden Fällen einen mehr oder minder deutlichen Stich ins Grünliche. Auch geringe Farbunterschiede zwischen den beiden Irides sind schon als krankhaft zu werten. Grüne und braune Irides nehmen hierbei meist einen dunkleren Farbton an. Ist gleichzeitig die Pupille des betreffenden Auges enger *(Miosis)* als auf dem gesunden Auge, dann ist die Diagnose Iritis gesichert.

Durchblutungen der Iris, welche häufig auf Einwirkung stumpfer Gewalt beruhen, können mit Erweiterung der Pupille *(Mydriasis)* verbunden sein (siehe S. 66).

Für die Kriegsverhältnisse weniger wichtig ist *die Verfärbung der Iris bei Schwund des Gewebes* (Atrophia iridis) und *bei Verrostung* (Siderosis). Der Feldarzt wird mit diesen beiden Zuständen gewöhnlich nichts zu tun haben, da sie erst Wochen nach einer Schädigung oder Verletzung der Iris auftreten.

Es soll kurz darauf hingewiesen werden, daß es auch eine *angeborene Zweifarbigkeit der beiden Regenbogenhäute* gibt *(Heterochromia iridis).* Es kann eine Iris dunkler gefärbt sein, wenn das Stromapigment abnorm reichlich entwickelt ist. Man spricht dann von *angeborener Melanosis iridis.* Häufiger aber wird die eine Regenbogenhaut ganz allmählich im Laufe des Lebens heller als die andere, wie es bei der FUCHS*schen Heterochromie* oder bei der *Sympathicusheterochromie* (v. HERRENSCHWAND) der Fall ist. Bei der FUCHSschen Heterochromie ist immer das hellere Auge das krankhaft veränderte; es weist zudem feine Beschläge an der Hornhautrückfläche *(Präzipitate)* auf. Zwischen dem 30. und 50. Lebensjahre tritt eine fortschreitende Linsentrübung (*Katarakta* heterochromica) dazu.

Pigmentnaevi der Iris sind sehr häufig und selbst dann als nichts Krankhaftes anzusehen, wenn sie ein ganzes Viertel oder mehr als die Hälfte der Fläche der Regenbogenhaut einnehmen.

b) Unter der **Zeichnung der Iris** *(Irisstruktur)* versteht man die feinen *radiären Bindegewebsbälkchen (Trabekel)*, die vom Ziliarrand der Iris bis zum Pupillarrand streichen. Sie sind am deutlichsten bei der blauen Regenbogenhaut mit freiem Auge sichtbar. In diesen Bälkchen verlaufen die Irisgefäße. Außerdem wird jede Iris durch die sog. *Iriskrause* in zwei konzentrische Ringe geteilt: in den *kleinen Iriskreis* (Sphinkterzone, Pupillarteil der Iris) und den *großen Iriskreis* (Ziliarzone, Dilatatorteil der Iris). Diese beiden Ringe haben selbst beim Normalen sehr häufig eine verschiedene Farbe. Die *Iriskrause* wird durch die in Form eines Kreises miteinander verbundenen arteriellen Irisgefäße (Circulus arteriosus iridis minor) gebildet.

Sobald die *Regenbogenhaut z. B. durch eine Verletzung entzündet* wird, sieht man bei der Untersuchung die eben beschriebene *Zeichnung der Trabekel* nicht mehr genau, sie wird, wie man sich ausdrückt, *verwaschen*. Diese Verwaschenheit der Iriszeichnung hat ihren Grund in der auf die Irisoberfläche und ins Irisgewebe hinein erfolgenden Ausschwitzung (Exsudation), in der Trübung des Kammerwassers und in dem meist vorhandenem Ödem (Mattigkeit) der Hornhaut.

Verfärbung der Iris, Verwaschenheit ihrer Zeichnung und eine enge Pupille sind die klassischen Zeichen einer Iritis.

Bei schweren Zerreißungen sowie bei Vorfall der Regenbogenhaut in eine Hornhautwunde ist von der normalen Iriszeichnung meist nichts mehr zu sehen und die Farbe ist verändert. Eine vorgefallene Iris erscheint als dunkles, sehr oft als mißfarbiges Häutchen oder Fetzen.

Bei allen Verletzungen des Auges ist die *Beobachtung der* **Pupille** von großer Bedeutung. Selbst bei der im Felde notwendigen raschen Untersuchung des Auges geben die *vier Pupillenqualitäten: die Form, die Größe, die Farbe und die Reaktion* der Pupille wichtige Aufschlüsse über den Zustand des Auges. Ich will mich hier jedes Hinweises auf die Wichtigkeit einer genauen Pupillenuntersuchung in bezug auf Kopf- und Allgemeinerkrankungen enthalten.

Bei der Untersuchung und Begutachtung der Pupillen versäume man nie, das nichtverletzte Auge zum Vergleich heranzuziehen. Nur so wird man Fehlschlüsse vermeiden.

Die *Form der menschlichen Pupillen* ist, von seltenen angeborenen Fehlern abgesehen, *rund*. Nach Verletzungen ist eine *entrundete Pupille* entweder das Zeichen einer mehr oder minder schweren Prellung des Irisgewebes, z. B. nach Explosionsverletzungen. Sie ist ein Teilzeichen der durch Kontusion erfolgten *Lähmung der Iris* (Iridoplegie, S. 66) oder Zeichen eines *Einrisses der Regenbogenhaut* im Pupillarteil (Sphinkterriß, S. 67) oder eines *Abrisses* der Iris an ihrer Wurzel (Iridodialyse, S. 67). Auch dann, wenn die Regenbogenhaut bei schweren stumpfen Verletzungen nach hinten umgeschlagen wird (*Retroversio iridis,* S. 68), erscheint die Pupille grob entrundet. Entrundungen der Pupille kommen auch *bei durchbohrenden Verletzungen des Auges* vor, sei es, daß das Irisgewebe an einer Stelle selbst durchtrennt wird, sei es, daß die Iris in die Hornhautwunde vorfällt. Im letzteren Falle nimmt die Pupille meist eine birnförmige Gestalt an und ist gegen die Hornhautwunde hin verzogen. Entrundungen der Pupille nach Anwachsungen der Regenbogenhaut an die vorderen Linsenflächen *(hintere Synechien)* seien hier nur kurz erwähnt.

Die *Größe der Pupille* ist bei Verletzungen insofern von Bedeutung, als bei Entzündungen der Regenbogenhaut die Pupille eng, *nach Prellungsverletzungen (Kontusion) die Pupille weit wird.*

Auf die Bedeutung einer weiten Pupille bei der Erkennung des primären Glaukoms und der Lues des Gehirns kann hier nur kurz hingewiesen werden, ebenso wie auf die enge Pupille bei der Tabes dorsalis.

Die *Farbe der normalen Pupille* ist in der Jugend schwarz, vom 40. oder 50. Lebensjahr an meist zart grau (sog. seniler Reflex). Die *Pupille* kann *nach Verletzungen* einen grauen Farbton annehmen, wenn fibrinöses Exsudat in reichem Maße von der Regenbogenhaut ausgeschieden wird und über die Pupillenöffnung fließt (entzündliche Pupillenmembran, Occlusio pupillae). In diesem Falle liegt der graue Farbton genau in der Ebene der Pupille und die Form der Pupille ist mehr oder minder durch Verwachsungen der Regenbogenhaut mit der Linsenvorderfläche (hintere Synechien) entrundet. Dabei sieht man häufig Pigmentpünktchen oder -fleckchen in der grauen Pupille.

Bedeutungsvoller für die Beurteilung eines Verletzten ist das *Grauwerden der Pupille durch Trübung der hinter ihr liegenden Linse* (*Katarakta traumatica,* S. 71 u. 101). In diesem Falle liegt der Graufarbton nicht in, sondern hinter der Pupillarebene.

Reaktionen der Pupille: Die normale menschliche Pupille wird auf Lichteinfall enger, in der Dunkelheit weiter (*Lichtreaktion* oder direkte Reaktion der Pupille). Diese Reaktion ist dann aufgehoben *(Lichtstarre)*, wenn das betreffende Auge blind ist, d. h. kein Licht mehr wahrnimmt, oder wenn die Iris mechanisch an der Zusammenziehung oder Ausbreitung gehindert ist. Alle drei Möglichkeiten kommen bei den Kriegsverletzungen des Auges in Betracht.

a) Die *Pupille eines Verletzten wird lichtstarr* sein, wenn durch eine Verletzung z. B. der Lichtaufnahmeapparat der Netzhaut (Stäbchen und Zapfen) oder der lichtleitende Teil des Auges (Nervenfasern der Netzhaut und Sehnerv) schwer geschädigt sind. Dies kann sowohl durch stumpfe Gewalt als auch durch direkte Verletzung des Auges und des Sehnerven zustande kommen (z. B. bei der Ausreißung des Sehnerven oder beim Querschuß durch den hinteren Teil des Augapfels oder durch den Sehnerven selbst). In diesen Fällen zeigt sich die *Blindheit des Auges gleichzeitig durch eine maximal weite Pupille* an. Das gleiche gilt von den Verletzungen der Sehbahn im Gehirn bis hinauf zu den Oculomotoriuskernen.

Die Pupille kann aber auch lichtstarr sein, wenn eine *dicke Blutschicht*, wie es bei der Durchblutung des Auges (traumatischer Hämophthalmus) der Fall ist, die Lichtstrahlen nicht bis an die Netzhaut vordringen läßt. In diesem Falle kann also eine *Blindheit vorgetäuscht werden*, welche nach einiger Zeit von selbst oder nach entsprechender Behandlung wieder verschwindet. *Eine Durchblutung des Auges muß daher auch den Arzt im Felde immer vor einer zu frühzeitigen Entfernung eines Auges nach Verletzung warnen.*

b) Die Pupille kann ferner nach schweren Kontusionen (Explosionsverletzungen) kürzere oder längere Zeit lichtstarr sein (*traumatische Pupillenstarre*, S. 66). Sie ist dabei gleichzeitig erweitert und meist entrundet.

c) Die Pupille wird auf Licht nicht oder unvollkommen reagieren, wenn bei stumpfen oder scharfen Verletzungen der Sphinkter iridis durchtrennt ist oder wenn sich an eine Verletzung des Auges eine Iritis oder Iridocyclitis mit Verwachsungen der Irishinterfläche an die Linsenvorderfläche (hintere Synechien) anschließt *(mechanisch bedingte Pupillenstarre)*. Eine vollkommene Reaktionslosigkeit tritt bei der ringförmigen Anwachsung des Pupillarrandes an die Linse (Seclusio pupillae) sowie häufig auch bei fibrinösem oder bindegewebigem Verschluß der Pupillenöffnung (Occlusio pupillae) auf.

Das Vorhandensein hinterer Synechien kann leicht übersehen werden. Träufelt man aber bei Verdacht auf Iritis eine 1%ige Lösung von *Atropin* in den Bindehautsack, so kommen die hinteren Synechien dadurch zum Vorschein, daß sich die Regenbogenhaut an den an die Linse nicht angewachsenen Stellen zusammenzieht, sonst aber mit der Linse im Zusammenhang bleibt. Dadurch wird die Form der Pupille entweder zackig oder breitbogig entrundet. Bei ringförmiger hinterer Synechie *(Seclusio pupillae)* tritt auf Atropin keine Erweiterung der Pupille ein. Da sich aber meist das Irisstroma dennoch etwas zusammenzieht, erscheint die Anwachsung als weißer Ring um die Pupille. Dieser weiße Ring besteht aus Fibrin oder Bindegewebe. Auch bei *Occlusio pupillae* tritt auf Atropin häufig keine Erweiterung der Pupille auf.

Zum Nachweis, ob ein Auge nach einer Verletzung erblindet ist, d. h. ob es kein Licht mehr empfindet, bedient man sich der sog. *indirekten oder konsensuellen Pupillenreaktion*. Diese besteht darin, daß man das verletzte Auge belichtet und die Pupille des normalen Auges beobachtet. Die Pupillenbewegung beider Augen ist gekoppelt: Selbst wenn nur eine Pupille belichtet wird, so zieht sich normalerweise auch die Pupille des anderen Auges zusammen. Ist also z. B. das linke Auge eines Soldaten schwer verletzt und will der Arzt wissen, ob dieses Auge blind ist oder nicht, so wird man die linke Pupille mit irgendeiner Lichtquelle belichten, gleichzeitig aber die Pupille des rechten Auges beobachten. Ist das linke Auge wirklich blind, dann gelangt kein Lichtreiz mehr von diesem Auge zu den pupillomotorischen Zentren und daher auch keine Bewegungserregung mehr auf dem Wege des Oculomotorius zur rechten Pupille.

Untersuchung der Linse.

Der Zustand der Linse kann in einem verletzten Auge im Felde nur im groben beurteilt werden. Die normale menschliche Linse ist wasserklar und durchsichtig. Verdichtet sich das Gewebe der Linse bzw. des Linsenkernes im Alter, dann erscheint die Pupille, von außen her betrachtet, mehr oder minder grau (Sklerosierung des Linsenkernes). Durchleuchtet man eine solche Linse im Dunkelzimmer mit Hilfe eines Plan- oder Konkavspiegels, dann erscheint sie vollkommen durchsichtig und in der Pupille sieht man überall das gleichmäßige Rot des Augenhintergrundes.

Nach Verletzungen treten *echte Trübungen der Linse* auf *(Stare, Katarakt)*, die man zum Unterschied vom Altersstar (Katarakta senilis) als *Wundstar (Katarakta traumatica)* bezeichnet. Man erkennt die Verletzung der Linse an ihrem grauen Farbton. Diese Graufärbung liegt nicht in, sondern hinter der Pupillarebene, solange die Gestalt der Linse erhalten und die Linsenkapsel nicht verletzt ist. Das ist in der Regel dann der Fall, wenn der Star durch stumpfe Gewalt (Kontusionskatarakt, S. 71) entstanden ist. Linsentrübungen machen Sehstörungen.

Linsentrübungen nach Verletzungen können gleichmäßig den ganzen Pupillenbereich ausfüllen oder nur an einzelnen Stellen vorhanden sein. Im letzteren Falle verleihen sie der Pupille ein streifiges oder fleckiges Aussehen. Manchmal kommen nach Verletzungen Linsentrübungen zustande (z. B. der Rosettenstar), die erst nach *Erweiterung der Pupille durch Atropin oder Homatropin* oder bei *Durchleuchtung der brechenden Medien im Dunkelzimmer* in ihrer Gänze zu übersehen sind (S. 20).

Eine *verletzte Linse trübt sich* meist im Verlaufe von einigen Tagen zunehmend und die anfangs fleck- oder sektorenförmige Trübung geht in eine Gesamttrübung über. Doch kommt es bei Jugendlichen vor, daß sich Linsentrübungen nicht weiter ausbreiten, ja daß sie sich im Verlaufe von Wochen und Monaten wieder zurückbilden oder wenigstens kleiner werden. Das Sehvermögen, welches durch die Linsentrübung im Anfang gesunken war, kann sich in solchen Fällen wieder bessern.

Bei *Linsentrübungen*, welche *auf durchbohrenden Verletzungen der Linsenkapsel* beruhen, dringt Kammerwasser in die Linse ein; dadurch quillt die Linse und ihre Fasern gelangen in die Vorderkammer, wo sie als graue Bröckel entweder zu Boden sinken und den unteren Teil des Kammerwinkels verstopfen können (Gefahr des Sekundärglaukoms), oder sie heften sich als unregelmäßige Trübungen an die Hornhauthinterfläche an (Linsenpräzipitate). Daß sich Linsenteile selbst in eine durchbohrende Hornhautwunde einlegen, ja durch die Hornhautwunde nach außen gelangen können, wurde schon oben (S. 10) erwähnt. *Linsenbrei ist ein ausgezeichneter Nährboden für alle Keime.* Daher sind verletzte Augen, bei denen Linsenteile vor der Hornhautwunde liegen, in hohem Maße gefährdet und gehen leicht an einer Eiterung (Iridocyclitis purulenta, Endophthalmitis septica, S. 31) zugrunde. Es sind daher Linsenteile, die vor einer Hornhautwunde liegen, möglichst bald (mindestens innerhalb 12—24 Stunden nach einer Verletzung) abzutragen und Linsenmassen, welche eine Hornhautwunde klaffend erhalten, sobald als möglich ausgiebig mit einem kleinen scharfen Löffel durch die Hornhautwunde hindurch steril zu entfernen. In allen solchen Fällen müssen dann an zwei aufeinanderfolgenden Tagen je 10 ccm drei Minuten lang gekochter Milch in die Gesäßmuskulatur eingespritzt werden, um die in das Auge eingedrungenen Keime unschädlich zu machen.

Linsenteile, die mit dem Kammerwasser in Berührung bleiben, werden besonders bei jungen Leuten in einigen Wochen bis Monaten aufgesogen. Daher werden *Wundstare mit großer Kapselwunde* im Laufe der Zeit kleiner, die Linsen verlieren ihre konvexe Vorderfläche, die Kapsel faltet sich und wird uneben, und der ganze Star liegt schließlich weit hinter der Pupillarebene *(Katarakta reducta)*. Schließlich können die Starmassen innerhalb der Kapsel mehr oder minder vollständig aufgesogen werden, so daß die Pupille gänzlich oder teilweise wieder ihre schwarze Farbe bekommt und ein Teil des Sehvermögens wieder zurückkehrt. Mit einer Starbrille, d. h. mit einem starken Konvexglas, kann dann der Betreffende wieder sehen. Es ist *Linsenlosigkeit (Aphakie)* eingetreten. Die im Kapselsack noch vorhandenen grauen Starreste (der Nachstar, *Katarakta secundaria*) stören dann wegen ihrer peripheren Lage das Sehvermögen meist nicht.

Tritt zum Wundstar nach einer durchbohrenden Verletzung eine Regenbogenhautentzündung hinzu, dann wird die Kapselwunde durch Fibrin, später durch Bindegewebe verschlossen und die Aufsaugung der Linsenmassen hört auf. Gleichzeitig verwächst die Linse mehr oder minder ausgiebig an ihrer Vorderfläche mit der Rückfläche der Regenbogenhaut oder an ihrer Hinterfläche mit dem Glaskörper *(Katarakta accreta)*.

Die Untersuchung des Glaskörpers und des Augenhintergrundes

kann ohne optische Hilfsmittel nicht vorgenommen werden. Sie fällt daher eigentlich nicht mehr in den Tätigkeitsbereich des Truppenarztes. Doch muß die Forderung erhoben werden, daß schon auf jedem Truppenverbandplatz für diesen Zweck ein einfach zu handhabender *Augenspiegel* vorhanden ist. Zur Durchleuchtung der brechenden Medien und zum orientierenden Absuchen des Augenhintergrundes nach Blut und Fremdkörpern gehören nicht mehr Kenntnisse als jene, welche jeder Mediziner während seiner Studienzeit zur Ablegung seiner Prüfungen nachweisen muß.

Unter *Durchleuchtung der brechenden Medien* versteht man das Anleuchten der Pupillen mit einem durchlochten Konkav- oder Planspiegel aus 30 cm Entfernung. Als Lichtquelle kann irgendeine vorhandene Beleuchtungseinrichtung dienen, welche seitlich vom Untersuchten aufgestellt wird. *Trübungen aller brechenden Medien heben sich* bei dieser Untersuchung *von der rot aufleuchtenden Pupille als schwarze Gebilde ab.*

Da man Trübungen der Hornhaut, des Pupillenbereiches und der vorderen Linsenhälfte leicht auch bei seitlicher Beleuchtung mit unbewaffnetem Auge erkennt, so dient die *Durchleuchtung besonders zur Erkennung von Trübungen der hinteren Linsenhälfte und des Glaskörpers* besonders dann, wenn man den Kranken auffordert, nach oben, unten, rechts und links zu blicken.

Linsentrübungen erkennt man daran, daß die dunklen Trübungen auf rotem Grunde zwar bei Augenbewegung eine Scheinverschiebung (parallaktische Verschiebung) ausführen, daß sie aber bei Aufhören der Augenbewegung ihre Lage nicht mehr verändern (festsitzende Trübungen).

Glaskörpertrübungen hingegen sind dadurch ausgezeichnet, daß sie *die verschiedensten Formen zeigen* (Punkte, Fädchen, Schlieren, Streifen, Klumpen), daß sie *ihr Aussehen infolge der Augenbewegungen verändern* und *ihren Ort auch dann noch verlassen*, wenn die Augenbewegung zur Ruhe gekommen ist (flottierende Trübungen). Auf diese Weise lassen sich z. B. Blutschwaden oder Eiteransammlungen im Glaskörper erkennen. Erst mit Hilfe dieser Untersuchungsmethode gelingt es, manchen sonst unklaren Fall von Sehverschlechterung nach Verletzung einwandfrei zu klären und gerecht zu beurteilen.

Die sachgemäße Handhabung des Augenspiegels wird wohl auch im Felde dem Augenarzt vorbehalten bleiben müssen. Es erübrigt sich daher, auf diese Untersuchungsmethode hier näher einzugehen. Es sei nur erwähnt, daß die *Untersuchung mit dem Augenspiegel* zur Feststellung von Fremdkörpern im Augeninnern (S. 37 ff-), von Doppeldurchbohrungen des Augapfels, von Aderhautrissen (S. 84) im Anschluß an stumpfe Verletzungen, von schweren Prellungsschädigungen der Netz- und

Aderhaut nach Schußverletzungen (Chorioretinitis sclopetaria, S. 107) und von Ausreißung des Sehnerven (S. 87) unerläßlich ist.

Die Sehprüfung

muß im Felde auf das Notwendigste beschränkt werden. *Dennoch kann nicht eindringlich genug gefordert werden, daß vor der endgültigen Versorgung einer Augenverletzung das Sehvermögen wenigstens im groben geprüft werde.* Denn diese Prüfung legt die wichtigste Funktion des Auges fest und ist später oft der einzige Gradmesser für eine Besserung oder Verschlechterung des durch die Kriegsverletzung entstandenen Augenleidens. Sie erleichtert die endgültige Beurteilung und die Rentenbemessung des kriegsverletzten Soldaten.

Man gehe bei der Sehprüfung etwa folgendermaßen vor: Zuerst prüft man das *qualitative Sehvermögen* nach der üblichen Art mit Hilfe der vorhandenen Snellen*schen oder anderen Sehprobentafeln* (Abb. 7), indem man den Betreffenden nach Verschluß des gesunden Auges mit dem verletzten Auge die Buchstaben oder Zahlen auf 6 m Entfernung der Reihe nach lesen läßt. Das Ergebnis der Prüfung wird in einem Bruch aufgeschrieben, z. B. 6/18. Dabei bedeutet der Zähler die Entfernung in Metern, in welcher die Sehprobentafel aufgestellt war (also in 6 m Entfernung),

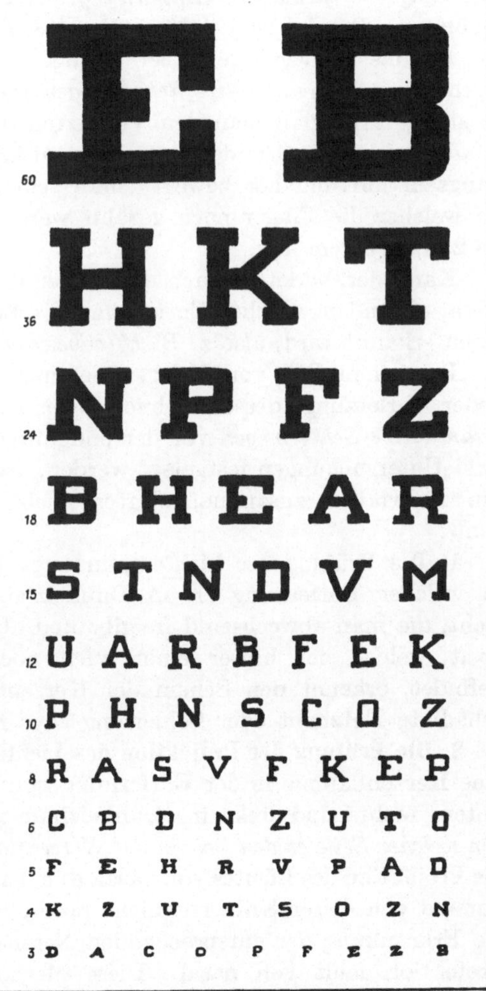

Abb. 7. Sehprobentafel (verkleinert) nach Ammon zur Bestimmung der Sehschärfe. Die kleinen Zahlen links neben den Buchstaben geben die Entfernung in Metern an, in welcher diese Buchstaben von einem normalen Auge gelesen werden.

der Nenner aber jene Entfernung in Metern, in welcher ein normales Auge diesen Buchstaben oder diese Ziffer noch erkennen müßte (in unserem Beispiele müßte also der Buchstabe von einem Normalen in 18 m Entfernung gelesen werden). Die Entfernungszahl ist seitlich an der Sehprobentafel bei jeder Zeile vom Arzte abzulesen.

Sieht der Verletzte auch die größte Ziffer der Sehprobentafel in 6 m Entfernung nicht mehr, sieht er also weniger als 6/60, so wiederhole man die *Sehprobe in kürzerer Entfernung*, etwa in 1 m, wodurch man als Ergebnis die Brüche 1/60, 1/36, 1/24, 1/18, 1/12 usw. bekommt.

Ist das Sehvermögen aber geringer als 1/60, dann kann man nur mehr das sog. *quantitative Sehvermögen* prüfen. Die grobe Untersuchung besteht darin, daß man den Verletzten die ausgespreizten Finger einer Hand auf hellem Grunde (z. B. vor dem Ärztemantel) zeigt und dieselben langsam hin und her bewegt. Man schreibt dann die Entfernung auf, in welcher die Finger noch gezählt werden konnten, z. B. *Fingerzählen* in 2 m, in 30 cm usw.

Kann der Verletzte auch die Finger nicht mehr zählen, dann notiert man, ob und in welcher Entfernung die Bewegung der Hand des Arztes noch erkannt wird, also z. B. *Handbewegung* in 50 cm.

Bei jedem Fall von Kriegsverletzung des Auges wie überhaupt bei jeder Verletzung, dessen Sehvermögen geringer als 1/60 ist, muß das *quantitative Sehvermögen* vor der endgültigen Versorgung durch folgende drei Untersuchungen festgelegt werden, wobei das gesunde Auge durch ein mehrfabch zusammengelegtes Tuch lichtdicht abgedeckt werden muß:

1. **Die Prüfung der Lichtempfindung:** Der Verletzte hat anzugeben, in welcher Entfernung er im Dunkelzimmer eine *Kerzenflamme* noch sieht, die man abwechselnd freigibt und abschirmt. Eine normale Netzhaut, welche sich hinter einer auch noch so dichten Medientrübung befindet, erkennt den Schein der Kerzenflamme noch in 6 m, die geschädigte Netzhaut oder Sehleitung aber nur in geringerer Entfernung.

2. **Die Prüfung der Projektion des Lichtes:** Man weist dem Verletzten eine Kerzenflamme in der Entfernung von ungefähr 1 m von vorn, oben unten, rechts und links im Dunkelzimmer vor und läßt ihn angeben, *von welcher Seite er den Schein der Kerzenflamme wahrnimmt*. Fehlt z. B. die Projektion des Lichtes von nasal, d. h. kann er die Stellung der Kerzenflamme von dieser Seite her nicht prompt angeben, dann bedeutet dies die Erkrankung der entsprechenden Netzhauthälfte. Man notiert dann: Projektion fehlt von nasal. Diese Methode ersetzt die Gesichtsfeldprüfung bei stark herabgesetztem Sehvermögen.

3. **Die Prüfung des Farbensinnes:** Man setzt den Verletzten bei Tageslicht gegen Norden und hält ihm rote und grüne, blaue und gelbe Gläser vor. Er muß bei normaler Netzhaut die Farben richtig angeben

können, auch wenn Hornhaut und Linse schwer getrübt sind. Das Fehlen der Rot-Grün-Empfindung spricht für eine Schädigung des Sehnerven, das Fehlen der Gelb-Blau-Empfindung für eine solche der Netzhaut.

Diese Untersuchung des quantitativen Sehvermögens soll nicht nur nach der Verletzung, bzw. vor der endgültigen Versorgung, sondern *wiederholt im Verlaufe der Heilung* vorgenommen werden, da der Verfall des quantitativen Sehvermögens bei Augen mit schweren Medientrübungen das einzige Zeichen z. B. für eine Endophthalmitis septica oder für eine Netzhautablösung sein kann und eine Anzeige zur rechtzeitigen Entfernung des Augapfels abgibt.

Unter *Blindheit (Amaurosis)* im medizinischen Sinne versteht man jenen Zustand, wo jede Lichtempfindung des Auges erloschen und daher von diesem Auge aus *die konsensuelle Pupillenreaktion nicht mehr auslösbar ist,* unter erwerblicher oder praktischer Blindheit die Herabsetzung des Sehvermögens auf $^1/_{25}$ bis $^1/_{20}$.

Allgemeines über durchbohrende Verletzungen.

Von der Beantwortung der Frage, *ob eine Verletzung des Auges durchbohrend ist oder nicht,* hängt die Voraussage des Falles und die Behandlung wesentlich ab. Die positive Beantwortung bedeutet für den Truppenarzt wie für die zu Eingriffen nicht vorbereiteten Feldsanitätsanstalten die *Verpflichtung, für die möglichst schnelle Zurückbringung des Augenverletzten Sorge zu tragen, damit er noch innerhalb der ersten 12 Stunden nach der Verletzung endgültig versorgt werden kann.* Diese Versorgung kann nur an einer Stelle hinter der Front stattfinden, welche für augenärztliche Eingriffe vollständig ausgerüstet ist, über eine Röntgenstation verfügt und von einem erfahrenen Augenarzt geleitet wird.

Sind solche *Feldaugenanstalten* nicht in genügender Zahl vorhanden, so muß Sorge getragen werden, daß die den betreffenden Frontabschnitten zunächst gelegenen nichtmilitärischen Augenspitäler die Augenverwundeten zur endgültigen Versorgung übernehmen. *Die Augenverletzten sind,* wenn es die Umstände irgendwie erlauben, *mit Flugzeugen nach hinten zu bringen, damit die für eine sachgemäße Behandlung notwendige Frist von zwölf Stunden nicht überschritten wird.*

Die Forderung der raschen Zurückbringung mit Einsatz der modernen Verkehrsmittel muß deswegen erhoben werden, damit die Zahl der Kriegsblinden nach diesem Kriege geringer ist als nach dem Weltkriege 1914—1918. Es besteht die Gefahr, daß im jetzigen Kriege infolge der weit größeren Verwendung von Sprenggeschossen aller Art und des erstmaligen Einsatzes der Flugwaffe in großem Maßstabe Augenverletzungen viel häufiger vorkommen als in früheren Kriegen.

Es ist selbstverständlich, daß Fälle mit Zertrümmerung des Augapfels nach schweren Schußverletzungen dieser Vorsorge nicht mehr bedürfen. Denn ein vollständig zerfetztes Auge wird schon womöglich am Hauptverbandplatz oder im Feldlazarett entfernt werden müssen. *Es ist Sache des Truppenarztes, am Truppenverbandplatz die Augenverletzten, welche dringender fachärztlicher Versorgung zur Erhaltung des Auges und des Sehvermögens bedürfen, von jenen zu sondern, bei denen die Verletzung nicht durchbohrend ist, deren Versorgung also nicht so dringend ist, oder jene auszuscheiden, bei welchen die Schwere der Verletzung die sofortige Entfernung des Auges rechtfertigt.* Er muß dies auf dem Laufblatt nach Anlegung des Notverbandes vermerken.

Es gilt in diesem Kriege jedes nur mögliche Auge zu retten und vor allen Dingen der *doppelseitigen Erblindung* mit allen Mitteln vorzubeugen. Der Grund hierfür ist nicht nur ein rein menschlicher und ärztlicher, sondern auch ein finanzieller: Unser Staat soll davor bewahrt werden, lebenslange Blindenrenten an mehr Augenverletzte zu bezahlen, als dies unbedingt notwendig ist. Damit dieses Ziel erreicht wird, bedarf es einerseits der verständnisvollen Mitarbeit jedes im Felde beschäftigten Arztes und anderseits einer entsprechenden Organisation zur möglichst raschen Zurückbringung der Augenverletzten.

Ich habe in den letzten Wochen im Hinterland zwei Augenverletzte an meiner Klinik gesehen, welche beide mit einem *intraokularen Fremdkörper seit den Septembertagen des Polenfeldzuges* herumliefen. Der erste Fall betrifft einen Oberleutnant, der sich auf seinem Urlaub an meiner Klinik eigentlich als Durchreisender vorstellte, obwohl er wußte, daß sich ein Metallsplitter in seinem Auge befindet. Trotz meiner eindringlichsten Mahnung, sich den Fremdkörper sofort entfernen zu lassen, war er nicht dazu zu bewegen, „seinen Urlaub dazu herzugeben". Der zweite war ein Unteroffizier, der einen intraokularen metallischen Fremdkörper ebenfalls seit dem Polenfeldzug in seinem linken Auge herumtrug. Es gelang mir in diesem Falle nur mit Mühe, den Verletzten zur Operation an die Klinik zu bekommen. Daß sich die Entfernung von intraokularen Fremdkörpern nach so langen Wochen und Monaten viel schwieriger gestaltet, wird jedem Arzt und Laien einleuchten. Der Eingriff ist schwerer und die Heilungsaussichten sind viel geringer.

Diese beiden Beispiele wurden angeführt, weil sie besonders zwei Tatsachen beleuchten: daß es vielfach sowohl bei den Ärzten an den notwendigen Kenntnissen wie an der *Einsicht* mangelt, was ein intraokularer Fremdkörper für den Träger an Gefahren bedeutet, als auch, wie sehr es an *Aufklärung* für Mann und Offizier in dieser Hinsicht heute noch fehlt. Anders ist es nicht zu erklären, daß ein Offizier vier Monate nach seiner Augenverletzung sorglos seinen Urlaub mit einem Fremdkörper im Auge verbringt und daß ein anderer Mann ebensolange mit einem intraokularen Fremdkörper in den verschiedenen Sanitätsanstalten zubringt.

Nach dem Verluste des Lebens ist die schwerste Kriegsfolge der Verlust des Augenlichtes. Es gilt selbstverständlich wie überall, so auch im Kriege, zuerst das Leben eines Verletzten zu retten. Nach dieser Fürsorge kommt aber sofort die Rettung des Augenlichtes. Ich bin mir bewußt, daß dieses Ziel nur mit voller Hilfe der im Felde tätigen Ärzte zu erreichen ist. Aus diesem Grunde *muß auch der Feldarzt über ein Mindestmaß von Kenntnissen in der Augenheilkunde verfügen, Augenverletzungen im Kriege rechtzeitig erkennen und richtig werten lernen.* Aus dieser Erkenntnis wird dann die richtige Behandlung entspringen.

Durchbohrende Verletzungen des Auges können sehr leicht zu erkennen sein, wenn es sich um grobe Durchtrennungen oder Zerreißungen der Bulbushülle handelt. Aber die *Erkennung kann* auch *sehr schwierig sein*, wenn, wie dies häufig der Fall ist, die durchbohrende Verletzung punktförmig und der durchbohrende Fremdkörper sehr klein ist. Dazu kommt noch, daß der Verletzte oft beim besten Willen nicht zur Klärung seiner Verletzung beitragen kann, sei es, daß die Erregung des Kampfes zu groß, sei es, daß die subjektiven Beschwerden zu gering waren.

Man wird *subjektive Angaben des Soldaten* zwar entsprechend werten müssen. Wenn er z. B. nach der Verletzung heißes Wasser aus dem Auge über die Wange fließen fühlte, so kann dies als Zeichen einer Eröffnung des Augapfels mit Ausfließen des Kammerwassers gedeutet werden. Aber schon die Angaben, daß er z. B. nach der Verletzung nichts mehr oder schlecht gesehen habe, sagen nichts Sicheres darüber aus, ob die Verletzung durchbohrend war oder nicht. Der Arzt darf also die Entscheidung dieser wichtigen Frage nicht von subjektiven Angaben des Verletzten abhängig machen, sondern er muß das Auge, soweit dies am Truppenverbandplatz möglich ist, gründlich untersuchen. Daß dazu nur ganz wenige Hilfsmittel gehören, wurde bereits oben erwähnt.

Zum Zwecke einer übersichtlichen Darstellung sei zwischen den *durchbohrenden Verletzungen im Bereiche der Hornhaut* und solchen *im Bereiche der Lederhaut* unterschieden.

Die durchbohrende Verletzung im Bereiche der Hornhaut.

Man erkennt die durchbohrende Wunde der Hornhaut meist nur an einer *strichförmigen, sehr zarten Trübung.* Der wenig Geübte kann diese Trübungen leicht übersehen. Daher ist immer die Untersuchung des Auges mittels seitlicher Beleuchtung (S. 9) notwendig. In schweren Fällen klaffen die Hornhautwunden, die Wundlippen sind infolge Quellung aufgeworfen oder die Wunden haben eine strahlenförmige Form (Platzwunden).

Man muß sich immer die *charakteristischen Zeichen einer durchbohrenden Hornhautverletzung* gegenwärtig halten. Diese sind:

1. *Die Fistulierung des Auges:* Tropft man eine rote 1%ige Fluoresceïnlösung auf die Hornhautwunde, so erkennt man das Heraussickern von Flüssigkeit aus der Vorderkammer an dem Grünwerden der Lösung.

2. *In der Hornhautwunde liegt braunes Pigment:* Dies ist ein Zeichen dafür, daß im Augenblick der durchbohrenden Verletzung die Iris vorgefallen oder eingeklemmt war. Wenn sich bei Wiederherstellung der Vorderkammer die Regenbogenhaut aus der Wunde zurückzieht, bleibt Irispigment in der Wunde hängen und färbt diese braun (Lupenuntersuchung!).

Achtung vor Verwechslung mit Fremdkörperpigment (Erde, Rost, Pulver, Farbstoff von Kleidern usw.), welches auch in nichtdurchbohrenden Lappenwunden der Hornhaut vorkommen kann!

3. *Die Vorderkammer ist aufgehoben oder sehr seicht.* Doch kann die Vorderkammer schon nach 20—30 Minuten wieder normal tief sein, wenn sich die Hornhautwunde nach der Verletzung geschlossen hat.

4. *Einlagerung von fremdem Gewebe in der Hornhautwunde,* und zwar von

a) Irisgewebe (schwarz oder dunkel gefärbt).

b) Linsensubstanz (entweder klare gelatinöse oder getrübte graue Massen).

c) Glaskörpersubstanz (klare, meist halbkugelig vorgewölbte, fadenziehende Masse).

d) Fremdkörper (Metall, Stein, Glas, Erde, Holz, Haare, Tuchfasern u. a.) können so tief in der Hornhaut sitzen, daß sie mit ihrem hinteren Ende in die Vorderkammer hineinreichen; dann fließt bei ihrer Entfernung Vorderkammerwasser (heiße Flüssigkeit) ab und die Kammer hebt sich auf.

5. *Gewebsdurchtrennung der Regenbogenhaut,* wie längliche Schlitze oder rundliche Löcher. Sie sind meist schwer zu sehen, da sich das benachbarte geschwollene Irisgewebe über den Gewebsspalt legt und diesen zum Teil verschließen kann. Man achte genau auf den unregelmäßigen Verlauf der Trabekel. Durchtrennungen der Regenbogenhaut sind häufig leichter im Dunkelzimmer bei diaskleraler Durchleuchtung erkennbar.

6. *Eitrige Regenbogenhautentzündung* (Iritis purulenta): Wurden durch die Verletzung reichlich Bakterien in das Auge gebracht, so ist oft schon nach zwölf Stunden Eiter in der Vorderkammer (Hypopyon) sichtbar. Diesen Fällen ist unter allen Umständen, auch während eines bevorstehenden Transportes, 10 ccm drei Minuten lang gekochter Kuhmilch intragluteal zu verabreichen.

7. *Rasch einsetzende Linsentrübungen* deuten nach einer Verletzung meist auf die Durchbohrung des Augapfels hin: Schon wenige Stunden,

nachdem die Linsenfasern mit dem Kammerwasser in Berührung gekommen sind, quellen sie und trüben sich.

8. *Weichheit des Auges (Hypotonie):* Ist Kammerwasser oder Glaskörper in irgend nennenswerter Weise abgeflossen, so wird das Auge weicher. Es ist daher die Prüfung des Augendruckes eines der wichtigsten Hilfsmittel zur Feststellung, ob eine Verletzung durchbohrend war oder nicht.

Die Prüfung des Augendruckes geschieht im groben in der Weise, daß man den Verletzten auffordert, mit beiden Augen gegen seine Füße zu sehen. Man setzt nun auf den nach abwärts gewendeten Augapfel die Kuppen der beiden Zeigefinger und drückt abwechselnd die Zeigefinger auf die Lederhaut, als ob man Fluktuation bei einem Absceß prüfen oder einen Gummiball mit den Fingern eindrücken wollte. Die Abschätzung, ob der Druck eines Auges normal oder herabgesetzt ist, ist nach breiter Eröffnung des Augapfels nicht schwer. Im Zweifelsfalle soll der Arzt immer die Spannung des gesunden Auges des Verletzten oder seines eigenen Auges mit dem verletzten Auge vergleichen.

Diese Druckprüfung läßt nur bei ganz kleinen durchbohrenden Verletzungen gelegentlich im Stich. Im allgemeinen gilt, daß *die Weichheit des Augapfels (Hypotonia bulbi) eines der wichtigsten Zeichen einer durchbohrenden Verletzung ist.*

Daß auch bei anderen Erkrankungen, z. B. einer spontanen Netzhautablösung, bei einem atrophischen Augapfel u. a. eine Hypotonia bulbi besteht, interessiert in diesem Zusammenhange nicht.

Solche Menschen stehen nicht in Felddienstleistung.

Die durchbohrende Verletzung im Bereiche der Lederhaut.

Durchbohrende Verletzungen im Bereiche der Lederhaut (Sklera), ganz gleich, ob es sich um vordere oder hintere Skleralverletzungen handelt, sind viel schwerer zu erkennen als Verletzungen im Bereiche der Hornhaut. Große Lederhautwunden können zwar schwerlich übersehen werden, kleine hingegen sehr leicht, besonders dann, wenn der Fremdkörper in meridionaler Richtung den Augapfel durchbohrt hat und wenn Iris und Linse nicht mitverletzt wurden. Es bleibt dann die Pupille schwarz, manchmal auch die Sehkraft eine Zeitlang erhalten; kleine Lederhautwunden sind deshalb schwer aufzufinden, weil die sich in allen Richtungen überkreuzenden Bindegewebsfasern der Lederhaut die Wunde unmittelbar nach der Durchtrennung wieder verschließen.

Als *Erkennungszeichen* für frische durchbohrende Lederhautwunden können folgende gelten:

1. Meist ist am Orte einer Lederhautdurchbohrung *eine Bindehautwunde und eine Blutung der Bindehaut* sichtbar. Häufig jedoch trägt

die Bindehautblutung dazu bei, kleine Lederhautschlitze, ja selbst größere Lederhautwunden, z. B. Lederhautrisse nach stumpfer Gewalt, zu verdecken und ihre Erkennung zu erschweren. Die Bindehautwunde liegt zudem oft nicht am Orte der Lederhautwunde.

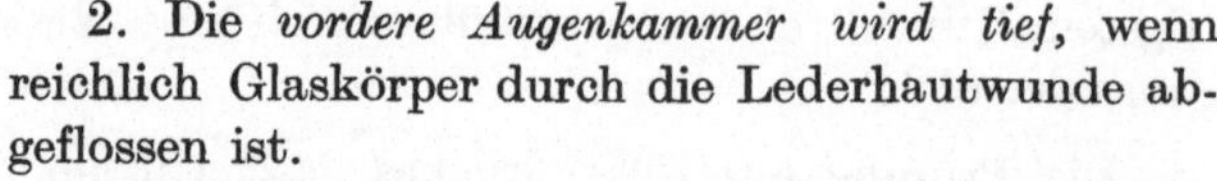

Abb. 8. SNELLENsche Augenschale, abgeändert, aus leichtem Aluminiumblech.

2. Die *vordere Augenkammer wird tief*, wenn reichlich Glaskörper durch die Lederhautwunde abgeflossen ist.

3. Ein wichtiges Zeichen für eine durchbohrende Lederhautverletzung ist der *schwärzliche Grund der Wunde*. Durch Skleralwunden scheint das uveale Pigment hindurch, ganz gleich, ob die Verletzung im Bereiche des Strahlenkörpers (Ziliarkörpers), also in ungefähr 1—8 m Entfernung vom Hornhautrande (Limbus) oder am Äquator des Auges erfolgt ist. Durch weite und klaffende oder durch Lappenwunden der Lederhaut kann gelegentlich pigmentiertes Gewebe des Ziliarkörpers und der Aderhaut in größerer Ausdehnung freigelegt werden. Diese Augen sind besonders gefährdet und müssen der schnellsten fachärztlichen Versorgung (Naht der Lederhautwunden, Bindehautplastik) zugeführt werden.

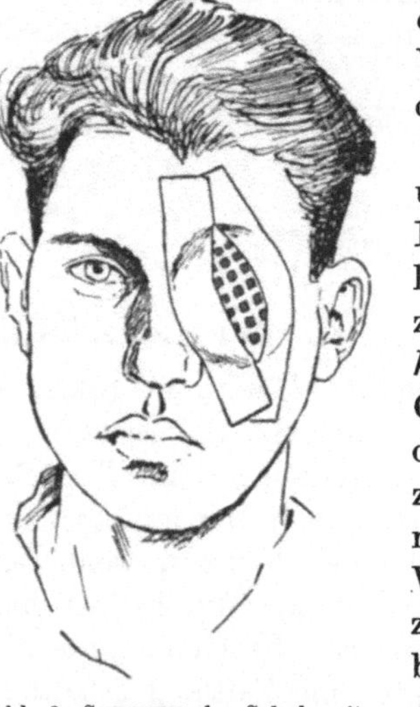

Abb. 9. SNELLENsche Schale mit zwei Heftpflasterstreifen vor dem linken Auge befestigt.

4. Ist außer der Lederhaut auch die Ader- und Netzhaut mit durchbohrt, was meist der Fall sein wird, dann kommt es zu einem untrüglichen Zeichen einer durchbohrenden Verletzung des Augapfels, zum *Vorfall des Glaskörpers*. Bei größeren Wunden sieht man am Orte der Verletzung eine glasig-gallertige Masse, die sich beim Reinigen der Wunde als fadenziehend erweist. Häufiger aber findet man nur eine kleine glasige Perle, welche aus der Wunde halbkugelig vorschaut. Solche Verletzungen sind mit steriler Watte oder Gaze, am besten mit einem „Äugerl“ ohne Druck auf das Auge zu verbinden und innerhalb zwölf Stunden einer augenärztlichen Behandlung zuzuführen. Über die Watte soll während der Zurückbeförderung des Verletzten eine Augenschale aus Metall gelegt werden (Abb. 8 und 9), damit vom Auge jeder Druck von außen ferngehalten wird.

Gelegentlich können Fremdkörper, Erde, Stoffteile und Splitter eine Lederhautwunde schwärzlich färben. In allen verdächtigen Fällen ist eine genaue Untersuchung des Auges vorzunehmen.

5. In einer großen durchbohrenden Lederhautwunde kann außer Glaskörper *gelegentlich auch Linsensubstanz* und bei Zertrümmerung des Augapfels auch *Aderhaut und Netzhaut* vorliegen.

Die durch eine Lederhautwunde austretende Linse kann durch die unversehrte Bindehaut des Augapfels abgefangen werden (subkonjunktivale Linsenluxation), oder sie kann, wenn die Bindehaut mit zerrissen ist, aus dem Auge herausfallen und gänzlich verlorengehen. Nicht selten findet man die Linse beim Verbandwechsel im Bindehautsack liegen.

6. Eines der wichtigsten Zeichen für durchbohrende Lederhautwunden ist die *Weichheit des Auges (Hypotonia bulbi)*. Doch gilt dieser Satz nur für größere Skleralwunden mit reichlichem Verlust von Glaskörper oder Kammerwasser. Bei kleinen durchbohrenden Lederhautwunden fehlt die Hypotonia bulbi manchmal, weil sich kleine Lederhautwunden schließen können, bevor Glaskörper vorfällt. Ist es aber einmal zum Vorfall, wenn auch nur einer kleinen Glaskörperperle gekommen, so wird der Augapfel weich.

Durchbohrende Verletzungen im hinteren Anteil der Lederhaut sind einer direkten Betrachtung nur selten zugänglich. Zu hinteren Lederhautwunden kommt es entweder im Zuge einer Doppeldurchbohrung des Augapfels von vorn meist dann, wenn ein Fremdkörper die vorderen und hinteren Bulbushüllen durchschlägt (Abb. 35), oder bei Splitterverletzungen und Querschüssen durch die Augenhöhle. Hat der Truppenarzt Verdacht auf eine Durchbohrung der hinteren Lederhautanteile, so ist der Verletzte ruhig zu lagern und so rasch als möglich der fachärztlichen Behandlung zuzuführen.

Allgemeines über Fremdkörper im Auge.

Zur Beantwortung der Frage, ob sich im Auge ein Fremdkörper befindet oder nicht, kann auch der Feldarzt manches beitragen. Sicher beantworten kann er sie allerdings ohne die dazu nötigen Hilfsmittel nicht. Da er aber nur dann richtig handeln wird, wenn er über die Tragweite dieser Frage Bescheid weiß, muß dieser Abschnitt etwas eingehender behandelt werden.

Folgende Leitsätze seien an den Anfang dieses Kapitels gesetzt, welche die ganze Frage der Fremdkörper im Auge grundsätzlich beleuchten:

1. *Durchbohrend verletzte Augen mit einem Fremdkörper im Augeninneren sind mehr gefährdet als solche ohne Fremdkörper.*

2. *Das Schicksal des durchbohrend verletzten Auges hängt weitgehend davon ab, in welchem Anteil des Augapfels der Fremdkörper sitzt.*

3. *Magnetische Fremdkörper im Augeninnern geben eine bessere Voraussage als nichtmagnetische.*

4. *Das weitere Schicksal des Auges hängt weitgehend davon ab, ob und wie frühzeitig ein Fremdkörper aus dem Augeninnern entfernt werden kann.*

Daß Augen mit einem Fremdkörper im Augeninnern mehr gefährdet sind als durchbohrend verletzte Augen ohne Fremdkörper, die gleichen Wundverhältnisse vorausgesetzt, beruht auf den *Folgezuständen, welche vom Fremdkörper selbst ausgehen.* Diese sind:

Frühfolgen:

Mechanische Folgen,
die intraokulare Infektion,
die demarkierende Entzündung.

Spätfolgen:

Chemische Wirkung der Fremdkörper,
chronische Entzündung des Augeninnern,
sympathische Ophthalmie.

Mechanische Frühfolgen von Fremdkörpern im Auge.

Bei durchbohrenden Verletzungen des Augapfels ohne Fremdkörper können sofort nach stattgehabter Verletzung die Wiedergutmachungskräfte des Körpers die Heilung einleiten: Es kommt leicht zum Wundverschluß und zur Heilung. Fremdkörper im Augeninnern hingegen wirken allein schon am Orte ihres Sitzes, z. B. in der Lederhaut, Linse, Netzhaut, durch ihre Anwesenheit dem Wundverschlusse entgegen. Die besonderen Verhältnisse des Auges als eines mit Flüssigkeit gefüllten Organs führen, wenn ein Fremdkörper in die Augenhüllen eingeklemmt ist, nicht selten zu dauerndem Flüssigkeitsverlust (Hypotonia bulbi), indem neben einem Fremdkörper das Kammerwasser oder die Glaskörperflüssigkeit absickert oder weitgehende Quellungserscheinungen an der Linse auftreten, wenn z. B. ein Fremdkörper in der Linsenkapsel die Linsenkapselwunde dauernd offen hält (Katarakta traumatica).

Intraokulare Infektion.

Alle durchbohrend verletzten Augen mit einem Fremdkörper im Augeninnern sind als infiziert anzusehen, weil der Fremdkörper entweder als solcher von vornherein mit Keimen beladen war oder weil er die an der Bindehaut des Verletzten vorhandenen Keime mit in das Augeninnere gerissen hat.

Fremdkörper, welche eine zackige oder buchtige Begrenzung haben, wie dies z. B. bei kleinen Sprengstücken die Regel ist, beherbergen mehr Keime als solche mit glatter Oberfläche. Besonders gefährlich sind alle Fremdkörper, welche vorher irgendwie mit Erde in Berührung gekommen sind (Gellerverletzungen), sowie sämtliche „kalten“ Fremdkörper, d. h. solche, die durch die Langsamkeit ihrer Bewegung nicht so weit erhitzt wurden, daß die ihnen anhaftenden Keime getötet wurden. Am gefährlichsten sind Fremdkörper, die mit Öl oder klebrigen Stoffen umgeben sind.

Fremdkörper können an allen Stellen des Auges, wo sie steckenbleiben, ja auch entlang des ganzen Wundkanals Infektionen hervorrufen. Mehr als die Bulbushüllen sind die Innenräume des Auges gefährdet, also Vorderkammer, Glaskörperraum und besonders die Linse. Das Linseneiweiß gibt für alle Keime einen ausgezeichneten Nährboden ab.

Der Typus der durch Fremdkörper im Augeninnern bedingten Infektion ist die eitrige. Man unterscheidet daher:

Eine **eitrige Iridocyclitis traumatica,** wenn mit dem Fremdkörper Keime in den Bereich der Vorderkammer eingebracht wurden. Sie ist am Hypopyon erkennbar.

Eine **Phakitis traumatica** (den *Linsenabsceß*), wenn Keime direkt in die Linse eingebracht wurden. Sie ist an der eigenartig gelblichen Trübung der Linse erkennbar.

Eine **Hyalitis purulenta,** wenn sich die Keime im Glaskörper ausbreiten. Man sieht dann bei Durchleuchtung mit dem Augenspiegel oder mit Hilfe des sog. Lugenspiegels (der Augenspiegel und eine Vorsatzlinse von 10—20 Dioptrien) punktförmige Glaskörpertrübungen, kleine Trübungsklümpchen oder schleifenförmige Eiterschwaden, die häufig von der Durchbohrungsstelle ausgehen und sich in der Umgebung des Fremdkörpern zu dichten Trübungen zusammenballen.

Einen **Glaskörperabsceß,** wenn die Infektion zwar heftig war, die Ausbreitung der Keime aber bald zum Stillstand gekommen ist. Sehr häufig liegt der Fremdkörper mitten im Glaskörperabsceß. Man erkennt einen Glaskörperabsceß an dem gelblichen Reflex, welcher aus der Tiefe des Auges, durch die Pupille hindurch hinter der Linse sichtbar wird.

Eine **Endophthalmitis septica** liegt dann vor, wenn neben dem Glaskörper auch die ganze Netzhaut vereitert (Retinitis purulenta). Dadurch wird das Sehvermögen des Auges in kürzester Zeit vernichtet. Die Endophthalmitis septica kommt dadurch zustande, daß die Keime von einem Glaskörperabsceß her in die Netzhaut eindringen oder daß ein Fremdkörper primär Keime in die Netzhaut einbringt. Da bei so schwer verletzten Augen eine Untersuchung des Augenhintergrundes mit dem Augenspiegel meist nicht mehr möglich ist, weil Veränderungen im Bereiche der Vorderkammer, der Pupille, der Linse und die Trübung im Glaskörper den Einblick auf die Netzhaut nicht mehr gestatten, so ist die Endophthalmitis hauptsächlich nur daran zu erkennen, daß *nach einer durchbohrenden Verletzung das quantitative Sehvermögen* (S. 22) (Lichtempfindung und Projektion sowie Farbenempfindung) *schnell sinkt.* Es ist daher notwendig, bei Augen mit Verdacht auf Endophthalmitis septica täglich die Lichtempfindung und Projektion wenigstens grob zu prüfen. Eine Endophthalmitis septica geht in den meisten Fällen in Erblindung aus. Die Aderhaut kann, muß aber bei Endophthalmitis septica nicht mitbeteiligt sein.

Eine **Panophthalmitis:** Sind durch einen Fremdkörper sehr viele oder sehr giftige Keime ins Augeninnere eingebracht worden, so kann sich von irgend einem Punkte des Auges aus eine bösartige Eiterung auf alle Augengewebe von innen nach außen fortschreitend ausbreiten. Werden auf diese Weise alle Augenhüllen, also Netzhaut, Aderhaut und Lederhaut ergriffen, wird der Augapfel also sozusagen in eine einzige große Absceßhöhle verwandelt, was oft schon 24 Stunden nach einer Verletzung der Fall sein kann, dann entsteht ein auch äußerlich *bedrohlich aussehendes Krankheitsbild* am Auge, welches jeder im Felde tätige Arzt kennen muß: Die Panophthalmitis zeigt sich äußerlich durch eine *Chemose der Bulbusbindehaut* an, ferner tritt unter Schmerzen der Augapfel weiter als normal aus der Augenhöhle hervor *(Protrusio bulbi)*, was dadurch bedingt ist, daß auch die Gewebe der Augenhöhle hinter und um den Augapfel an der eigentlichen Entzündung teilnehmen, und zwar teils als kollaterales Ödem, teils als direkte eitrige Infiltration des Orbitalfettes (Cellulitis orbitalis, Orbitalphlegmone). Gleichzeitig tritt eine *Beweglichkeitseinschränkung des Augapfels* auf, so daß der Augapfel häufig starr, wie eingemauert aussieht, weil der das Auge umgebende TENONsche Raum von entzündlichen Gewebselementen erfüllt ist und die durch diesen Raum durchtretenden Augenmuskeln ebenfalls eitrig infiltriert sind. Unter qualvollen *Schmerzen* für den Verletzten sucht sich der im Augeninnern angehäufte Eiter durch Einschmelzung der Augenhüllen irgendwo einen Weg nach außen. Bricht der Eiter durch das Auge, nehmen die Schmerzen und das bedrohliche Aussehen des Krankheitsbildes sofort ab, das häufig vorhandene *Fieber* sinkt und der Augapfel geht rasch in Schrumpfung über *(Phthisis bulbi)*.

Sind einmal die Zeichen der Panophthalmitis in ausgeprägter Weise vorhanden, dann ist es *ein Kunstfehler, das Auge auszuschälen (zu enukleieren)*. In diesem Falle muß das Auge nach Umschneidung und Abtragung der Hornhaut mit einem scharfen Löffel *ausgeweidet werden (Evisceratio bulbi)*. Denn bei der Ausschälung des Augapfels könnten Keime in die Tiefe der Augenhöhle und von dort an die Hirnhäute verschleppt und so der Tod des Verletzten herbeigeführt werden.

Unter dem **Ringabsceß der Hornhaut** versteht man eine schwere *eitrige Einschmelzung der Hornhaut von der Rückfläche, also von der Vorderkammer aus*, welche als weißlich-gelbliche Ringtrübung in den parazentralen Hornhautanteilen beginnt und oft in 24 Stunden zur Trübung der Hornhautmitte und zur eitrigen Einschmelzung der ganzen Hornhaut führt. Dieses Krankheitsbild kommt durch Keime zustande, welche bei einer durchbohrenden Verletzung, meist mit einem Fremdkörper, in den Bereich der Vorderkammer gebracht werden und welche so giftig sind, daß von Anfang an Hornhautendothel, DESCEMETsche Membran und die tiefen Stromalagen der Hornhaut dem Gewebstod *(Nekrose)* verfallen. Vereiterung des Augeninnern und Schrumpfung des Augapfels bilden den Ausgang.

In manchen Fällen kommt es bei Fremdkörpern im Augeninnern nicht zur eitrigen, sondern nur zur *fibrinösen Entzündung*. Die Voraussage ist aber bei dieser Entzündungsform nicht viel besser als bei der eitrigen: Die Augen gehen nur langsamer und später an Endophthalmitis zugrunde.

In seltenen Fällen können aber *Fremdkörper auch reizlos im Auge vertragen werden und einheilen* (Glas, Porzellan, Steinsplitter, Aluminium u. a.).

Die Keime, welche am häufigsten durch einen Fremdkörper ins Augeninnere gebracht werden und die oben erwähnten Augenentzündungen verursachen, sind: *Pneumokokken, Streptokokken, Staphylococcus pyogenes aureus, Bacillus subtilis, Bacillus pyocyaneus, Gasbrandbazillen* (Bac. perfringens, Bac. Welchii) und der *Tetanusbazillus*. Die letzten vier Bakterien sind besonders dann zu finden, wenn der Fremdkörper vor Eindringen in das Auge mit der Erde in Berührung gekommen war.

Es ist selbstverständlich, daß es auch bei durchbohrenden Kriegsverletzungen ohne im Auge verbleibendem Fremdkörper unter Umständen zu den geschilderten infektiösen Augenerkrankungen kommen kann. Doch ist ihr Hundertsatz viel geringer und die Infektionen verlaufen erfahrungsgemäß milder.

Demarkierende Entzündung.

Wie überall im Körper, so wird auch im Auge jeder eingedrungene Fremdkörper durch eine absetzende (demarkierende) Entzündung von dem Gewebe, in welches er eingedrungen ist, abgesondert. Er wird in ein Granulationsgewebe eingebettet *(Fremdkörperbett)* und wenn möglich im Laufe der Zeit ausgestoßen oder aufgesogen.

Die Feinheit der Funktion der das Auge zusammensetzenden Gewebe bringt es mit sich, daß die absetzende Entzündung zu schweren Folgezuständen im Augeninnern führen kann.

Fremdkörper, welche *chemisch einen starken Reiz* auf das umgebende Gewebe ausüben oder eine *sehr unebene Oberfläche* haben, ziehen eine stärkere demarkierende Entzündung nach sich als solche mit geringer chemischer Reizwirkung und glatter Oberfläche. Daher ist es verständlich, daß Fremdkörper aus *weichem Eisen* im Auge einen stärkeren Entzündungsreiz auslösen als z. B. harter Stahl, daß kupferne Fremdkörper eine stärkere Reizwirkung entfalten als solche aus Aluminium, daß *Holz* vom Auge schwerer vertragen wird als Stein- oder Glassplitter.

Die demarkierende Entzündung, welche ja ein Heilungsvorgang der Natur ist, wird anderseits dem Auge als einem Hohlorgan infolge der *Schrumpfungsvorgänge* verderblich, welche sich an die Entzündung anschließen. Es kommt wesentlich darauf an, wo der Fremdkörper sitzt und in welcher Richtung die Schrumpfungsvorgänge wirksam werden, die vom Fremdkörperbett ausgehen. Im allgemeinen kann man die Regel aufstellen, daß die Wirkung einer demarkierenden Entzündung im Bereiche der Vorderkammer weniger gefährlich ist als die im Glaskörperraum und daß Fremdkörper in der äußeren und mittleren Augenhaut in dieser Hinsicht ungefährlicher sind als solche in der Netzhaut und im Glaskörper. Den letzteren an Gefährlichkeit gleichzusetzen sind Fremdkörper, die im Strahlenkörper liegen.

Die Rundzellen, welche sich anfangs neben den polymorphkernigen Leukocyten gegen Fremdkörper niederlassen, verwandeln sich schon nach wenigen Tagen oder Wochen in Zellen, aus denen Bindegewebe entsteht und welche den Fremdkörper einkapseln. Die Gefahr des *neugebildeten Bindegewebes* für das Auge besteht in seiner Neigung zur Schrumpfung. Schrumpft ein neugebildetes Bindegewebe z. B. im Glaskörper, so wird nach allen Seiten hin ein Zug auf die Nachbarschaft ausgeübt, welcher zur gänzlichen *Ablösung der Netzhaut* führen kann. Ebenso gefährlich kann eine Zugwirkung werden, die von einem exzentrischen Punkte in Netzhaut, Ziliarkörper oder Linse ausgeht. Es kann auf diese Weise entweder die Netzhaut in unmittelbarer Nachbarschaft des neugebildeten Bindegewebes oder an der gegenüberliegenden Seite des Augapfels abgelöst werden. In allen diesen Fällen kommt es oft noch nach Wochen und Monaten, falls ein Fremdkörper im Auge vorhanden ist, zur Netzhautablösung *(Ablatio retinae)*, zur *Erblindung* und zur *Schrumpfung des Augapfels (Atrophia bulbi)*.

Spätfolgen intraokularer Fremdkörper.

Chemische Folgen. Bleibt ein *Fremdkörper aus Eisen, Stahl, Kupfer* oder *Bronze* längere Zeit im menschlichen Auge, dann tritt zuerst in der Umgebung des Fremdkörperbettes eine Imprägnation mit Eisen- oder Kupfersalzen ein, später werden auch entfernter gelegene Teile des Auges in gleicher Weise imprägniert.

Bezüglich des klinischen Bildes der *Verrostung* und *Verkupferung* des Auges wird auf den besonderen Teil verwiesen (S. 58).

Hier soll nur hervorgehoben werden, daß Augen mit reaktionslos eingeheilten metallischen Fremdkörpern selbst noch nach langer Zeit erblinden können, weil die *Ganglienzellen der Netzhaut* durch die Metallsalze vergiftet und zerstört werden. Das gilt besonders von Fremdkörpern, die aus weichem Eisen bestehen.

Chronische Entzündung des Augeninnern. *Fremdkörper im Augeninnern* unterhalten, wenn sie das Auge nicht durch akute Vereiterung vernichtet haben, meist *einen chronischen Entzündungszustand*. Der Grund hierfür sind meist *Keime*, welche mit dem Fremdkörper ins Augeninnere gebracht wurden. In diesen Fällen geht zwar das Bild der akuten bakteriellen Entzündung (Iritis purulenta), welche unmittelbar nach der Verletzung vorhanden war, zurück, weil die Keime entweder von selbst oder durch die Behandlung an Giftigkeit verlieren. Doch können diese abgeschwächten Keime eine chronische Entzündung des Augeninnern *(Endophthalmitis septica)* unterhalten. Oder die schon oben erwähnten *Veränderungen am Fremdkörperbett* (Exsudation und Proliferation) unterhalten zusammen mit dem *chemischen Reiz*, welcher vom Fremdkörper ausgeht, eine chronische Entzündung im Auge, die auch entfernt vom Sitz des Fremdkörpers in Erscheinung treten kann. Es kommt zu einer *schleichenden chronischen Iridocyclitis* mit allmählicher Zunahme von Beschlägen an der Hornhauthinterfläche *(Präzipitate)* und an der Linsenvorderfläche *(entzündliche Pupillarmembran)* oder zu einer ebenfalls schleichenden *Aderhautentzündung* (Chorioiditis) mit staubförmigen *Glaskörpertrübungen*, welche mit der Zeit so zahlreich werden können, daß sie das Sehvermögen beträchtlich herabsetzen.

Solche Augen sind sehr leicht reizbar, entzünden sich bei jeder leichten

Verkühlung oder bei irgendeiner allgemeinen oder örtlichen Infektionskrankheit (Tonsillitis, Zahngranulome, Nebenhöhlenerkrankung) und gehen oft nach Jahren unter dem Zeichen allmählicher Herabsetzung des Sehvermögens und „rheumatoider Schmerzen“ auf dem Umwege über schrumpfende Schwarten im Glaskörperraum und auf der Netzhaut- und Ziliarkörperinnenfläche *(Cyclitis chronica plastica)* in *Netzhautablösung* und schließlich in *Schrumpfung des Augapfels* über. Diese Augen müssen enukleiert werden.

Sympathische Ophthalmie.

Darunter versteht man die Miterkrankung des zweiten, nichtverletzten Auges unter dem Bilde einer *schleichenden chronischen Entzündung der Aderhaut, des Ziliarkörpers und der Regenbogenhaut (Uveitis sympathica)*. Es kann also nach einer durchbohrenden Verletzung eines Auges, besonders bei Anwesenheit eines Fremdkörpers im Augeninnern, nicht nur das verletzte, sondern auch das nichtverletzte Auge vollständig erblinden — nach dem Verlust des Lebens der traurigste Ausgang einer Kriegsverletzung.

Voraussetzung für die Entstehung einer sympathischen Ophthalmie ist eine schleichende Entzündung der mittleren Augenhaut (Uvea) im ursprünglich *verletzten* Auge *(das sympathisierende Auge)*. Man stellt sich heute vor, daß durch den Zerfall des uvealen Pigmentgewebes im verletzten Auge das Pigmentgewebe im zweiten, nichtverletzten Auge sensibilisiert wird. Das zerfallende Pigmentgewebe wird also zum Antigen. Dieses sensibilisierte uveale Gewebe des zweiten Auges ist der wohlvorbereitete Boden für das Haften irgendwelcher im Körper kreisender Keime. Da es gelungen ist, im Pigmentepithel und in der Aderhaut des zweiterkrankten Auges (des *sympathisierten* Auges) *Tuberkelbazillen* nachzuweisen (Meller, A. Purtscher u. a.), so müssen wir die Erkrankung am nichtverletzten, zweiten Auge wohl in vielen Fällen als eine Form der endogenen Tuberkulose des Auges ansehen, für welche die Sensibilisierung des uvealen Gewebes, die vom verletzten Auge ausgeht, die Voraussetzung ist. Ob am zweiten Auge außer den Tuberkelbazillen auch andere Keime haften können, muß weiteren histologischen und bakteriologischen Untersuchungen vorbehalten bleiben.

Die sympathische Ophthalmie bricht zeitigstens zwölf Tage nach Verletzung eines Auges aus. Eine untere Grenze gibt es nicht. Die sympathische Ophthalmie kann oft auch noch nach Jahrzehnten auftreten, wenn das verletzte Auge innerlich entzündet bleibt und in der Augenhöhle belassen wurde.

Das *klinische Bild der sympathischen Ophthalmie* gleicht dem einer schleichenden Uveitis (Iridocyclitis und Chorioiditis): Unter geringen *Schmerzen* im zweiten Auge, in der Augenhöhle und in der Nachbarschaft des Auges (Kopf, Zähne) und unter geringer *pericornealer Injektion* verfärbt sich langsam die Regenbogenhaut, ihre Zeichnung wird verwaschen, an der Hinterfläche der nur leicht matten Hornhaut zeigen sich zuerst nur feinste Zellbeschläge (Betauung) und fibrinöse *Splitterbeschläge.* Gleichzeitig oder etwas später treten *staubförmige Glaskörpertrübungen* in allen Teilen des Glaskörpers auf und das *Sehvermögen* beginnt zu sinken. Später kommt es zur Präzipitatbildung an der Hornhauthinterfläche, in der Regenbogenhaut zeigen sich neugebildete Blutgefäße als feine rote Linien, der Pupillarsaum wächst an die Linsenvorderfläche an *(hintere Synechie)* und auch auf der Linsenkapsel schlagen sich Zellen und Fibrin nieder, die sich mit der Zeit zu einer *entzündlichen Pupillarmembran* verdichten können. Manchmal kommt es zur *Knötchenbildung in der Regenbogenhaut und in der Aderhaut* (Iritis und Chorioiditis sympathica). Die Mitbeteiligung der Netzhaut und des Sehnerven zeigt sich im weiteren Verlauf durch Verfall des Sehvermögens, häufig im Auftreten eines Zentralskotoms an *(Neuritis retrobulbaris)*. Gelegentlich kommt es zur Schwellung und Entzündung des Sehnervenkopfes (Papillitis) sowie des Sehnervenstammes (Neuritis nervi opt.). Tiefe, in die sonst klare Hornhaut vom Limbus her einsprossende Blutgefäße, dichte fibrinöse Ausschwitzungen vor und hinter der Linse sowie das Absinken des Augeninnendruckes (Hypotonia bulbi) zeigen die schwere, fortschreitende Mitbeteiligung des Ziliarkörpers *(Cyclitis sympathica)* an. Unter Zunahme der Glaskörper- und Linsentrübungen *(Katarakta complicata)* sinkt das Sehvermögen auf Fingerzählen vor dem Auge oder auf die Unterscheidung von hell und dunkel. Häufig führt eine anschließende *Netzhautablösung* zur *schmerzhaften Schrumpfung* (Atrophia dolorosa) und zur gänzlichen Erblindung des Auges.

Histologisch findet sich zuerst eine herdförmige Erkrankung der Uvea im Sinne von Knötchen, welche entweder nur aus Rundzellen oder auch aus Epitheloid- und Riesenzellen bestehen können. In schweren Fällen kann die ganze Uvea tumorartig verdickt und infiltriert sein.

Die sympathische Ophthalmie zeigt fast *keine Neigung zur Heilung.* Die Behandlung ist in vielen Fällen machtlos. Einmal ausgebrochen, zieht sie früher oder später praktisch Blindheit nach sich. Fast alle Eingriffe geben bei dieser Erkrankung eine schlechte Vorhersage. Da das verletzte Auge meist auch kein brauchbares Sehvermögen mehr besitzt, so ist der Ausgang dieser Erkrankung meist eine beiderseitige Erblindung.

Die Behandlung besteht in der Vorbeugung. Jeder Feldarzt muß sich immer folgenden Satz vor Augen halten: *Jedes durchbohrend verletzte Auge, besonders eines mit einem Fremdkörper im Augeninnern, birgt die Gefahr der sympathischen Ophthalmie, d. h. die Gefahr beiderseitiger Blindheit in sich.*

Daher ist jedes durchbohrend verletzte Auge zu entfernen, welches nach der Verletzung länger als vier bis sechs Wochen entzündet und schmerzhaft bleibt und dessen Sehvermögen zunehmend verfällt. Die Entfernung des Auges ist selbst dann geboten, wenn das Sehvermögen noch verhältnismäßig brauchbar wäre. *Man darf mit der Entfernung des verletzten Auges nicht warten, bis am zweiten Auge die Zeichen der sympathischen Ophthalmie ausgebrochen sind. Im Zweifelsfalle ist ein verletztes Auge lieber einmal unnötig zu entfernen.* Diese Handlungsweise bewahrt unsere Soldaten wenigstens vor beidäugiger Erblindung. Der Arzt trägt also die Verantwortung für das Auftreten dieser mit Recht gefürchteten Erkrankung am zweiten Auge.

Ist am zweiten Auge die sympathische Ophthalmie bereits ausgebrochen, dann kommt die Entfernung des verletzten Auges bereits zu spät. Sie hat dann meist keinen Sinn mehr und ist in jenen Fällen zu unterlassen, wo das Sehvermögen am verletzten Auge besser ist als am sympathisch erkrankten zweiten Auge. Denn dieser Sehrest des erst verletzten Auges kann das letzte sein, was der Unglückliche an Sehvermögen behält.

Zur Behandlung einer einmal ausgebrochenen sympathischen Ophthalmie ist zu empfehlen: 1. Eine Röntgenbestrahlung mit der Gesamtdosis von 30—40% H.E.D. in vier bis fünf Sitzungen. 2. Acht intravenöse Einspritzungen von je 10 ccm Cylotropin, und zwar je vier Einspritzungen in aufeinanderfolgenden Tagen. Zwischen den beiden Reihen ist eine Pause von drei Tagen einzuschalten. 3. Örtlich: von Anfang an Einträufung einer 1%igen Atropinlösung und einer 10%igen Dioninlösung in den Bindehautsack sowie heiße Umschläge, und 4. Vornahme einer bis zu einem Jahr auszudehnenden Tuberkulinkur nach vorheriger Auswertung nach MANTOUX. 5. Sind die Erscheinungen besonders stürmisch, empfiehlt sich an zwei aufeinanderfolgenden Tagen die intragluteale Einspritzung von 10 ccm drei Minuten lang gekochter Kuhmilch. 6. Sehr wertvolles leisten mitunter intravenöse oder intragluteale Einspritzungen von je 5 ccm Cebion (Cantan, Redoxon usw.) forte in zehn aufeinanderfolgenden Tagen, in manchen Fällen hohe Dosen von Aspirin (bis 6 g täglich), Chininum bisulfuricum, ferner Solganal, Aurodetoxin, bei langsam verlaufenden Fällen Schwitz- und Schmierkuren. Für den Einzelfall kann kein feststehendes Behandlungsschema angegeben werden. Es ist gerade bei dieser Krankheit Sache der ärztlichen Kunst, sich dem Falle und dem Verlaufe in den Maßnahmen anzupassen.

Trotz aller Behandlung und Fürsorge kommt es aber in vielen Fällen zur gänzlichen Erblindung. Oft müssen selbst beide Augen wegen andauernder Schmerzhaftigkeit entfernt werden.

Nachweis eines Fremdkörpers im Augeninnern.

Besteht bei einer Kriegsverletzung des Auges auch nur der Verdacht auf die Anwesenheit eines intraokularen Fremdkörpers, so sind zwei Fragen innerhalb kürzester Zeit, wenn irgend möglich von zwölf Stunden zu entscheiden:

a) *Ist ein Fremdkörper im Auge vorhanden oder nicht?*
b) *Ist der Fremdkörper magnetisch oder nicht?*

Zu a: Das einzig sichere Mittel bei Kriegsverletzungen wie auch sonst, einen Fremdkörper im Augeninnern sicherzustellen, ist die *Röntgenaufnahme des Auges.* Diese Röntgenaufnahme ist in einem Feldlazarett oder in einem zivilen Augenspital vorzunehmen, das für alle augenärztlichen Eingriffe vollständig ausgerüstet ist und über Fachärzte sowie geschulte Hilfskräfte verfügt, damit an die Röntgenuntersuchung sofort die Ausziehung des Fremdkörpers angeschlossen werden kann.

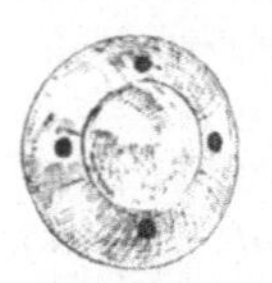
Abb. 10. COMBERGsche Kontaktschale mit vier in das Glas eingelassenen Bleimarken.

Hat der Röntgenfachmann durch eine Übersichtsaufnahme festgestellt, daß ein Fremdkörper innerhalb der Augenhöhle vorhanden ist, dann muß er unverzüglich an die genaue *Lokalisation des Fremdkörpers* schreiten und zunächst entscheiden, ob der *Fremdkörper innerhalb oder außerhalb des Augapfels* liegt. Liegt er innerhalb des Augapfels, so muß er so genau als möglich lokalisiert werden.

Zur *Lokalisation des Fremdkörpers* gibt es heute hauptsächlich zwei gebräuchliche Methoden, die nach SWEET und nach COMBERG. Die

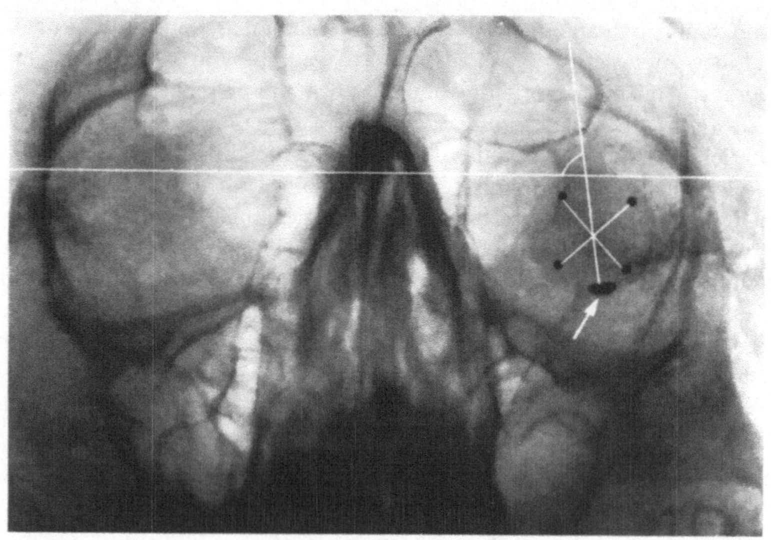
Abb. 11. Fremdkörper in der linken Orbita. Aufnahme von vorne.

SWEETsche Methode ist zwar hinreichend genau, erfordert aber eine lange Einarbeitung und mehrere Aufnahmen in verschiedenen Blickrichtungen. Sie ist zeitraubend und der Röntgenologe ist von der Mitarbeit des Patienten abhängig. Sie ist für die Arbeit im Felde weniger geeignet und daher heute verlassen.

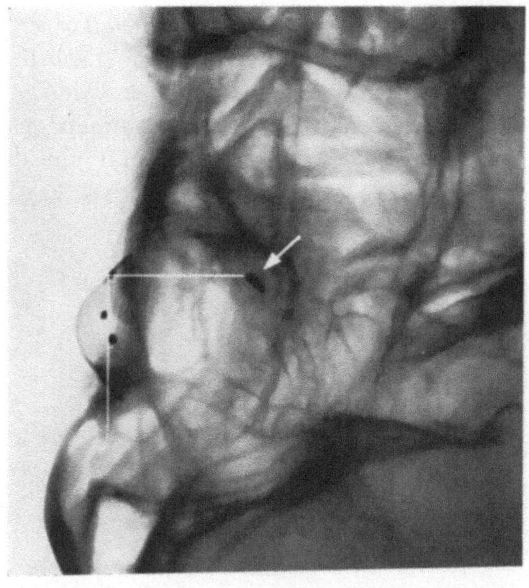

Abb. 12. Fremdkörper in der linken Orbita. Aufnahme von der Seite.

Die Methode nach COMBERG besteht darin, daß eine *Schalenprothese aus Glas*, welche dem Limbus genau aufsitzt und in welche vier Bleimarken als Bezeichnung der beiden Hauptschnitte eingelassen sind (Abb. 10), vor der Röntgenaufnahme in den Bindehautsack geschoben wird. Mit Hilfe der beiden Hauptschnitte kann die Lage des Fremdkörpers durch eine Aufnahme von vorn (Abb. 11) und durch eine zweite von der Seite (Abb. 12) bestimmt, in das COMBERGsche Schema eingetragen und in Millimetern genau ausgemessen werden, indem man eine Achsenlänge des Auges von 24 mm als gegeben annimmt (Abb. 13).

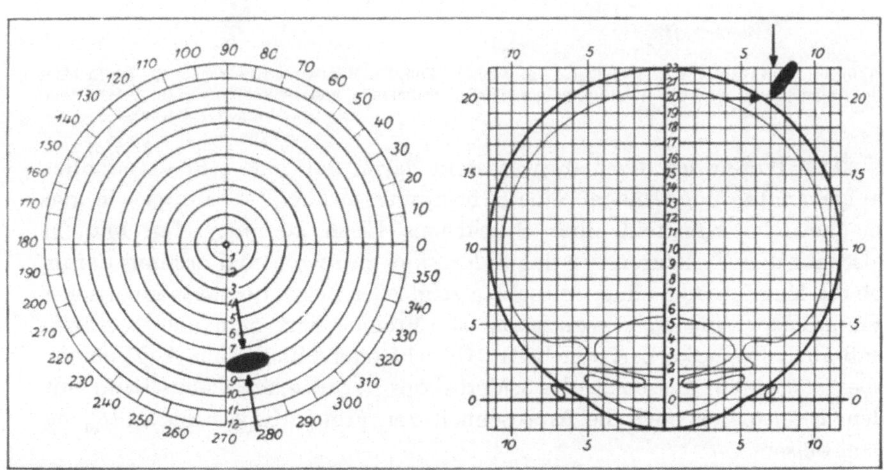

Abb. 13. Schemata für die Röntgenlokalisation von Fremdkörpern am menschlichen Augapfel. I. Lage des Fremdkörpers in seinem Frontalschnitt. II. Lage des Fremdkörpers in seinem Meridionalschnitt. Maßstab 2 : 1 (doppelte natürliche Größe).

Unmittelbar an die Lokalisation des Fremdkörpers hat sich dessen Ausziehung anzuschließen (S. 41ff.).

Zu b: Die Frage, *ob ein Fremdkörper magnetisch ist oder nicht,* läßt sich durch die Röntgenaufnahme natürlich nicht entscheiden. Es gibt hierfür zwei Hilfsmittel, die aber beide nur für den Gebrauch in Feldaugenlazaretten in Betracht kommen: nämlich die Untersuchung mit dem *Eisenspäher (Sideroskop)* und mit dem *Riesenmagneten.*

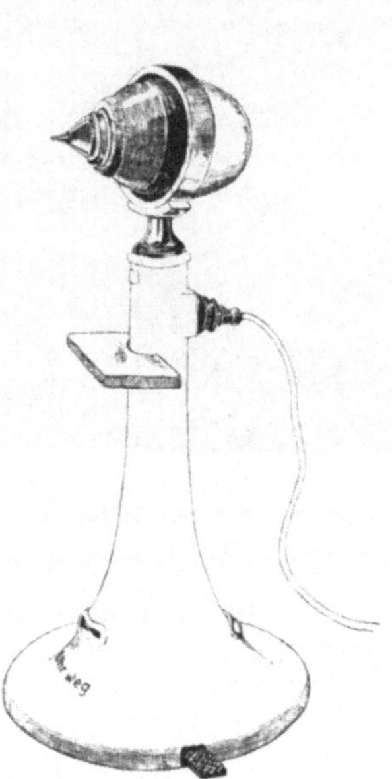

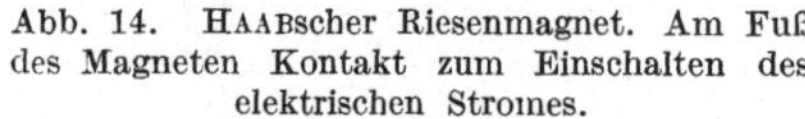

Abb. 14. HAABscher Riesenmagnet. Am Fuß des Magneten Kontakt zum Einschalten des elektrischen Stromes.

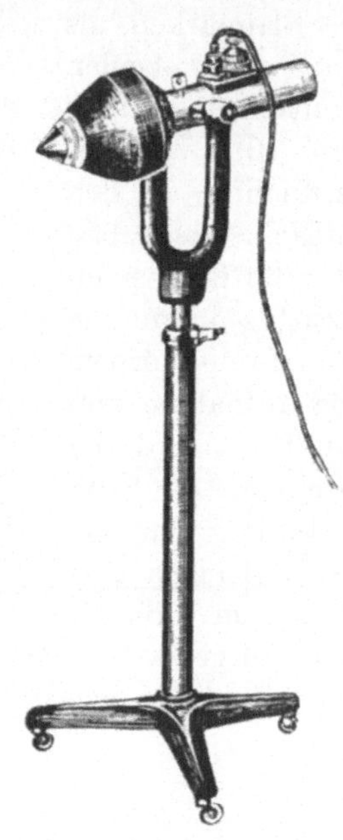

Abb. 15. Fahrbarer Riesenmagnet, der in einer Gabel heb- und senkbar sowie im Stativ drehbar ist (Wurach — Berlin).

Das Wesen des *Sideroskops* besteht darin, daß eine sehr empfindlich aufgehängte Magnetnadel eine Ablenkung erfährt, sobald sie in das magnetische Kraftfeld eines Stückchens Eisen kommt. Man braucht also nur den Verletzten vor das Sideroskop zu setzen und erkennt daran, ob die Magnetnadel einen Ausschlag zeigt oder nicht, ob ein magnetischer Fremdkörper im Auge vorhanden ist. Freilich darf man nie vergessen, daß auch Fremdkörper, welche im Gesicht oder hinter dem Auge sitzen, ebenfalls einen Ausschlag des Sideroskops verursachen. Man kann mit dem Eisenspäher noch die Anwesenheit von Fremdkörpern bis zu $^1/_{10}$ mg nachweisen.

Der *Riesenmagnet* nach HAAB (Abb. 14) oder HIRSCHBERG ist ein drehbar aufgehängter oder aufgestellter großer, umwickelter Eisenkern, welcher durch den elektrischen Strom magnetisch gemacht wird (Abb. 15). Man bringt den Verletzten in sitzender Stellung an den einen Pol des Magneten heran. Wird nun der Eisenkern durch Einschalten des elektrischen Stromes magnetisch, dann tritt im Auge ein ziehender Schmerz auf, wenn der im Auge vorhandene magnetische Fremdkörper dem Zuge des Magneten nach vorne folgt. Man benutzt also die *Schmerzäußerung* des Verletzten als Anzeichen dafür, ob ein Fremdkörper magnetisch ist oder nicht. Fremdkörper aus Blei, Messing, Aluminium, Stein, Glas u. dgl. werden dem Riesenmagneten selbstverständlich nicht folgen und daher auch keinen Schmerz auslösen.

Man hat früher den Riesenmagneten nicht nur zu diagnostischen Zwecken benutzt, sondern hat gleichzeitig mit seiner Hilfe den magnetischen Fremdkörper auf dem Wege des ursprünglichen Wundkanals wieder aus dem Auge gezogen oder ihn wenigstens in die Vorderkammer oder hinter die Regenbogenhaut gebracht, von wo er nach Eröffnung der Vorderkammer mittels eines Lanzenschnittes entfernt wurde. Man kann sich unschwer ausmalen, welche Zerrungen und Zerreißungen der Augengewebe dadurch bewirkt werden können, wenn ein Fremdkörper z. B. von der Netzhaut durch das ganze Auge hindurch bis in die Vorderkammer gezogen wird. Was der mit großer lebendiger Kraft in das Auge eingedrungene Fremdkörper verschont hatte, das wurde durch die langsam erfolgende Zurückziehung eines vielleicht mit Zacken versehenen Fremdkörpers durch den Riesenmagneten sehr häufig zerstört. Es gelang zwar in vielen Fällen, den Fremdkörper aus dem Augeninnern zu entfernen, doch erblindeten die Augen später an den Folgezuständen schwerer Blutungen und Zerreißungen der inneren Augengewebe. Man hat daher diese Art der Ausziehung eines Fremdkörpers heute mit Recht fast gänzlich verlassen und beschränkt sie nur noch auf Fremdkörper, welche in den Augenhüllen stecken und für den Riesenmagneten direkt erreichbar sind. Doch auch hierfür ist der Riesenmagnet vielfach entbehrlich, da solche Fremdkörper direkt mit Hilfe von Pinzetten oder, wenn sie sehr klein sind, mit dem Handmagneten von Hirschberg schonungsvoll entfernt werden können.

Ist ein Fremdkörper nach einer durchbohrenden Kriegsverletzung im Auge mittels Röntgenuntersuchung nachgewiesen und lokalisiert worden, dann muß die Ausziehung des Fremdkörpers ohne Zeitverlust folgen. Denn das Schicksal des Auges hängt davon ab, ob der Fremdkörper entfernt werden kann. Kann der Fremdkörper aus irgendeinem Grunde nicht entfernt werden, dann geht das Auge aus den oben angeführten Gründen (S. 30 ff.) in den allermeisten Fällen zugrunde. Kann der Fremdkörper entfernt werden, dann besteht die Möglichkeit, das Auge und das Sehvermögen zu erhalten.

Ausziehung von Fremdkörpern aus dem vorderen Augenabschnitt.

Magnetische Fremdkörper, welche im Bereiche der Vorderkammer, an der Hornhauthinterfläche, im Kammerwinkel, im Ziliarmuskel, in oder hinter der Regenbogenhaut oder in der Linse sitzen, werden am besten unter Leitung des Auges mit dem in die Vorderkammer eingeführten *Handmagneten* ausgezogen.

Eingriff: Nachdem die Oberfläche der Bindehaut und Hornhaut durch eine fünfmalige Einträufelung mit 3- und 10%igem Kokain und Adrenalin unempfindlich gemacht wurde, macht man an jener Stelle des Hornhautrandes, welcher dem Sitze des Fremdkörpers am nächsten liegt, einen Schnitt mit einem großen Lanzenmesser. Doch ist es manchmal zweckmäßig, den Lanzenschnitt an der dem Fremdkörper gegenüberliegenden Seite des Limbus anzulegen, besonders dann, wenn der Fremdkörper im Kammerwinkel oder im vorderen Anteil des Strahlenkörpers eingekeilt ist.

Die ursprüngliche durchbohrende Wunde der Hornhaut benutzt man nur dann zur Ausziehung des Fremdkörpers, wenn der Eingriff bereits wenige Stunden nach der durchbohrenden Verletzung ausgeführt werden kann, wenn die Wunde groß genug ist oder wenn man gezwungen ist, zuerst die vorgefallene Regenbogenhaut auszuschneiden, anhaftende Fremdkörper- oder Erdteilchen zu entfernen und auf diese Weise die Wunde wieder zu öffnen. Sind diese Bedingungen nicht gegeben, dann läßt man die durch Fibrin frisch verklebte Hornhautwunde in Ruhe und macht einen neuen Einschnitt am Hornhautrand.

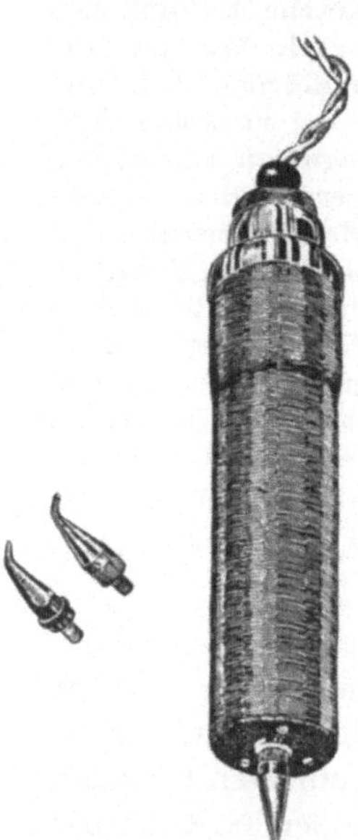

Abb. 16. Handmagnet nach HIRSCHBERG mit angeschraubtem geraden und (seitlich) zwei gebogenen Ansätzen zum Einführen in das Augeninnere.

Ausziehung mit dem Magneten: Durch die Lanzenwunde hindurch wird nun der *Ansatz eines* HIRSCHBERG*schen Handmagneten* (Abb. 16) *vorsichtig in die Vorderkammer eingeführt* und wenn möglich in Berührung mit dem Fremdkörper gebracht. Erst dann wird der Strom geschlossen und der Fremdkörper durch den Magneten vorsichtig ausgezogen, um die vielleicht klare Linse nicht zu verletzen.

Liegt der *Fremdkörper hinter der Regenbogenhaut,* dann soll man ihn nicht gewaltsam mit dem Magneten durch das Irisgewebe durchzerren, sondern vorher das Irisgewebe mit der Pinzettenschere radiär einschneiden *(Iridotomie)* oder ein Stückchen Irisgewebe ausschneiden *(partielle Iridektomie).* Auf diese Weise vermeidet man nicht nur schwere Blutungen, sondern auch die gefährlichen Zerrungen am Fremdkörperbett und verhindert dadurch die Aussaat von Keimen, welche bei der Verletzung mit dem Fremdkörper ins Augeninnere gebracht wurden. Durch diese künstlich gesetzten Lücken der Regenbogenhaut läßt sich der Fremdkörper dann leicht mit dem Magneten ausziehen.

Um den Ort, wo man die Irislücke setzen soll, genau zu bestimmen, empfiehlt es sich, zuerst einmal den Ansatz des Handmagneten in die Vorderkammer einzuführen und zu beobachten, wo sich bei Stromschluß das Irisgewebe der Magnetspitze nähert. Bevor man den Ansatz des Handmagneten aus der Vorderkammer zurückzieht, wird der elektrische Strom wieder ausgeschaltet.

War man gezwungen, die Magnetausziehung eines Fremdkörpers durch die noch klaffende Verletzungswunde hindurch vorzunehmen, so empfiehlt es sich, die *Hornhautwunde nach dem Eingriff durch eine vorgelegte Bindehautschürze nach* KUHNT *zu decken.* Zu diesem Zwecke wird die Bindehaut an der der Hornhautwand zunächst liegenden Seite fast in der Ausdehnung eines Halbkreises am Hornhautrande eingeschnitten und so weit gegen die Übergangsfalte hin unterhöhlt, daß man die Bindehaut des Augapfels ohne Spannung über die Hornhautwunde ziehen kann. Durch oberflächliche Einschnitte in die peripheren Teile der Bindehaut läßt sich jede Spannung derselben vermeiden. Der Bindehautlappen wird dann durch zwei feine Seiden- oder Haarnähte in der Episklera nahe dem Limbus verankert und so das Zurückschlüpfen des Lappens verhindert. Wenn nach drei bis vier Tagen die Hornhautwunde fest verschlossen ist, zieht sich der Bindehautlappen von selbst wieder an die ursprüngliche Stelle zurück.

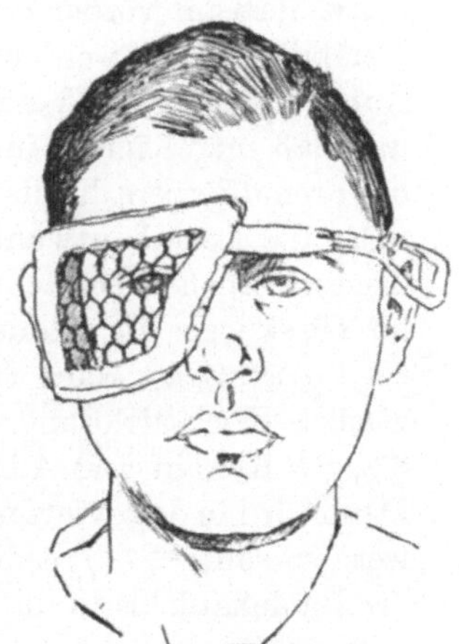
Abb. 17. FUCHSsches Gitter vor dem rechten Auge.

Die Nachbehandlung: Beide Augen bleiben 48 Stunden lang verbunden, doch wird die Wunde nach 24 Stunden nachgesehen. Bettruhe für vier Tage. Das verletzte Auge bleibt acht Tage verbunden und wird auch nach dieser Zeit nachts durch ein FUCHSsches Gitter (Abb. 17) geschützt. Nach jeder Ausziehung eines Fremdkörpers werden am 1. und 2. Tage je 10 ccm drei Minuten lang gekochter *Kuhmilch* in die Gesäßmuskulatur gespritzt, um eine intraokulare Infektion zu bannen oder eine schon vorhandene abzuschwächen oder zu heilen. Vom 3.—7. Tage werden je 3mal 2 Tabletten *Prontosil* gegeben. Die Einspritzung von *Tetanusantitoxin* kann, falls sie nicht schon am Truppenverbandplatz gegeben wurde, am gleichen Tage mit der Milchinjektion verabreicht werden.

Je nach dem Sitz der Verletzung und der Lage der Regenbogenhaut ist Atropin oder Pilocarpin in den Bindehautsack einzuträufeln (S. 99). Am achten Tage kann das verletzte Auge ohne Verband gelassen werden. Doch ist dasselbe noch drei bis vier Wochen zu beobachten (Gefahr einer Endophthalmitis septica und sympathischen Ophthalmie).

Ausziehung von Fremdkörpern aus dem hinteren Augenabschnitt.

Für *magnetische Fremdkörper des Glaskörperraumes* kommt als Methode der Wahl heute die Magnetausziehung durch die Lederhaut, für *nichtmagnetische Fremdkörper* die mechanische Ausziehung auf demselben Wege in Frage.

Die diasklerale Magnetausziehung von Fremdkörpern aus dem hinteren Augenabschnitt.

Das Wesen dieser Methode besteht darin, daß der Fremdkörper aus dem hinteren Augenabschnitt durch einen Schnitt entbunden wird, den man nach genauer Bestimmung des Fremdkörpers durch die Röntgenuntersuchung in der Leder-, Ader- und Netzhaut mit einem Schmal- oder Lanzenmesser anlegt. Der Schnitt wird in jenem Viertel des Augapfels angelegt, in welchem der Fremdkörper sitzt, damit der Weg von der Oberfläche der Lederhaut bis zum Fremdkörper ein möglichst kurzer ist. Wenn man heute vielfach den Lederhautschnitt zwischen Ora serrata und dem Äquator des Augapfels anlegt, so hat das seine Begründung darin, daß im vordersten Teile der Ader- und Netzhaut keine größeren Gefäße verletzt werden können, daß die durch den Eingriff gesetzte Narbe der Netz- und Aderhaut das Sehen praktisch nicht beeinträchtigt und daß man leichter in diesem Teil der Lederhaut nach der Ausziehung des Fremdkörpers die diathermischen Stichelstellen setzen (S. 45) und wenn nötig die Lederhautwunde durch Naht verschließen kann. Der Nachteil dieses Vorgehens besteht in dem längeren Wege, den der Magnetansatz im Glaskörper zu nehmen hat, um bis zum Fremdkörper vorzudringen.

Vorbereitung: Nach Spülung des Bindehautsackes mit steriler physiologischer Kochsalzlösung wird in Abständen von je einer Minute 3mal 3%iges Kokain und Adrenalin und 3mal 10%iges Kokain eingeträufelt. Dann wird in dem Viertel des Auges, in welchem der Eingriff vorgenommen werden soll, $^1/_4$—$^1/_2$ ccm einer 1%igen Kokain-Adrenalin-Lösung unter die Bindehaut bis in die hintere Hälfte des Auges eingespritzt und 5 Minuten gewartet.

Bildung des Bindehautlappens: In jenem Viertel des Augapfels, in welchem der Eingriff vorzunehmen ist, wird mit Schere und Pinzette ein großer Bindehautlappen umschnitten, dessen Grundlinie gegen die Übergangsfalte zu liegt. Die Spitze des Lappens beginnt 5—6 mm entfernt vom Limbus. Nach sorgfältiger Blutstillung wird sowohl der limbusnahe wie der periphere Teil der Bindehautwunde mit je einem Seidenfaden angeschlungen und durch je eine Klemme beschwert. Dadurch wird die Lederhaut ganz bloßgelegt und das ganze Gebiet für den Lederhautschnitt übersichtlich.

Lederhautschnitt: In dem Meridian, in welchem die Röntgenlokalisation die Lage des Fremdkörpers angegeben hat, wird mit einem GRAEFEschen Schmalmesser (Starmesser) oder mit einem Lanzenmesser ein 5 mm langer Schnitt schichtweise durch die Lederhaut in meridionaler Richtung nach hinten angelegt, bis die dunkle Aderhaut in der ganzen Ausdehnung des Lederhautschnittes sichtbar wird. Nun wird jeder Wundrand mit einem scharfen Häkchen aus nichtmagnetischem Metall gefaßt, ohne daß die Aderhaut verletzt wird, und so die Lederhautwunde leicht zum Klaffen gebracht. Die Aderhaut und Netzhaut wird sodann mit dem GRAEFEschen Messer scharf, aber wenn möglich ohne Verletzung des Glaskörpers durchtrennt.

Ausziehung des Fremdkörpers mit dem Magneten: Durch diese strichförmige Wunde der Leder-, Ader- und Netzhaut wird nun ein geeigneter *Ansatz des HIRSCHBERGschen Handmagneten* in der Richtung auf den Fremdkörper in das Augeninnere eingeführt. Zu diesem Zwecke hat der Gehilfe schon vorher den Körper des Handmagneten mit einer sterilen Stoffhülle überzogen und den sterilen Ansatz an den Körper des Magneten angeschraubt. Der Magnetansatz wird dann vorsichtig aus der Wunde herausgezogen und erst dann der Strom abgeschaltet. Da die Fremdkörper oft Bruchteile eines Millimeters betragen, soll der Ansatz immer auf einem Stück feuchter Watte abgestreift werden, da sonst der Fremdkörper leicht verlorengehen kann.

Ist bei der Ausziehung Glaskörper aus der Wunde ausgetreten, was bei Sitz des Fremdkörpers in den mittleren Glaskörperanteilen unvermeidlich ist, wird die Glaskörperperle mit Schere und Pinzette so oft vor der Lederhaut abgetragen, bis kein Glaskörper mehr ausfließt.

Wundversorgung: War der Lederhautschnitt nicht zu groß und legen sich nach dem Eingriff die Wundränder glatt aneinander, so wird einfach der Bindehautlappen zurückgeklappt und durch mehrere feinste Seidennähte, noch besser durch Haarnähte (japanisches Frauenhaar) mit der stehengebliebenen Bindehaut vereinigt. Bei größerer Lederhautwunde oder bei Klaffen derselben durch immer nachdrängenden Glaskörper muß die Lederhautwunde selbst durch feinste Katgut- oder Haarnaht verschlossen werden. Diese Nähte dürfen die Lederhaut nicht durchbohren, sondern nur etwa bis zu deren Mitte eingesenkt werden. Dazu bedarf man sehr feiner und scharfer, gekrümmter Nadeln (Grieshaber, Zürich). Dann erst wird die Bindehautwunde, wie oben angegeben, geschlossen.

Zur *Vermeidung einer etwaigen Netzhautablösung*, welche sich von der Schnittwunde in der Netzhaut aus entwickeln könnte, empfiehlt es sich, in ungefähr 1 mm Abstand von der Lederhautwunde mit einer Einzinker-Nadelelektrode von $^1/_2$ mm Länge ungefähr acht bis zwölf diathermische Stichelstellen um dieselbe herum zu setzen. Die dadurch entstehenden entzündlichen Verklebungen zwischen Netz- und Aderhaut sollen verhindern, daß Glaskörperflüssigkeit hinter die Netzhaut dringt und zu einer Netzhautablösung führt.

Nachbehandlung: Nach diesem Eingriff kommt der Kranke für acht Tage ins Bett und wird für mindestens vier Tage beidäugig verbunden gehalten. Er wird nach jener Seite hin gelagert, an welcher der Eingriff vorgenommen wurde. An den ersten zwei Tagen werden je 10 ccm drei Minuten lang gekochter *Kuhmilch* in die Gesäßmuskulatur eingespritzt und vom 3.—7. Tag täglich 3mal 2 Tabletten *Prontosil* gegeben.

Je nach der Schwere des Falles kann das nichtverletzte Auge vom 5. Tage an freigelassen werden, doch soll dem Kranken eine LINDNER*sche Lochbrille* aufgesetzt werden, damit die Schleuderbewegungen des Glaskörpers am operierten Auge verhindert werden. Das operierte Auge wird täglich frisch verbunden. Der Kranke kann nach vier Wochen aus dem Lazarett entlassen werden.

Vorgehen bei nichtmagnetischen Fremdkörpern im Auge.

Nichtmagnetische Fremdkörper können aus dem Bereiche des *vorderen Augenabschnittes,* wenn sie gut sichtbar sind, meist unschwer mit einer Pinzette entfernt werden. Hingegen ist die Wahrscheinlichkeit, nichtmagnetische Fremdkörper *aus dem Glaskörperraum* zu entfernen, viel geringer und die Möglichkeit von Verletzungen der Netz- und Aderhaut viel größer. Noch mehr als bei magnetischen Fremdkörpern ist hier der Arzt auf eine peinlich genaue Lokalisation des schattengebenden Fremdkörpers durch den Röntgenologen angewiesen.

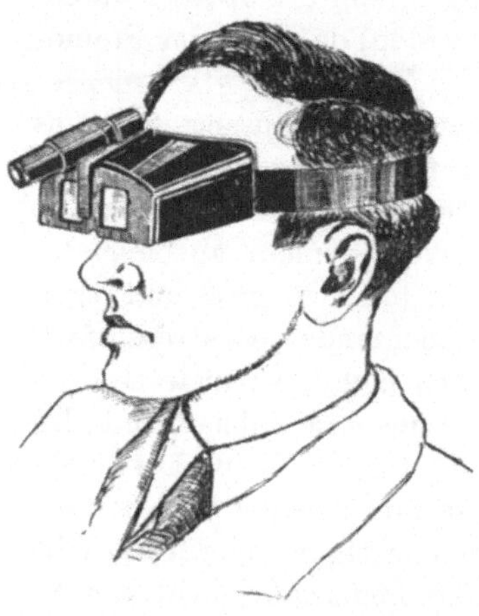

Abb. 18. Binokulare Kopflupe von ZEISS (Jena) mit Beleuchtungsvorrichtung über der Lupe, zur beidäugigen Betrachtung des vorderen Augenabschnittes.

Nichtmagnetische Fremdkörper werden *aus dem Bereiche der vorderen Augenkammer* nach Eröffnung derselben durch Lanzenschnitt unter Leitung des Auges (binokulare Lupe, Abb. 18) mit einer feinen anatomischen Pinzette entfernt. Dies gelingt bei Anwesenheit von Blei, Messing und Aluminium, die meist gut sichtbar sind, verhältnismäßig leicht. Sehr schwer kann sich die Ausziehung gestalten, wenn es sich um Steinsplitter, Holz, Erde und Tuchteilchen handelt, oft unmöglich ist die Ausziehung der schwer sichtbaren Glas- und Porzellansplitter. Die Eingriffe müssen dann gelegentlich am Hornhautmikroskop ausgeführt werden.

Aus dem Glaskörperraum können nichtmagnetische Fremdkörper nur unter großen Schwierigkeiten durch die Lederhaut hindurch entfernt werden. Sind Hornhaut, Vorderkammer und Linse sowie Glaskörper klar oder nicht stark getrübt, so kann der Fremdkörper manchmal unter Leitung des *Augenspiegels* nach einem Lederhautschnitt mit einer in den hinteren Augenabschnitt eingeführten anatomischen Pinzette gefaßt und ausgezogen werden. In diesen Fällen kann man außer der vorhergegangenen Röntgenlokalisation den Ort des Fremdkörpers und des anzulegenden Lederhautschnittes während des Eingriffes dadurch bestimmen, daß man ihn ähnlich wie ein Netzhautloch bei Netzhautablösung mit dem Augenspiegel im gänzlich verdunkelten Operationssaal in der Mitte des Pupillenfeldes einstellt und der Gehilfe außen an der Lederhaut mittels chinesischer Tusche die Richtung des Lichtstrahles und damit die Projektion des Fremdkörpers anzeichnet. Ist der Fremdkörper lichtundurchlässig, was außer Glassplittern meist der Fall sein wird, dann wird auf dieselbe Weise der vom Fremdkörper auf die Lederhaut geworfene Schatten angemerkt.

Ist der Ort des Fremdkörpers infolge Medientrübung mit Hilfe des Augenspiegels nicht mehr zu bestimmen, so ist allein die *Ortsbestimmung durch die Röntgenaufnahme* maßgebend und man muß nach Anlegung des Lederhautschnittes den Fremdkörper „im Finsteren" zu holen trachten. In diesen Fällen ist der Lederhautschnitt an jenem Orte anzulegen, der vom Fremdkörper die geringste Entfernung hat. Bei dieser Ausziehung spielen Erfahrung und Geschick des Arztes eine große Rolle.

Für das Ausziehen bzw. Fassen von rundlichen Fremdkörpern im Glaskörperraum, z. B. für Schrotkörner, Pistolenkugeln usw., wurden eigene Faßpinzetten angegeben (Abb. 19), die das Abgleiten des Fremdkörpers beim Fassen und Ausziehen verhindern sollen.

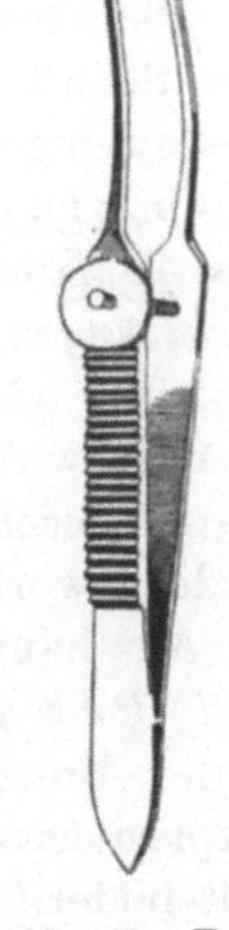

Abb. 19. Faßpinzette für nichtmagnetische Fremdkörper im Glaskörperraum, besonders für Schrotkugeln.

Die Vorhersage ist bei nichtmagnetischen Fremdkörpern wesentlich ungünstiger als bei magnetischen: 1. gelingt es nur, einen kleinen Teil der im Glaskörper sitzenden Fremdkörper überhaupt mit einer Pinzette zu fassen. Dies gilt um so mehr von solchen Fremdkörpern, die sich in der Netz- oder Aderhaut verfangen haben; 2. ist die mechanische Zerstörung des Glaskörpergewebes durch die eingeführte Pinzette immer recht beträchtlich und der Zug, den der oft noch widerstandsfähige und gallertige Glaskörper auf die Netzhaut ausübt, kann die Ursache für einen Netzhautriß und eine folgende Netzhautablösung sein, und 3. ist die Gefahr der Infektion des Augeninnern besonders dann groß, wenn, wie dies häufig vorkommt, mehrere Male mit der Fremdkörperpinzette in das Augeninnere eingegangen werden muß.

Gelingt es trotz mehrfacher Faßversuche nicht, den nichtmagnetischen Fremdkörper zu entfernen, so ist *die anschließende Ausschälung des Augapfels gerechtfertigt*, wenn es sich von vornherein um schwere Verletzungswunden, große Fremdkörper oder um Holzsplitter, Erde oder Gewebsfetzen handelt. Nur Aluminium-, Stein-, Glas- und Porzellansplitter werden auch im Glaskörperraum oft erstaunlich gut vertragen.

Besonderer Teil.

Erster Abschnitt.

Die stumpfen Kriegsverletzungen des Auges. (Kontusionen, Prellungsverletzungen.)

Die *stumpfen Verletzungen des Sehorgans* im Kriege stehen hinter den Schußverletzungen wohl an Bedeutung zurück, sie sind aber nichtsdestoweniger wichtig und häufig genug, daß eine übersichtliche Darstellung gerechtfertigt erscheint. Sie sind vor allem durch die *Handlungen des Nahkampfes* bedingt, sind Teilerscheinung von schweren *Explosionsverletzungen*, bei denen der Luftdruck entweder direkt auf das Sehorgan einwirkt oder bei denen das Auge indirekt dadurch in Mitleidenschaft gezogen wird, daß der ganze Körper zu Boden oder gegen andere Gegenstände geschleudert wird und der Soldat mit dem Auge auf die unebene Erde geworfen wird.

Am häufigsten kommen stumpfe Verletzungen *bei Granat-, Minen- und Bombenexplosionen* durch herumfliegende Gegenstände, wie Steine, Erde, Bretter und durch Granatsplitter selbst zustande. Gerade diese Explosionsverletzungen bringen auch im Kriege jene Vielfalt von Krankheitsbildern zustande, die wir im Frieden von den landwirtschaftlichen und gewerblichen Berufen her kennen.

Doch treten schwere Kontusionsverletzungen des Augapfels auch dann auf, *wenn Projektile oder Geschoßsplitter das Auge nicht selbst, sondern seine Umgebung, also die Schläfen, die Oberkiefer- und Nasengegend treffen.* Hierbei spielt die lebendige Kraft des Projektils besonders nach seinem *Anprall auf den Knochen und die Fortleitung derselben auf die weichen Gewebe der Augenhöhle und des Augapfels* eine ursächliche Rolle.

Auch „*matte*“ Kugeln von Gewehren, Pistolen und Schrapnells, welche das Auge treffen, aber nicht mehr durchschlagen, können schwere Prellungsverletzungen des Auges verursachen.

Es ist also wünschenswert, daß der Feldarzt die Zeichen stumpfer Verletzungen am Auge genau kennt.

Daneben können auch im Kriege stumpfe Verletzungen des Auges bei Soldaten durch alle jene Mechanismen zustande kommen, welche wir aus der *Beschäftigung des täglichen Lebens her kennen.* Dazu kommen noch Augenverletzungen durch *Schlag mit Holzstücken, Gewehrkolben,* durch *Sturz beim Nehmen von Hindernissen,* durch *Sturz vom Pferde,* durch *Hufschlag* usw. Diese stumpfen Verletzungen sind um so häufiger, als viele Verrichtungen vom Soldaten im Kriege während der Nachtzeit vollführt werden müssen.

Wenn man noch bedenkt, daß bei den verschiedensten Schußverletzungen des Auges immer auch die Verletzung durch *stumpfe Gewalt, welche ein wesentlicher Teil jeder Schußverletzung ist,* eine große Rolle spielt, so wird die Bedeutung der Kontusionsverletzungen des Auges für den Feldarzt klar.

Stumpfe Verletzungen der Lider.

Das Odem der Lider (Oedema palpebrarum).

Wie bei allen Krankheitsbildern an den Lidern und der Bindehaut des Auges auseinandergehalten werden muß, ob diese durch stumpfe Gewalt *am Orte selbst* entstanden sind oder Zeichen einer stumpfen Verletzung sind, die *entfernt vom Auge* stattgefunden hat, so muß man auch beim Ödem zwischen direktem und symptomatischem Ödem unterscheiden.

Unter *echtem Kontusionsödem der Lider* versteht man jene Schwellung des Unter- oder Oberlides, die bei stumpfen Verletzungen dadurch zustande kommt, daß Blutserum oder zellulare Elemente in das Unterhautzellgewebe der Lider austreten. Sind die geschwollenen Lider blaß, so spricht man von *nichtentzündlichem,* sind sie gerötet, von *entzündlichem* Ödem.

Ödeme der Lider können nach geringfügigen Prellungsverletzungen sehr hochgradig sein, weil das Unterhautzellgewebe der Lider ganz besonders locker gebaut und zur Aufnahme von reichlich Flüssigkeit geeignet ist. Durch die Schwellung und Schwere der Lider kann die Lidspalte ganz verschlossen werden, so daß der Verletzte das Auge nicht mehr öffnen kann.

In keinem Fall darf sich der Arzt auf das bloße Ansehen des Lidödems beschränken. Die Schwellung ist immer zu *betasten* und die Lider sind, wenn nicht anders möglich, mit Hilfe eines Glasstäbchens oder eines Lidlöffels umzustülpen (S 5).

Beim *symptomatischen Ödem* der Lider ist neben Bindehautentzündungen im Kriege hauptsächlich an Fremdkörper und Entzündungen in der Augenhöhle, an Brüche der Augenhöhlenwand und an durch Bakterien bedingte Entzündungen des Augeninnern nach durchbohrender Verletzung zu denken. Auch Verletzungen und Infektionen der Nebenhöhlen der Nase sowie der Schädelgrundbruch können schwere Ödeme der Lider verursachen.

Behandlung: Die echten Kontusionsödeme der Lider werden, soweit keine Keime im Spiele sind, mit kalten Umschlägen (Wasser, 2% Borsäure, Burow) zu behandeln sein. Symptomatische Ödeme verlangen je nach der Grundkrankheit bald kalte, bald heiße Umschläge. Bei hochgradigem Ödem der Lider (Erysipel des Gesichtes, Fremdkörper in der Orbita, Eiterungen der Nebenhöhlen) kann man gelegentlich gezwungen sein, die Lider einzuschneiden (zu skarifizieren), um eine Drucknekrose und Zerfall derselben zu verhüten.

Das Emphysem der Lider (Emphysema palpebrarum)

kommt im Kriege besonders häufig vor und ist ein *wichtiges Zeichen für die Verletzung der das Auge umgebenden und mit den Nasennebenhöhlen in Verbindung stehenden Knochen.* Meist handelt es sich um einen Bruch der unteren nasalen Augenhöhlenwand, wobei zuerst die sehr dünne Lamina papyracea des Siebbeins einbricht und die in den Siebbeinzellen vorhandene *Luft unter die Haut der Lider*, aber auch unter die *Bindehaut* des Augapfels, ja selbst in das *orbitale Gewebe* hinter dem Auge eintritt und eine Protrusio bulbi verursachen kann.

Beim Emphysem sind die gewöhnlich nichtentzündeten Lider prall gespannt, von teigiger Beschaffenheit und der tastende Finger spürt ein *deutliches Knistern.* Bei jeder körperlichen Anstrengung, jedem Pressen, Niesen oder Schneuzen tritt neue Luft von der Nase her durch die Siebbeinzellen unter die Bindehaut. Erst bei Verschluß der Bruchstellen der Knochen bleibt das Eindringen von Luft in die Lider aus.

Die Behandlung dieses für das Auge harmlosen, aber oft bedrohlich aussehenden Zustandes besteht in Bettruhe, leichtem Druckverband der Lider und dem Verbot des Schneuzens und Niesens. Gleichzeitig ist die blutige oder schleimige Absonderung der Nase mittels Tupfers auszuwischen oder abzusaugen. Um das Pressen beim Stuhlgang zu vermeiden, sind Abführmittel zu geben.

Wenn keine Luft mehr nachtritt, wird die vorhandene aus den Lidern in drei bis sechs Tagen aufgesaugt.

Bluterguß der Lider (Sugillatio, Haematoma palpebrarum).

Trifft eine stumpfe Gewalt die Lider, so können die zarten Gefäße des sehr locker gebauten Unterhautzellgewebes zerreißen und das aus ihnen austretende Blut verbreitet sich über weite Teile der Lider. Bei aufrechter Körperlage senkt sich das Blut nach Kontusionen des Oberlides manchmal auf das Unterlid oder die Wangen, manchmal bildet das straffe Gewebe im Gebiet des inneren Augenwinkels, das innere Lidbändchen (Ligamentum palpebrale mediale) ein Hindernis für die Ausbreitung des Blutes, so daß manche Blutungen des Oberlides scharf horizontal abschneiden. Unter den bekannten Farbänderungen saugt sich das anfänglich rote Blut der Lider in wenigen Tagen von selbst auf.

Der Arzt sorge immer, die Herkunft der Lidblutung festzustellen, denn die *symptomatischen Blutungen* (Schädelgrundbruch) sind immer *ernster* aufzufassen als die echten Kontusionsblutungen der Lider.

Die *symptomatischen Blutungen der Lider* haben ihre Ursache entweder in gleichzeitigen schweren Verletzungen der Bindehaut, der Augenhöhle (Bruch der Orbitalknochen, Fremdkörper der Augenhöhle) und in Verletzungen der Nachbarschaft des Auges, besonders der Nebenhöhlen, oder sie sind ein wichtiges Zeichen eines Schädelgrundbruches (S. 115), besonders dann, wenn die *Blutungen an allen vier Lidern beider Augen* als sog. „Brillenhämatom" auftreten.

Lidblutungen kommen ansonsten spontan beim Husten und Niesen vor, doch muß man auch an Skorbut, perniziöse Anämie, Kampfgaswirkung und anderes denken.

Behandlung: Blutungen der Lider saugen sich meist in 8—14 Tagen von selbst auf. Bei frischen Blutungen sind *Eisumschläge* anzuwenden. Vom vierten Tage an ist die Anwendung von *Hitze* ungefährlich und trägt zur schnelleren Aufsaugung des Blutes bei. Eine Blutung geht meist nur dann in Vereiterung über, wenn gleichzeitig Abschürfungen der Haut bestehen, durch welche Keime eindringen können, oder wenn Eitererreger im Blute kreisen.

Ptosis traumatica.

Darunter versteht man das mehr oder minder starke *Herabhängen des Oberlides nach stumpfer Verletzung,* das auch dann noch bestehen bleibt, wenn ein Ödem oder eine Blutung der Lider verschwunden ist. Die betreffende Lidspalte ist gegenüber dem gesunden Auge verengt und der Kranke kann *das Oberlid nicht heben.* Hängt das Oberlid bis über die Hornhautmitte herunter, dann ist das Sehen erschwert und der Kranke verschafft sich durch Rückwärtsbeugen des Kopfes oder durch Zusammenziehung der Stirnmuskulatur ein etwas besseres Sehvermögen.

Diese *echte Prellungsptosis* kommt durch Schlag auf das Auge, besonders aber nach Sturz auf vorspringende Gegenstände, auf den Gewehrlauf, auf senkrecht stehende Pfähle und durch Fremdkörper (Granatsplitter, Steine) zustande, welche im Augenblick der Verletzung ein wenig zwischen oberem Augenhöhlenrand und Augapfel eindringen.

Diese Ptosis ist auch die *typische Skiverletzung des Auges* und kommt durch Auffallen auf den Skistock oder die Skispitze zustande.

Der traumatischen Ptosis liegt entweder eine *Zerrung und Dehnung des oberen Lidhebers* (Musculus levator palpebrae) oder eine Lähmung des ihn versorgenden Nerven (Nervus oculomotorius) oder ein *Abriß des Lidhebers* vor seiner Einstrahlung in das Oberlid zugrunde. Im ersten Falle bildet sich die Ptosis nach ein bis vier Wochen langsam zurück und der Verletzte kann die Lidspalte wieder normal öffnen, im letzteren Falle hingegen ist der Zustand ein dauernder. Blutungen und Entzündungen in der Nachbarschaft des Lidhebers können dieses Krankheitsbild kurze Zeit vortäuschen *(entzündliche Pseudoptosis)*.

Die Behandlung besteht in allen Fällen von Ptosis traumatica in kalten Umschlägen bis zum Zurückgehen der Lidschwellung. Schon zwei bis drei Tage nach der Verletzung ist ein Verband des Auges, welcher das Oberlid nach unten drängt und die Lidspalte geschlossen hält, zu vermeiden und nur eine Schutzschale (Abb. 116) zu geben. Bessert sich die Ptosis nach zwei bis vier Wochen nicht wesentlich, so ist ein Abriß des Lidhebers anzunehmen und der Verletzte zur *Ptosisoperation* ins Hinterland abzuschieben. Doch sollen solche Operationen nicht vor drei bis vier Monaten nach der Verletzung vorgenommen werden, da sich noch spät Besserungen einstellen können.

Abschürfungen, Zerreißungen und Abriß der Lider.

Diese kommen im Kriege besonders dann vor, wenn der verletzende Körper die Lider mehr oder minder *tangential* trifft, wenn er gleichzeitig mit zackigen Unebenheiten versehen ist *(Rißquetschwunden)* oder wenn die einwirkende Gewalt von vorn so heftig ist, daß das Lidgewebe direkt einreißt *(Platzwunden)*, wie es bei schweren Explosionsverletzungen der Fall sein kann.

Oberflächliche Abschürfungen der Lider sind meist harmlos, können aber wie alle Durchtrennungen der Epidermis zum Eintritt von Keimen in das Unterhautzellgewebe (Phlegmone der Lider), ja selbst in die Tiefe der Augenhöhle (Cellulitis orbitalis) führen. Im Bereiche der *oberen Deckfalte* können Abschürfungen zur Verklebung und auf diese Weise zur narbigen Verbindung der Hautfalten der Lider, schließlich zur entstellenden Erweiterung der Lidspalte durch Hochziehen des Oberlides und so zum Lagophthalmus führen. *Tiefere Rißquetschwunden der Lider und Zerreißungen* können leicht infiziert werden (Orbitalphlegmone!) und später durch Narbenschrumpfung entstellend wirken.

Der *Abriß eines oder beider Lider* vom äußeren oder inneren Lidbändchen oder vom Orbitalrand kann zu schwerster Schädigung des Augapfels infolge Austrocknung der Bindehaut und Hornhaut *(Lagophthalmus)*, zur Geschwürbildung der Hornhaut *(Keratitis e lagophthalmo)* mit Vorfall der Regenbogenhaut *(Prolapsus iridis)* und Infektion des Augeninnern *(Endophthalmitis septica)* oder des Gesamtauges *(Panophthalmitis)* führen. Weitklaffende Lidwunden, welche nicht rechtzeitig versorgt werden, führen zu *starker Schrumpfung der Lider und zu falscher Stellung*, so daß neben der schweren Entstellung das spätere Tragen eines Kunstauges unmöglich wird.

Die *Behandlung der Abschürfungen* (Erosionen) der Lider besteht in ihrer Reinigung von Erde und Fremdkörpern und in einem Verband mit desinfizierenden Salben (3%ige Borsalbe, 5%ige Jodoformsalbe, Detoxin- oder Metuvitsalbe). Der Verband ist täglich zu wechseln, um Verklebungen der Lidfalten miteinander zu verhüten.

Alle Verletzungen der Lider, auch die anscheinend geringfügigen, erfordern ebenso wie alle übrigen Kriegsverletzungen die vorbeugende *Einspritzung von Tetanusantitoxin. Keine Augenverletzung im Kriege darf von dieser Regel eine Ausnahme machen.*

Jede kleinste Kriegsverletzung des Auges kann ferner *Eintrittspforte für die gasbildenden Keime* sein und erfordert daher die volle und fortgesetzte Aufmerksamkeit des Feldarztes, zumal Gasbrandinfektionen der Lider leicht in die Augenhöhle einbrechen und von dort aus die Hirnhäute und das Leben bedrohen können.

Rißquetschwunden und Zerreißungen der Lider erfordern möglichst bald nach der Verletzung folgendes Vorgehen: Reinigung aller Buchten, Falten und Taschen von anhängenden Fremdkörpern jeder Art (Erde, Stoffteile, Haare, Geschoßsplitter). Sodann ist alles zerfetzte und verunreinigte Gewebe mit Schere und Pinzette abzutragen, und zwar so weit, bis *klare Wundverhältnisse* vorliegen. Waren nur die Weichteile zerrissen, so sind die Wunden durch Nähte so weit zu vereinigen, daß die grobe Anatomie der Gegend wiederhergestellt erscheint. Diese Lagenähte sind in der Nachbarschaft des Auges sobald als möglich (innerhalb 24 Stunden) vorzunehmen, *weil selbst ganz zerfetzte Lider eine ausgezeichnete Neigung zur Heilung haben und weil in dieser Gegend von vornherein jeder entstellenden Narbenbildung vom Arzte entgegengearbeitet werden muß.* Selbst große Wunden der Lider lassen sich in frischem Zustande durch Lagenähte weitgehend verkleinern oder schließen, ohne daß man Entspannungsschnitte in der gesunden Haut der Wange oder Stirne anlegen muß, weil das lockere Unterhautzellgewebe der Lider fast jede Verschiebung gestattet. Werden die Lagenähte unterlassen, so tritt eben wegen dieser Lockerheit des Gewebes eine ungewöhnlich starke Schrumpfung der Lider schon nach zwei bis drei Tagen ein, welche den Augapfel bloßlegt, das Sehen gefährdet und später langwierige und schwierige Eingriffe zur Deckung notwendig macht.

Schon der Feldarzt muß sein besonderes Augenmerk auf die Erstversorgung von Wunden des *freien Lidrandes* legen: Wunden, die den Lidrand durchtrennen, sind möglichst frisch und ganz genau aneinanderzupassen und durch Naht zu versorgen, damit die später so unschönen Kerben des Lidrandes *(Koloboma traumaticum palpebrae)* vermieden werden.

Auch bei schwerem Abriß der Lider und bei gleichzeitiger Zertrümmerung des Augapfels ist auf die Erstversorgung großes Gewicht zu legen. Lagenähte bringen selbst jene Lider oft noch zur tadellosen Anheilung, welche nur noch durch eine Brücke mit der übrigen Haut zusammenhängen, und machen spätere ausgedehnte Plastiken unnötig. *Selbst wenn der Augapfel zertrümmert ist und sofort entfernt werden mußte, muß die Versorgung der Lider und auch der Bindehaut nach obigen Grundsätzen geschehen.* Schon das erste Handeln des Arztes muß auf die Erhaltung der Form des Bindehautsackes gerichtet sein, welche die *Voraussetzung für das spätere Tragen eines Kunstauges* ist.

Als Nahtmaterial für Lidwunden empfiehlt sich neben der gewöhnlichen chirurgischen Seide vor allem keimfrei gemachtes *Pferdehaar*. Pferdehaarnähte neigen selbst in infizierter Umgebung wenig zur Eiterung. Das mechanisch gereinigte Pferdehaar (Schwanzhaar) wird zwei Stunden vor Gebrauch in Alkohol gelegt und vor dem Gebrauch kurz durch kochendes Wasser gezogen.

Selbst am Truppenverbandplatz ist auf die richtige Wundversorgung der Lider bei Anlage des ersten Verbandes insofern Rücksicht zu nehmen, als durch *geeigneten Pflasterzug* große Lidwunden verkleinert werden und so der Schrumpfung entgegengewirkt werden muß.

Reichen die *Zertrümmerungen der Lider tief in das Gewebe der Augenhöhle* und sind gleichzeitig Knochen verletzt oder zersplittert, so muß die Lidwunde, wenn nötig, zuerst erweitert werden, bis die Tiefe der Verletzungswunde klar zu überblicken ist. Nach Entfernung *loser* Knochenstücke und Fremdkörper und nach Abtragung des zerrissenen Gewebes der Augenhöhle und der Lider ist für Abzug des Wundsekrets und des Eiters aus der Tiefe durch Einlegen von Drains zu sorgen; im übrigen sind die Lagenähte, wie oben angegeben, zu verankern.

Stumpfe Verletzungen der Tränenwege.

Diese kommen fast nur im Zusammenhange mit dem Einriß oder Abriß der Lider am inneren Lidwinkel zustande. Es kann dabei zum Zerreißen des oberen oder unteren Tränenkanälchens (Canaliculus lacrimalis) im hufeisenförmigen Ausschnitte des inneren Lidwinkels oder zur Zertrümmerung der Tränensackgegend kommen (Explosionsverletzungen, Hufschlag, Pfählungsverletzungen u. a.).

Wenn es die Wundverhältnisse dieser Gegend gestatten, kann man vom erhaltenen unteren oder oberen Tränenpünktchen aus mittels einer feinen Sonde oder eines durchgeführten Pferdehaares das mediale Ende des Tränenröhrchens aufsuchen und die beiden Teile durch Naht wiedervereinigen. Es gelingt auf diese Weise manchmal, die Tränenabfuhr auf dem natürlichen Wege wieder in Gang zu bringen und dem Verletzten ein später sehr lästiges dauerndes Tränen zu ersparen. Um das mediale Ende des abgerissenen Tränenröhrchens aufzufinden, muß man durch je eine von der Bindehaut und von der Hautseite angesetzte Pinzette die Röhrchen zum Klaffen bringen. Man vergesse bei diesen schweren Prellungen der Tränensackgegend nie die immer vorhandenen, oft sehr ausgedehnten *Knochenbrüche* dieser Gegend (Röntgenaufnahme!).

Stumpfe Verletzungen der Bindehaut

kommen für sich allein nur sehr selten vor, weil die sehr leicht verschiebliche Bindehaut des Augapfels sich den mechanischen Verhältnissen im Augenblick der Verletzung weitgehend anpaßt. Bedeutung haben nur die Blutungen und Zerreißungen der Bindehaut.

Die Bindehautblutung (Ekchymoma subconjunktivale).

Kommt es infolge stumpfer, besonders tangential einwirkender Gewalt zu Zerrreißungen von Bindehautgefäßen, so sickert das Blut in die lockeren Bindegewebsschichten der Subkonjunktiva und breitet sich hier meist flächenförmig aus. Dieser Ausbreitung wird nur am Limbus Halt geboten, weil sich hier die Bindehaut ungefähr einen halben Millimeter vor dem Hornhautrand fest an die Lederhaut anlegt. Dadurch bleibt knapp außerhalb des Limbus eine schmale, ringförmige Zone frei von Blut, welche bei der Untersuchung als weiße Sichel oder weißer Ring auffällt.

Bindehautblutungen sind harmlos und saugen sich bei sonst gesunden Menschen meist in ein bis drei Wochen von selbst auf. Diese Aufsaugung verzögert sich nur dann, wenn die Blutung so massiv ist, daß sie die Bindehaut im Lidspaltenbereich oder im unteren Teile des Augapfels vordrängt und zwischen den Lidern einklemmt. Solche schwere Bindehautblutungen sind aber gewöhnlich nicht auf eine stumpfe Verletzung der Bindehaut zurückzuführen, sondern im Felde meist durch *Stich- oder Schußverletzungen der Augenhöhle* (Querschüsse) mit Zerreißen arterieller Gefäße bedingt (symptomatische Bindehautblutung).

Die *Behandlung* beschränkt sich auf Einträufelung von 5—10%iger Dioninlösung in den Bindehautsack, auf Einspritzung von 1%iger Dionin- oder 10%iger Kochsalzlösung unter die Bindehaut. Doch muß man sich bei den Einspritzungen hüten, dabei Gefäße zu verletzen. In den ersten vier Tagen ist Eisbeutel zu geben, nach dieser Zeit kann Hitze angewendet werden.

Zerreißungen der Bindehaut (Vulnus laceratum conjunctivae)

kommen besonders bei tangentialer Einwirkung der stumpfen Gewalt zustande. Die Wundränder der Bindehaut sind meist etwas eingerollt und erhaben. Zwischen ihnen kommt die gefäßlose, gelbweiße Lederhaut zum Vorschein. Blutungen aus Bindehautgefäßen umsäumen gewöhnlich den Riß und können ihn auch ganz unkenntlich machen.

Bei der *Behandlung* entferne man zunächst mittels Pinzette oder scharfem Löffel etwa vorhandene Fremdkörper und verschließe die Wunde entweder durch eine feine Seidennaht oder mittels japanischen Frauenhaares. Letzteres gewährleistet am besten eine reizlose Heilung. Die Nähte können schon nach drei Tagen entfernt werden.

Stumpfe Verletzungen der Hornhaut.

Diese kommen im Kriege häufig vor, werden aber selten richtig erkannt und gewertet. Sie sind meist Begleiterscheinung schwerer Prellungsverletzungen des Sehorgans im ganzen, doch kommen sie auch für sich allein vor.

Ödem der Hornhaut. (Oedema corneae).

Dieses kommt durch direkte stumpfe Verletzung, z. B. beim Aufprall eines Fremdkörpers aus weiter Ferne (Stein, Gewehr- oder Pistolenkugel) oder durch Auffallen des Soldaten auf einen Pfahl, Gewehrlauf, Skispitze, Bodenunebenheit usw. zustande.

Das Ödem der Hornhaut äußert sich in einer *gleichmäßigen Mattigkeit* und hauchartigen Trübung und kommt dadurch zustande, daß Gewebswasser zwischen die Lamellen der Hornhautgrundsubstanz gelangt. Auch Zirkulationsstörungen von seiten des Randschlingennetzes sowie Risse der BOWMANschen und DESCEMETschen Membran können am Zustandekommen des Hornhautödems beteiligt sein. Infolge der Mattigkeit der Hornhaut sinkt das Sehvermögen manchmal recht beträchtlich, doch ist die Vorhersage gut, da das Ödem nach wenigen Tagen gewöhnlich aufgesogen wird.

Eine Behandlung ist nicht notwendig. Kein Druckverband! Nur Augenschale!

Die traumatische Streifentrübung der Hornhaut.

Diese besteht im Auftreten zarter, besonders in den axialen Teilen der Hornhaut gelegener *weißgrauer Streifen*, welche in der meist ödematösen, hauchartig getrübten Hornhaut am deutlichsten vor dem Pupillenbereich und besonders nach Erweiterung der Pupille durch Atropin sichtbar sind. Die Streifen liegen oft in einer Richtung, manchmal überkreuzen sie sich. Bei Lupenbetrachtung oder bei Untersuchung mit dem Hornhautmikroskop erkennt man ihre zugespitzten Enden und ihre meist große Zahl.

Sie können in den *oberflächlichen* und in den *tiefsten Hornhautschichten* liegen. Im ersten Falle handelt es sich um *Risse oder Falten der* BOWMAN*schen*, im letzteren Falle in der DESCEMET*schen Membran*. Da gleichzeitig das Hornhautepithel und -endothel verletzt oder schwer ödematös sind, dringt Tränenflüssigkeit von vorn und Kammerwasser von hinten durch die Falten und Risse in die Hornhautgrundsubstanz ein und trübt die Hornhaut zusehends. Das Krankheitsbild sieht bedrohlich aus und stört das Sehvermögen beträchtlich. Doch ist die Vorhersage gut, die Risse und Falten heilen bald und das in die Hornhaut eingedrungene Wasser wird wieder aufgesogen.

Die *Behandlung* besteht in Ruhigstellung des Auges durch Schutzverband und Atropin.

Die Abschürfung des Hornhautepithels (Erosio corneae).

Bei jeder stumpfen Verletzung der Hornhaut mit tangentialer Einwirkung der Gewalt kann es zur *Abschürfung des Hornhautepithels von der* BOWMAN*schen Membran* kommen. Dadurch entsteht ein sehr seichter, kleinerer oder größerer Substanzverlust, welcher mittels der Spiegelbilduntersuchung der Hornhaut (S. 9) in seiner Ausdehnung leicht zu erkennen ist. Die frische Erosion ist *nicht getrübt*. Ihr Grund spiegelt wie die übrige Hornhaut, die Ränder sind scharf, wie ausgeschnitten, und der Verletzte klagt über *starke Schmerzen* und Tränenfluß. Ein Tropfen einer 2%igen Fluoresceinlösung färbt augenblicklich den epithelentblößten Bezirk grün. Die große Schmerzhaftigkeit rührt daher, daß die zahlreichen, durch die BOWMANsche Membran in das Hornhautepithel eintretenden Nervenendigungen bloßliegen und durch jeden Lidschlag mechanisch gereizt werden.

Die *Vorhersage* ist insofern günstig, als solche Epitheldefekte der Hornhaut meist in kürzester Zeit ohne Hinterlassung von Narben zu heilen pflegen. Doch müssen sie rechtzeitig erkannt werden. Sonst besteht die Gefahr der Quellungstrübung und der *sekundären Infektion der Hornhaut* durch von außen herangebrachte oder im Bindehautsack vorhandene Keime. Dadurch können schwere Hornhautgeschwüre *(Ulcus serpens)* entstehen, die mit dichter Narbe ausheilen oder das Auge auch zerstören können. Manchmal verzögert sich die Anheilung des Epithels, indem die frisch gebildete Epitheldecke jeden Morgen wieder abgehoben wird *(rezidivierende Erosion)*.

Die *Behandlung* besteht im sofortigen *Verband des Auges* nach Einstreichen einer 3%igen Bor- oder 1%igen Novocainsalbe. Selbst große Hornhauterosionen heilen unter Verband meist innerhalb von 24 Stunden. Ist nach einem Tage die Epithelwunde noch nicht gänzlich geschlossen (Spiegelbilduntersuchung oder Fluoresceinprobe, S. 11), dann ist das Auge noch für ein oder zwei Tage mit Salbe zu verbinden. Bleiben von der Verletzung feinste staubförmige Fremdkörper in der Wunde zurück oder gesellt sich eine leichte Infektion dazu (besonders gefährlich ist das *Herpesvirus*), dann kommt es zum Bilde der rezidivierenden Erosion, die sich über Wochen und Monate hinziehen kann. In diesem Falle ist fachärztliche Behandlung unbedingt angezeigt.

Fremdkörper der Hornhaut (Corpus alienum corneae).

Die wichtigsten Fremdkörper der Hornhaut in Kriegszeiten sind *Einsprengungen von Metall* aller Art (kleine Metallsplitter von Geschossen, von Explosionsverletzungen, vom Hämmern auf Eisen usw.), von *Erde, Stein und Glassplitter* (nach Granatexplosionen) und *Pulvereinsprengungen* (bei Rohrkrepieren). Doch muß man auch bei den Soldaten im Felde gelegentlich an tierische *(Käferflügel, Raupenhaare)* und pflanzliche Fremdkörper der verschiedensten Herkunft (*Spelze von Gräsern, von Getreidearten, Grannen* usw.) denken. Daß die Fremdkörper der Hornhaut unter die Kontusionsverletzungen eingereiht werden, findet seine Berechtigung darin, daß sie meist im Verlaufe einer das Auge treffenden stumpfen Verletzung in die Hornhaut eindringen, sie zwar nicht durchdringen, aber auch nicht mehr von selbst verlassen.

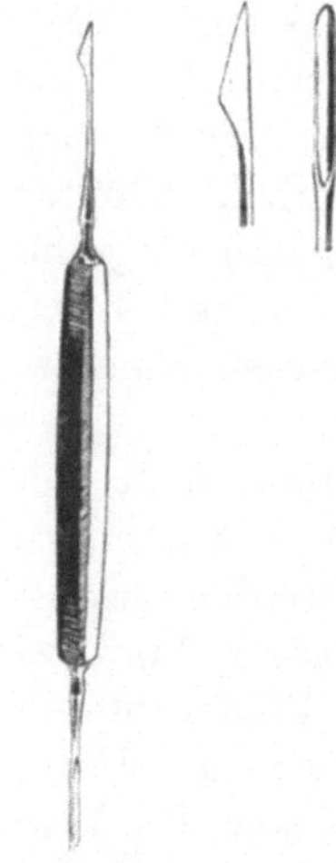

Abb. 20. Fremdkörpernadel: an einem Ende ein lanzettartiges Messer zum Spalten der vor einem Fremdkörper gelegenen Hornhautschichten, am anderen Ende eine meißelartige Spitze zum Herausheben des Fremdkörpers aus der Hornhaut.

Auch für den Feldarzt gilt als oberstes Gesetz: *Jeder Fremdkörper der Hornhaut ist sofort nach dem Unfall zu entfernen.* Eine Fremdkörpernadel (Abb. 20) gehört in die Ausrüstung eines jeden Truppenarztes. Mit der Entfernung eines Fremdkörpers auch nur 24 Stunden zu warten, ist ein grober Kunstfehler.

Jeder Fremdkörper der Hornhaut verursacht nicht nur Lichtscheu, Tränenfluß und Schmerz, sondern er ist eine Gefahr für das Auge. Denn die Abwehrkräfte des Körpers umgeben ihn schon in wenigen Stunden mit einem Demarkationsring (Abb. 21) (weiße Trübung um den Fremdkörper), wodurch sie ihn von seiner Umgebung abzugrenzen und durch Eiterung abzustoßen versuchen. Auf diese Weise kommt ein *kleines Geschwür* (Fremdkörperbett, *Ulcus corneae simplex* s. *traumaticum*) zustande, das nur mit Narbenbildung ausheilen kann. Zu größeren Geschwüren aber und zur dauernden Schädigung des Sehvermögens kann es durch das Hinzutreten von Keimen kommen *(Ulcus serpens)*. Daneben ist die chemische Reizung der Hornhaut nicht zu vergessen. Sie äußert sich beim Eisen in *Verrostung der Hornhaut*, bei Kalk in Geschwürsbildung und Nekrose. Stein- oder Geschoßsplitter, welche mit Erde verunreinigt waren, können selbst bei Jugendlichen zu einem schweren *Hornhautgeschwür* durch Infektion mit dem *Bac. pyocyaneus* oder *Bac. subtilis* führen und den Bestand des Auges gefährden.

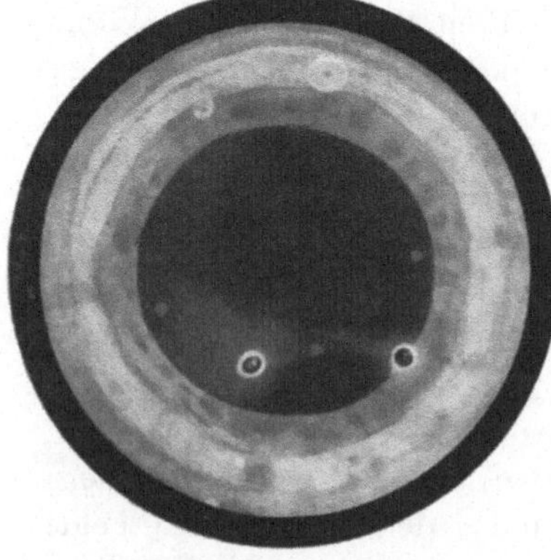

Abb. 21. Hornhaut mit zwei von Demarkationsringen umgebenen Eisenfremdkörpern und mehreren grauen Narben nach Fremdkörpern.

Die *Vorhersage* richtet sich nach der Art und der Zahl der Fremdkörper, nach dem Keimreichtum, nach der Tiefe ihres Eindringens in die Hornhautgrundsubstanz und vor allem nach dem Zeitpunkt, in welchem sie entfernt werden. Bei Explosionsverletzungen im Kriege ist die Zahl der Fremdkörper in der Hornhaut oft eine sehr große.

Die *Behandlung aller Hornhautfremdkörper besteht in ihrer Entfernung* (Abb. 22). Dazu benötigt man außer einer Fremdkörpernadel eine 3%ige Kokainlösung zur Unempfindlichkeitmachung des Bindehautsackes und eine seitliche Beleuchtung. Jeder Fremdkörper der Hornhaut ist gründlich zu entfernen. Selbst kleinste zurückbleibende Teilchen verhindern eine glatte Heilung. Deshalb muß die Hornhautwunde nach Entfernung des Fremdkörpers mit Hilfe einer Lupe sorgfältig abgesucht werden. Der Arzt braucht sich nicht zu scheuen, wenn nötig energisch zu kratzen und das Epithel auch in etwas größerem Ausmaße zu zerstören. Die Hauptsache bleibt immer, daß keine Spur des Fremdkörpers in der Hornhaut zurückbleibt.

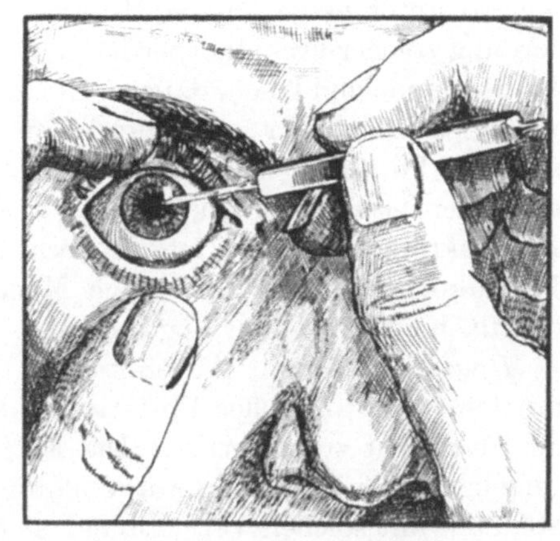

Abb. 22 Entfernung von Fremdkörpern aus der Hornhaut mittels der Fremdkörpernadel.

Die *Entfernung* oberflächlich sitzender Fremdkörper ist gewöhnlich leicht, ihre Entfernung aus Wundtaschen und aus der Tiefe der Hornhaut kann sehr schwierig und zeitraubend sein. Im letzteren Falle muß man sich hüten, den Fremdkörper in die Vorderkammer zu stoßen. Sollte es dennoch dazu kommen, so ist der Fall als durchbohrende Verletzung zu betrachten und nach den oben bei intraokularen Fremdkörpern angegebenen Gesichtspunkten (S. 41 ff.) zu behandeln.

Wurde der Fremdkörper entfernt, *ist das Auge* mittels Watte („Äugerl") *zu verbinden* und 24 Stunden in Ruhe zu lassen. Vorher ist eine desinfizierende Salbe einzustreichen. In den meisten Fällen genügt eine 3%ige Borsalbe. Um die am meisten gefürchtete nachträgliche Infektion mit Pneumokokken zu verhindern, ist die Anwendung einer 1%igen Optochinsalbe angezeigt. Nach 24 Stunden muß die Hornhaut genau mittels Spiegelbilduntersuchung abgetastet werden. Ist die Wunde verheilt, kann das Auge ohne Verband bleiben, findet sich aber nur die leichteste Unregelmäßigkeit des Epithels oder ist gar eine Infiltration vorhanden oder neu hinzugetreten, so ist das Auge einige Tage mit einer desinfizierenden Salbe (3%ige Bor-, 2%ige Noviform-, 2%ige Collargol-, 5%ige Jodoformsalbe) zu verbinden.

Schließt sich an die Herausnahme eines Hornhautfremdkörpers ein *Hornhautgeschwür* an, so ist der Verletzte unverzüglich der Behandlung eines Augenarztes zu übergeben.

Bei *Eisenfremdkörpern* ist nicht nur der Fremdkörper selbst, sondern auch der bereits vorhandene *Rostring* peinlichst zu entfernen. Bei *Pulvereinsprengungen*, bei denen es sich oft um Hunderte von Fremdkörpern in allen Schichten der Hornhaut handelt, entferne man in der ersten Sitzung wenn irgend möglich alle oberflächlichen und die größeren Fremdkörper. Unter Salbenverband läßt man dann die Epithelwunden heilen und entfernt nach vier bis fünf Tagen neuerdings alle jene Fremdkörper, welche unterdessen an die Hornhautoberfläche gelangt sind. Die Entfernung solcher Fremdkörper ist gelegentlich sehr mühsam und kann eine halbe Stunde und länger dauern. Um den sog. Pulverschmauch braucht man sich nicht allzu sehr zu kümmern, da er sich von selbst in einigen Tagen abstößt. Pulverteilchen, welche in der Tiefe der Hornhaut liegen, können ebenfalls belassen werden, wenn sie reizlos sind, weil die Narben durch das Herauskratzen aus der Tiefe oft recht ausgedehnt werden. Manche dieser Fremdkörper steigen noch nach Monaten von selbst an die Hornhautoberfläche und werden abgestoßen.

Haare (Wimpern, Augenbrauen, Kleiderfasern, Raupenhaare) sind mit feiner anatomischer Pinzette aus den meist buchtigen Wundtaschen der Hornhaut zu entfernen. Die Entfernung von Raupenhaaren ist ungemein schwierig und erfordert häufig das Arbeiten an der Spaltlampe. Soldaten mit solchen Verletzungen sind am besten sofort dem Augenarzt zu übergeben, da sonst die Haare mit der Zeit durch die Hornhaut in die Vorderkammer und in die Regenbogenhaut einwandern und schwere Entzündungen des Augeninnern verursachen können.

Pflanzliche oder tierische Fremdkörper, wie Getreidespelze oder Käferflügel, haften der Hornhaut mit ihrer konkaven Fläche fest an, sind aber mit einer Fremdkörpernadel gewöhnlich leicht abzuheben, ja sogar mit einem Stieltupfer zu entfernen. Wenn sie längere Zeit in der Hornhaut verweilen, wachsen vom Limbus bündelförmig oberflächliche Gefäße auf die Hornhaut. Ein solcher Fremdkörper kann dann auf der Hornhautoberfläche „wandern“.

Getreidegrannen werden selten in der Hornhaut, meist in der Bindehaut des Oberlides oder in der oberen Übergangsfalte angetroffen und verursachen durch ihre Widerhaken an der Hornhaut strichförmige Kratzer oder *Erosionen.* Sie sind oft schwer und nur durch genaues Absuchen der Bindehaut mit einer Lupe aufzufinden.

Wespen- und Bienenstacheln dringen selten zur Gänze in die Hornhaut ein, sondern verletzen die Hornhaut, indem sie durch das Oberlid hindurch das Hornhautepithel kratzen oder abschaben. Eine eigenartige Infiltration der Lidhaut und Bindehaut des Oberlides macht auf die Bienenstichverletzung aufmerksam (A. PURTSCHER). Oft dringt beim Umstülpen des Oberlides der Stachel infolge des Gewebsdruckes deutlich aus der Bindehautoberfläche hervor und wird dann auch für das unbewaffnete Auge sichtbar. Insektenstacheln sind sorgfältigst zu entfernen.

Blut in der Hornhaut.

In der sonst gefäßlosen Hornhaut können Blutungen dann auftreten, wenn z. B. die Limbuskapillaren oder *neugebildete Blutgefäße in der Hornhaut* (in Hornhautnarben) durch stumpfe Gewalt zum Bersten kommen. Es tritt dann in den oberflächlichen oder mittleren Hornhautschichten ein kleiner roter Fleck auf, der meist das Epithel etwas vorbuckelt. Diese im übrigen seltenen Blutungen sind ohne große Bedeutung und saugen sich nach einiger Zeit von selbst auf. Sie liegen gewöhnlich in der Nachbarschaft des Hornhautrandes und verursachen gelegentlich Fremdkörpergefühl. Sie bedürfen keiner Behandlung.

Parenchymtrübung der Hornhaut (Keratitis parenchymatosa traumatica).

Diese tritt dann auf, wenn Fremdkörper die Hornhaut mit großer Gewalt treffen, ohne sie zu durchschlagen. Man kann *drei Formen* unterscheiden:

a) Trifft ein *größerer Geschoßsplitter* (Granatsplitter, Schrapnell oder Gewehrgeller u. a.) ein Auge, so kann es zu einer diffusen Trübung der Hornhautgrundsubstanz dadurch kommen, daß die Bindegewebsfasern zerreißen und quellen (echte *Keratitis parenchymatosa traumatica*). Wenn sich auch ein beträchtlicher Teil der Trübung, soweit er auf Ödem beruht, wieder zurückbildet, so können doch dauernd tiefgelegene Hornhauttrübungen zurückbleiben.

b) Trifft ein *Fremdkörper, welcher kleiner als der Hornhautdurchmesser* ist (Pistolen- oder Schrotkugel), die Hornhaut aus großer Entfernung, so entsteht in den tiefen Lagen der Hornhaut eine *kreisrunde Ringtrübung* (KASPAR*sche Ringtrübung*) an jener Stelle, an welcher die Hornhautlamellen durch den Fremdkörper eingedrückt und geknickt wurden.

c) Wird die Hornhaut von *sehr kleinen Fremdkörpern* (Pulverteilchen, Steinsplittern) oberflächlich getroffen, so treten feine, oft nur mit einer Lupe sichtbare *Ringe in den tiefsten Hornhautschichten* (an der DESCEMETschen Membran) auf, welche ebenso wie die KASPARsche Ringtrübung in wenigen Tagen wieder verschwinden.

Behandlung: Zur Aufhellung der durch die echte Form der Keratitis parenchymatosa traumatica gesetzten Hornhauttrübungen können 5- bis 10%ige Dioninlösung oder -salbe sowie heiße Umschläge von Nutzen sein. Für die Veränderungen unter b und c ist keine Behandlung notwendig.

Die Frage, ob eine *luetische Keratitis parenchymatosa durch eine stumpfe Verletzung bedingt* sein kann, muß heute dahin beantwortet werden, daß unter Umständen bei einem Menschen mit Lues congenita diese Hornhauterkrankung durch stumpfe Gewalt *ausgelöst* werden kann, während es ohne die Verletzung bei dem Betreffenden vielleicht nie zur syphilitischen Hornhauterkrankung gekommen wäre. Es ist also vom sozialärztlichen wie vom versicherungstechnischen Standpunkte aus eine Verletzung als eine auslösende Ursache einer Keratitis parenchymatosa e lue hereditaria anzusehen.

Zerreißungen der Hornhaut.

Diese kommen nur bei ganz schweren stumpfen Verletzungen, die das Auge mit großer Gewalt und plötzlich treffen (Explosionsverletzungen), vor, sind aber selten. Dabei platzt die Hornhaut entweder konzentrisch zum Limbus oder in Form einer mehrstrahligen Wunde oder selten in Form eines Querrisses. Diese schweren Platzwunden sind nicht nur mit Vorfall der Regenbogenhaut, sondern auch mit Verschiebungen der Linse und Veränderungen am Augenhintergrund vergesellschaftet und führen nicht selten zum dauernden Verlust des Sehvermögens bzw. des Auges.

Die *Behandlung* muß in Ausschneiden der gegebenenfalls vorgefallenen Regenbogenhaut und Deckung des Hornhautrisses mittels Bindehautlappens bestehen.

Stumpfe Verletzungen der Lederhaut.

Der indirekte oder typische Lederhautriß (Ruptura sclerae, Skleralruptur).

Man versteht darunter die *Platzwunden der Lederhaut*, welche 1—2 mm *peripher vom oberen Hornhautrand* liegen und ein Viertel bis ein Halb des Limbusumfanges einnehmen. Man erkennt sie daran, daß unter der meist stark durchbluteten Bindehaut des Augapfels eine dunkle, sichel- oder halbkreisförmige Linie sichtbar wird. Dabei ist das Auge weich, die Vorderkammer meist mit Blut gefüllt, so daß die Regenbogenhaut und die tieferen Teile nicht beurteilt werden können. Das Sehvermögen ist immer stark herabgesetzt. Die sichelförmige Platzwunde der Lederhaut läßt das dahinterliegende pigmentreiche Gewebe der Uvea dunkel durchscheinen (Abb. 23). Häufig ist uveales Gewebe in der Lederhaut eingeklemmt. In dem Maße, als sich in der Bindehaut und in der Vorderkammer die Blutung aufsaugt, wird der Lederhautriß deutlich als schwärzlichgrauer Streifen oberhalb des Limbus sichtbar und man erkennt die

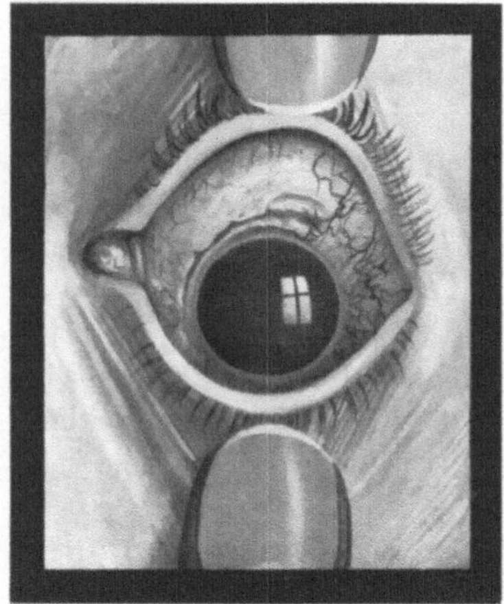

Abb. 23. Indirekter Lederhautriß oberhalb des Hornhautrandes von 9—1 reichend, mit schwärzlich durchscheinendem Ziliarkörper und Fehlen der Regenbogenhaut (Aniridia traumatica).

gleichzeitig entstandenen *Veränderungen an der Iris* (Entrundung der Pupille, Verziehung bzw. Umgeschlagensein der Iris nach oben, gänzlicher Abriß der Iris), *Verschiebungen der Linse* (Subluxation oder Luxation), *Durchblutung, Abhebung oder Vorfall des Glaskörpers* in die Vorderkammer und *Veränderungen der Netz- und Aderhaut* (Blutungen, Netz- und Aderhautrisse, Retinitis proliferans interna, Netzhautablösung).

Solche Lederhautrisse kommen durch größere Geschoßstücke (Granatsplitter), Holzprügel, Hufschlag, Kuhhornstoß usw., kurz durch eine stumpfe Gewalt zustande, welche *von temporal unten* her das Auge trifft, also an der Stelle, wo das Auge nicht durch den vorspringenden oberen Augenhöhlenrand und durch die Knochen der Nase geschützt ist. Vorstehende Augen (Protrusio bulbi) werden leichter betroffen als tief in der Augenhöhle liegende. Durch die Gewalteinwirkung von unten außen wird der Augapfel im Augenblick der Verletzung nach innen oben gegen den knöchernen Augenhöhlenrand verdrängt und zusammengepreßt, so daß er an der der Gewalteinwirkung gegenüberliegenden Seite platzt (contre coup). Daher befindet sich die Lage des typischen Lederhautrisses immer nasal oben vom Limbus, eben daher kommt auch der Name *„indirekter“*, aber zugleich *„typischer“ Skleralriß*, weil der Riß fast immer an derselben Stelle gefunden wird.

Ist über dem Lederhautriß die Bindehaut nicht zerrissen, so wird die Linse häufig als prallelastische blasige Vorbuckelung unter der Bindehaut gefunden *(subconjunktivale Linsenluxation)*. Bei gleichzeitigem Platzen der Bindehaut kann die Linse im Augenblick der Verletzung aus dem Auge herausgeschleudert werden *(Aphakia traumatica)* und verlorengehen.

Der direkte Lederhautriß,

also der *Riß an der Stelle der einwirkenden Gewalt*, ist sehr selten und kommt nur bei schwerster Gewalteinwirkung (z. B. Sturz auf spitze Gegenstände, Pfählung) zustande. Die Wunde ist dann meist rundlich oder strahlig und kann an irgendeiner Stelle der vorderen Lederhaut gefunden werden.

Infolge der dabei immer vorhandenen schweren Folgezustände an Regenbogenhaut, Linse, Glaskörper, Netz- und Aderhaut schrumpfen und erblinden solche Augen häufig und müssen dann entfernt werden.

Hintere indirekte Lederhautrisse.

welche nach schweren Granat- oder Minenexplosionen des vorderen Augenabschnittes vorkommen, sind von außen schon deshalb nicht mit Sicherheit zu erkennen, weil die dabei immer vorhandenen schweren Durchblutungen des vorderen und hinteren Augenabschnittes jeden Einblick in das Auge unmöglich machen. Sie werden meist erst bei der Entfernung des Augapfels (Enucleatio bulbi) festgestellt. Eine *schwere Hypotonie und eine sehr tiefe Vorderkammer* lassen an dieses Krankheitsbild denken.

Ein **hinterer direkter Lederhautriß** kann dadurch zustande kommen, daß ein *Splitter der knöchernen Augenhöhlenwand* im Augenblicke der Gewalteinwirkung den Augapfel von hinten her durchbohrt, wie dies bei Schußverletzung der Augenhöhle mit Bruch der Augenhöhlenwand der Fall sein kann. Häufiger kommt der hintere direkte Lederhautriß im Kriege dadurch zustande, daß die Explosionswirkung eines Augenhöhlenschusses (Querschuß) die hinteren Lederhautanteile einfach zerreißt.

Die Behandlung aller Arten von Lederhautrissen kann zuerst abwartend sein. Die *Vorhersage* ist aber fast durchaus schlecht. Als Verletzung, welche mit Eröffnung des Augenapfels einhergeht, tritt jene Beurteilung in ihr Recht, welche im allgemeinen Teile bei durchbohrenden Verletzungen angegeben wurde (S. 27ff.).

Das Auge wird durch Schutzverband und Atropin ruhiggestellt und der Verletzte mindestens acht Tage ruhig im *Bett* gehalten. Bei ganz frischer Verletzung und übersichtlichen Wundverhältnissen kann das vorgefallene uveale Gewebe sowie die gegebenenfalls unter der Bindehaut liegende Linse entfernt und dann die Lederhautwunde genäht werden. Bei nichtübersichtlichen Wundverhältnissen aber ist jeder Eingriff zu vermeiden. Die Rißwunde verkleinert sich meist nach einiger Zeit, doch ist die Gefahr nachträglicher Dehnung der Narbe unter dem Bilde eines *Staphyloma intercalare oder ciliare* ebenso groß wie die der Schrumpfung des Augapfels *(Atrophia bulbi)*. In beiden Fällen ist die Herausnahme des Auges wegen *Gefahr der sympathischen Ophthalmie* angezeigt. Dennoch kommen manche dieser verletzten Augen durch, wenn das Auge rechtzeitig ruhiggestellt werden konnte und die Zerstörungen des Augeninnern nicht allzu ausgedehnt waren. Augen mit schwerer Lederhautzerreißung und ausgedehntem Vorfall von uvealem Gewebe sind *primär auszuschälen*.

Stumpfe Verletzungen der Regenbogenhaut.

Diese sind bei allen Arten von stumpfen Verletzungen des Gesamtauges sehr häufig und bilden die wichtigste Teilerscheinung der meisten Schußverletzungen des Auges. Ihre Bilder sind mannigfach; der Schwere nach geordnet seien folgende Krankheitszustände für den Feldarzt angeführt:

Blutung in die Vorderkammer (Hyphaema).

Bei stumpfen Verletzungen aller Art kommt es leicht zum Einriß von Blutgefäßen der Regenbogenhaut an ihrer Wurzel und somit zum *Bluterguß in die Vorderkammer*. Das Blut verdrängt das Kammerwasser und setzt sich der Schwere nach am Boden der Vorderkammer mit horizontalem Flüssigkeitsspiegel ab, weil das Blut in der Vorderkammer nie gerinnt. Das Blut ist im Anfang hellrot, später dunkelrot. Es kann gerade die untere Kammerbucht ausfüllen und nur hinter dem Limbus als roter Streifen sichtbar sein (Strichhyphaema) oder es kann die Vorderkammer mehr oder minder ausfüllen, die Pupillenzone überdecken und dadurch das Sehvermögen vorübergehend stark herabsetzen.

Bei genauerem Zusehen erkennt man beim Hyphaema einen dunkelroten unteren und einen schmalen hellroten oberen Anteil, weil sich unten die roten, oben die weißen Blutkörperchen absetzen (Abb. 24).

Die *Vorhersage* der Blutungen in der Vorderkammer ist in den meisten Fällen günstig. Das Blut saugt sich bei sonst Gesunden in wenigen Tagen bis mehreren Wochen meist restlos auf, bei Jugendlichen schneller als bei alten Menschen. Doch kommt es in manchen Fällen, auch bei Jugendlichen, wenn das Endothel der Hornhauthinterfläche gleichzeitig durch die stumpfe Verletzung geschädigt wurde, zum Eindringen von rotem Blutfarbstoff in die Hornhaut, zur

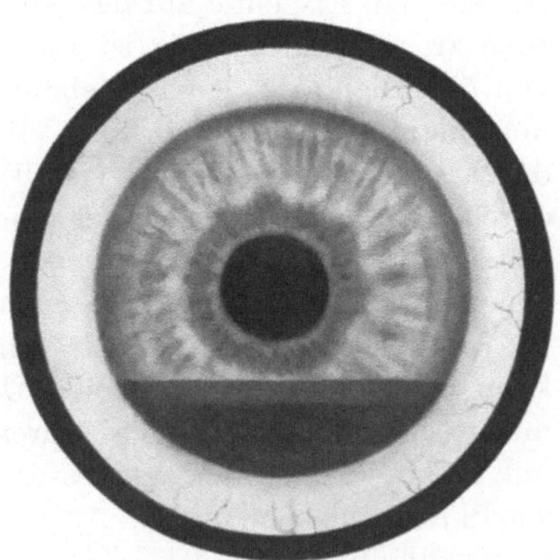

Abb. 24. Blut in der Vorderkammer (Hyphaema) mit Absetzen der weißen Blutkörperchen oben (heller Anteil) und der roten Blutkörperchen unten.

Blutimbibition der Hornhautgrundsubstanz. Dieses sehr unangenehme Vorkommnis erkennt man daran, daß sich in der bis dahin klaren Hornhaut oft von einem Tag zum anderen eine *schokoladebraune Scheibe* bildet, welche nur die an den Limbus angrenzenden Anteile in der Breite von 1 mm freiläßt, selbst aber so dicht ist, daß das Sehen auch nach Aufsaugung allen Blutes in der Vorderkammer bis auf Fingerzählen oder Handbewegung vor dem Auge herabgesetzt bleibt. Diese Trübungsscheibe wird nach einiger Zeit gelbbraun, dann schmutziggrün und schließlich grüngrau. Sie kommt dadurch zustande, daß das *Blutpigment in die Hornhautgrundsubstanz* eindringt und sich als Hämosiderin an den Bindegewebsfasern niederschlägt. Diese Trübungsscheibe hellt sich nur in Ausnahmsfällen nach Monaten oder Jahren so weit auf, daß wieder ein brauchbares Sehvermögen zustande kommt. Besonders geben Nachblutungen in die Vorderkammer nach stumpfen Verletzungen zum Bilde der Blutimbibition Veranlassung.

In manchen Fällen von Vorderkammerblutung färbt sich bei Aufsaugung des Blutes das *Kammerwasser* und die Regenbogenhaut für einige Tage *grasgrün* als Zeichen dafür, daß der Blutfarbstoff in größerer Menge in das Kammerwasser und von diesem in die Regenbogenhaut übergeht.

Rezidivierendes Hyphaema: Blutansammlungen in der Vorderkammer, welche bei aufrechter Körperhaltung immer wieder auftreten und bei Bettruhe verschwinden, haben ihre Ursache in *Blutungen in der hinteren Augenkammer, im Glaskörper oder im Suprachorioidalraum.* Von dort dringt das Blut über den unteren Pupillenrand, durch Irislücken oder durch Abrisse des Ziliarkörpers in der Kammerwinkelgegend in die Vorderkammer und verschwindet wieder bei horizontaler Lagerung des Kranken.

Behandlung: Eine Blutung in die Vorderkammer soll auch vom Feldarzt nie leicht genommen werden, da in jedem Falle die Gefahr der Blutimbibition der Hornhaut besteht.

Bei frischen Blutungen ist mehrmals im Tage durch zwei bis drei Minuten ein Eisbeutel auf das Auge zu legen und der Verletzte hat Bettruhe zu halten. Wichtig ist die zwei- bis dreistündliche Einträufelung von 5% Dionin in den Bindehautsack sowie die intravenöse oder intramuskuläre Einspritzung von Vitamin C (Cebion forte) und Calcium durch mindestens drei bis vier Tage. Um die Aufsaugung des Blutes durch die Oberfläche der Regenbogenhaut nicht zu stören, soll in den ersten drei Tagen *kein Atropin* gegeben werden. Atropin soll nur bei gleichzeitigem Vorhandensein einer Iritis eingeträufelt werden.

Wenn sich das Blut nach acht Tagen noch nicht aufgesaugt hat, kann man neben Dionin heiße Umschläge verordnen. Hilft auch das nicht, so empfiehlt es sich, durch eine Eröffnung der Vorderkammer mit einem kleinen Lanzenmesser bei 6 *(Punktion der Vorderkammer)* das Blut abzulassen, um das Auftreten einer Blutimbibition der Hornhaut hintanzuhalten.

Die Irislähmung (Iridoplegia traumatica).

Sie ist eine der häufigsten Zeichen stumpfer Gewalteinwirkung an der Regenbogenhaut. Sie äußert sich a) in Erweiterung der Pupille *(Mydriasis traumatica)* infolge Lähmung des Sphinkter pupillae, b) in Entrundung der meist mittelweiten Pupille *(traumatische Entrundung der Pupille)*, welche dadurch bedingt ist, daß einzelne Teile der Iris mehr gelähmt sind als andere, und c) in Herabsetzung oder Aufhebung der Lichtreaktion *(traumatische Pupillenstarre)*. Durch die Erweiterung der Pupille ist der Verletzte geblendet. Man muß sich davor hüten, diese Entrundung der Pupille als Zeichen einer Iritis anzusehen. Es handelt sich dabei nicht um eine Entrundung der Pupille infolge hinterer Synechien, sondern infolge Lähmung des Musculus sphinkter pupillae.

Jedes dieser drei Zeichen kann in leichteren Fällen für sich allein vorhanden sein.

In manchen Fällen tritt eine *Prellungslähmung des Ziliarkörpers (Cycloplegia traumatica)* und dadurch eine vorübergehende Störung beim Nahsehen *(Akkomodationslähmung)* ein.

Die *Vorhersage* der Iridoplegia traumatica ist im großen und ganzen gut. Die drei Zeichen können nach Tagen bis Wochen von selbst zurückgehen. In den meisten Fällen bleibt jedoch eine zarte Entrundung der Pupille und eine geringe Herabsetzung der Lichtreaktion dauernd zurück.

Die *Behandlung* besteht in grauer Schutzbrille wegen der Blendung und in kalten Umschlägen. Kein Atropin. Der Versuch, die Pupille durch Einträufelung von 1% Pilocarpin zu verengern, ist gerechtfertigt.

Sphinkterrisse der Iris.

Bei Einwirkung stumpfer Gewalt reißt leicht der Ringmuskel der Pupille, der Musculus sphinkter pupillae, welcher im kleinen Iriskreis liegt, ein. Man sieht dann eine oder mehrere Kerben am Pupillarrande (Abb. 25), welche von einer eben merkbaren Unterbrechung des Pigmentsaumes bis zu *keilförmigen Ein- oder Durchrissen des Irisgewebes* alle Übergänge zeigen können. Die kleinen, meist kaum über $^1/_2$ mm tiefen Kerben des Pupillarrandes sind häufig in der Vielzahl (3—8) vorhanden und führen zu einer dauernden Entrundung und geringen Erweiterung der Pupille sowie zur verminderten Lichtreaktion. Der Zustand ist also leicht bei oberflächlicher Untersuchung mit der Iridoplegia traumatica zu verwechseln.

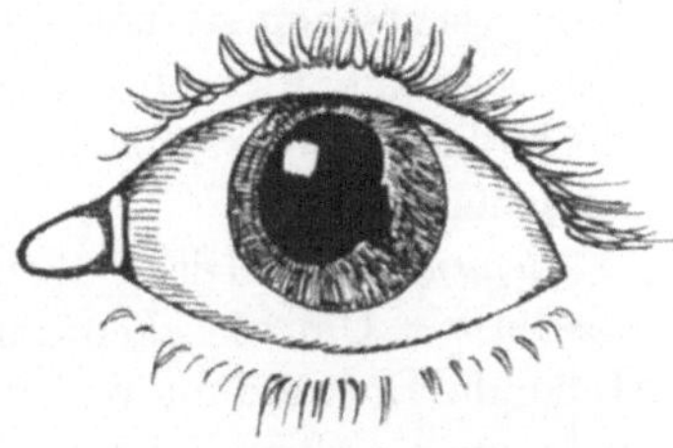

Abb. 25. Sphinkterriß der Regenbogenhaut nach stumpfer Verletzung mit Entrundung der Pupille bei 4.

Die *Vorhersage* ist gut, doch handelt es sich um einen *Dauerzustand*. Denn der Sphinkterriß schließt sich nie mehr, er dehnt sich vielmehr mit der Zeit zu einer flachen dreieckigen Kerbe, so daß die Entrundung der Pupille und die verminderte Lichtreaktion eine bleibende ist.

Behandlung mit Atropin ist verboten, 1%iges Pilocarpin in den ersten drei bis sechs Tagen angezeigt. Ruhigstellung des Auges durch Verband, später Schutzbrille.

Die Abrisse der Iris (Iridodialysis traumatica).

Darunter versteht man den *Abriß der Regenbogenhaut an ihrer Wurzel*, d. h. dort, wo sie vom Ziliarkörper abgeht, durch Einwirkung stumpfer Gewalt. Man erkennt diesen Zustand

a) an dem Auftreten einer dunklen Lücke *(Pseudokolobom)* an der Iriswurzel von der Form eines Kreissegmentes und

b) an der geradlinigen *Abschrägung der Pupille* (Abb. 26). Das periphere Kolobom erscheint einerseits vom Hornhautrand, anderseits von der gegen die Pupille hin gerückten Iriswurzel begrenzt. Hinter dem Kolobom sieht man den Linsenäquator und häufig die an ihn ansetzenden Fasern des Aufhängebandes der Linse (Zonula Zinnii).

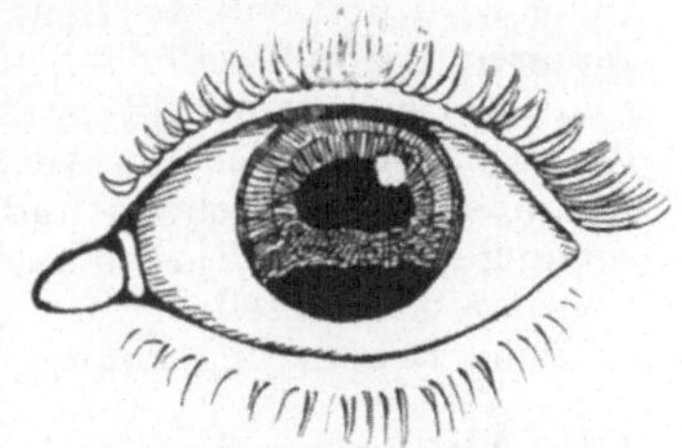

Abb. 26. Abriß der Regenbogenhaut vom Ziliarkörper (Iridodialysis traumatica) mit peripherer Lückenbildung und Abschrägung der Pupille.

Die Pupille ist infolge Hereinrückens der abgerissenen Regenbogenhaut geradlinig begrenzt und dadurch entrundet. Das abgerissene Stück der Regenbogenhaut ist anfänglich konzentrisch zum Hornhautrand gefaltet und schrumpft schon nach wenigen Tagen unter Änderung seiner Farbe zu einem atrophischen Häutchen zusammen. An dieser Stelle ist keine Pupillenbewegung mehr möglich.

Reißt die Iris ringsherum an ihrer Wurzel ab, dann spricht man von *totaler Iridodialyse.* In diesem Falle liegt die zusammengeschnurrte Regenbogenhaut auf dem Boden der Vorderkammer und wird in kurzer Zeit zu einem unscheinbaren mißfarbenen Klümpchen.

Ist die partielle Iridodialyse durch das Ober- oder Unterlid gedeckt, dann verursacht sie keine Sehstörung. Ihre Lage im Lidspaltenbereich aber bedingt Blendung und manchmal Doppeltsehen. Häufig kommt die Iridodialyse erst nach Aufsaugung einer Vorderkammerblutung zum Vorschein.

Behandlung: Dieser Zustand erfordert im allgemeinen keine Behandlung. Um die Blendung und die besonders bei blauen Augen entstellende Entrundung der Pupille zu beseitigen, hat man in neuerer Zeit in frischen Fällen die Regenbogenhaut mittels Haarnähten an den Hornhautrand angenäht.

Die Umschlagung der Iris nach hinten (Iriseinsenkung, Retroflexio iridis).

Zu diesem Krankheitsbilde kommt es meist nur bei Fällen von schwerer Prellungsverletzung mit Lederhautriß. Die von temporal unten nach nasal oben gerichtete stumpfe Gewalt kann die Regenbogenhaut nach oben zwischen Linsenrand und Ziliarkörper nach hinten drängen, so daß die Regenbogenhaut auf die Innenfläche des Ziliarkörpers zu liegen kommt und hier festwächst. Deshalb findet man die Umschlagung der Regenbogenhaut am häufigsten nach oben oder oben innen.

Bei der Untersuchung fehlt in der oberen Hälfte die Regenbogenhaut (Abb. 28), was der Anfänger leicht für ein künstlich gesetztes Iriskolobom hält. Die Tatsache, daß dabei die Vorderkammer nach oben zu zunehmend etwas tiefer wird und daß die Bälkchen (Trabekel) der Regenbogenhaut aus ihrer radiären Richtung allmählich nach oben abweichen, daß keine Sphinkterecken am Kolobom sichtbar sind und die Iriskrause ebenfalls in der Richtung des Scheinkoloboms hin verzogen wird, führt zur richtigen Wertung des Befundes als Verziehung und Umschlagung der Iris nach hinten. Voraussetzung für diese Einsenkung der Iris ist der Einriß der Zonula Zinnii an umschriebener Stelle.

Eine Behandlung kommt nicht in Frage.

Die Ablösung des Ziliarkörpers (Cyclodialysis traumatica).

Nach stumpfen Verletzungen kommt es nicht selten zum *Abriß des Ziliarkörpers von seinem Ansatz am Skleralsporn.* Da dieser Zustand ohne Untersuchung der Kammerbucht (Gonioskopie) nicht sicher zu erkennen ist, seien zwei Zeichen angeführt, welche die Ablösung des Ziliarkörpers wahrscheinlich machen: a) eine periphere *tiefe Vorderkammer an umschriebener Stelle* und b) ein bei frischen Fällen *immer wieder auftretendes Hyphaema* nach dem Aufsetzen des Verletzten.

Behandlung: Dieser Zustand erfordert Schonung und Ruhe des Kranken bis zum endgültigen Verschwinden des Blutes aus der Vorderkammer und auch nachher noch die Kontrolle des Augendruckes. In den meisten Fällen sinkt der Augeninnendruck infolge teilweiser Atrophie des Strahlenkörpers an der abgerissenen Stelle. Doch kann es durch bindegewebige Verwachsungen in der Gegend der Kammerbucht zum Verschluß des SCHLEMMschen Kanals und zum Sekundärglaukom kommen.

Das Fehlen der Regenbogenhaut (Aniridia traumatica).

Zur Aniridie, d. h. zum gänzlichen Fehlen der Regenbogenhaut kommt es nach jenen schweren stumpfen Verletzungen, welche zum *Lederhautriß* führen, wobei die *Regenbogenhaut im ganzen abreißt und durch die Leder- und Bindehautwunde nach außen geschleudert wird.* Man kann eine solche Regenbogenhaut als dunkles Klümpchen im Bindehautsack auffinden; häufig ist überhaupt keine Spur mehr von ihr zu sehen.

Sowohl bei der Aniridia traumatica sowie nach totaler Iridodialyse sieht der ganze Bereich hinter der Hornhaut dunkel aus, soweit nicht eine getrübte Linse oder Entzündungsprodukte im Glaskörperraum eine graue oder weiße Trübung verursachen.

Augen mit Aniridia traumatica sind meist in ihrem übrigen Anteil so schwer verletzt, daß Erblindung eintritt und daß der Augapfel oft von vornherein entfernt werden muß.

Regenbogenhautentzündung (Iridocyclitis traumatica).

Sie kann dadurch zustande kommen, daß nach Einwirkung einer stumpfen Gewalt Serum oder Fibrin aus den geschädigten Gefäßen der Iris und des Ziliarkörpers austritt und in die Vorderkammer gelangt. Diese *leichte Entzündung der Iris* geht meist nach einigen Tagen wieder zurück und kann, ohne Veränderungen zurückzulassen, verschwinden.

Die Vorhersage einer echten Iridocyclitis infolge stumpfer Gewalt ist also im großen und ganzen eine gute.

Doch gibt es auch eine sehr *schwere Form der Iridocyclitis* nach stumpfer Verletzung, bei welcher die ganze Regenbogenhaut innerhalb weniger Tage in ein atrophisches Häutchen verwandelt wird, weil sie durch die schwere Prellung in ganzer Ausdehnung *nekrotisch* geworden ist. In diesen Fällen kommt es häufig zu *schweren Blutungen* in die Vorderkammer, welche nur langsam aufgesogen werden, und zur *Verschwartung der ganzen Pupille.* Das Sehvermögen sinkt schnell auf Fingerzählen; häufig tritt Sekundärglaukom hinzu.

Schließt sich an eine stumpfe Verletzung erst einige Tage nach dem Trauma eine schwere und lang dauernde Iridocyclitis an, so hat die Verletzung nur den Boden für die Ansiedlung von im Blute zufällig kreisenden Keimen in der Regenbogenhaut geschaffen. *Eine stumpfe Verletzung kann also eine tuberkulöse, syphilitische, gonorrhoische oder irgendeine andere Iridocyclitis auslösen,* wenn diese Keime im Zeitpunkte der Verletzung zufällig im Blute kreisen, wenn also der Verletzte eine dieser Infektionen in sich beherbergt. *Diese Frage spielt bei der Begutachtung von Kriegsleiden und Kriegsfolgen eine große Rolle.* Doch kann dieser

Zusammenhang mit einiger Sicherheit nur dann angenommen werden, wenn zwischen stumpfer Verletzung des Auges und dem Auftreten der Iridocyclitis nur eine kurze Zeitspanne liegt. Bei Regenbogenhautentzündungen, welche Monate oder Jahre nach einer stumpfen Verletzung auftreten, kann dieser Zusammenhang nicht mehr auch nur mit einiger Wahrscheinlichkeit angenommen werden.

Dasselbe gilt für eine *Endophthalmitis septica*, welche häufig zum Verlust des Sehvermögens und zur Schrumpfung des Auges führt (S. 31). Auch diese kann sich an eine stumpfe Verletzung anschließen.

Die *Behandlung* einer Regenbogenhautentzündung besteht in Ruhigstellung der Iris durch tägliches Einträufeln einer 1%igen Atropinlösung, wodurch man schweren Verwachsungen der Iris mit der Linse, wie ausgedehnte hintere Synechien, Seclusio und Occlusio pupillae, verhindern kann. Ferner ist die Einträufelung von 5—10%igem Dionin in den Bindehautsack mehrmals am Tage, heiße Umschläge, Schwitzkuren, Verabreichung von Jodnatrium 5:200 (täglich 2mal ein Eßlöffel), in hartnäckigen Fällen Schmierkuren mit grauer Salbe angezeigt.

Heilt eine Regenbogenhautentzündung nach Verletzung auf diese örtlichen und allgemeinen Maßnahmen hin nicht, dann verabsäume man nicht die WASSERMANN*sche Reaktion* im Blute auf Lues, die MANTOUX-Reaktion auf Tuberkulose, die Komplementablenkungsreaktion auf Gonorrhoe sowie eine *genaue Allgemeinuntersuchung* des Körpers (Tonsillen, Nebenhöhlen, Zähne, Rheumatismus usw.) anzustellen und die entsprechende Allgemeinbehandlung einzuleiten.

Stumpfe Verletzungen der Linse.

Die Erkennung der Linsenverletzungen durch stumpfe Gewalt ist nicht nur aus Gründen der augenblicklichen richtigen Versorgung eines Verletzten, sondern auch wegen der späteren Begutachtung notwendig, weil sich fortschreitende Sehstörungen und schwere Drucksteigerungen an harmlos erscheinende Prellungsverletzungen anschließen können, *deren Zusammenhang mit der Verletzung gleich vom Beginn an sichergestellt werden muß*.

An der Linse kommen hauptsächlich folgende Krankheitsbilder zur Beobachtung: die sog. VOSSIUS*sche Ringtrübung*, der *Wundstar* und die *Linsenverschiebungen*. Der erste Zustand ist praktisch nicht von großer Bedeutung, die beiden anderen hingegen sind sehr wichtig. Die in Rede stehenden Linsenveränderungen nach stumpfer Verletzung sind auch für den im Felde tätigen Arzt an verschiedenen klinischen Zeichen und ohne komplizierte Hilfsmittel zu erkennen. Eine Konvexlinse von 15 D zur seitlichen Beleuchtung und ein durchlochter Plan- oder Konkavspiegel ist alles, was man dazu braucht. Als Lichtquelle kann zur Not das Tageslicht, für eine Untersuchung am Abend jede künstliche Lichtquelle dienen.

Die Vossiussche Ringtrübung.

Darunter versteht man einen *aus feinsten braunen Pünktchen bestehenden Ring auf der vorderen Linsenfläche,* welcher den Durchmesser einer mittelweiten Pupille aufweist und erst nach künstlich erweiterter Pupille in seiner ganzen Ausdehnung zu übersehen ist. Sehstörungen verursacht er nicht. Manchmal finden sich auch feinste braune Pünktchen in der Lichtung des Ringes.

Diese Ringtrübung kommt nach unserer heutigen Auffassung dadurch zustande, daß im Augenblicke der Einwirkung einer stumpfen Gewalt der pupillare Pigmentsaum an die Linsenkapsel gepreßt wird und Pigmentkörnchen an derselben in ringförmiger Anordnung haften bleiben. Dieser Pigmentring gibt also annähernd die Größe der Pupille im Augenblicke der Verletzung wieder. Das *Vorhandensein eines solchen Ringes ist ein ganz sicheres Zeichen einer stattgehabten stumpfen Verletzung,* doch darf man Pigmentklümpchen, welche nach gelösten hinteren Synechien bei einer Iritis an der vorderen Linsenfläche hängenbleiben, mit diesem Ringe nicht verwechseln. Die Feinheit des Pigmentstaubes und die regelmäßige Anordnung in Ringform wird vor der Fehldiagnose bewahren.

Ein Teil des Pigmentstaubes wird im Laufe von Tagen oder Wochen abgeführt, ein anderer Teil bleibt dauernd an der Linsenkapsel haften.

Der Zustand bedarf keiner Behandlung.

Der Prellungsstar (Kontusionsstar, Katarakta traumatica).

Es gibt grundsätzlich *zwei Formen des Prellungsstares,* welche sich durch die Schnelligkeit ihrer Entwicklung, den Verlauf und durch ihre Vorhersage wesentlich voneinander unterscheiden: a) den Prellungsstar *mit* Zerreißung und b) den *ohne* Zerreißung der Linsenkapsel.

Der Prellungsstar mit Zerreißung der Linsenkapsel: Bei einer heftigen stumpfen Verletzung kann die bei Jugendlichen weiche, bei älteren Menschen etwas härtere Linse in ihrer Form so verändert werden, daß die Linsenkapsel an irgendeiner Stelle platzt. Dieser Prellungsstar mit Berstung der Linsenkapsel verhält sich in der Folgezeit im wesentlichen so wie ein Star nach durchbohrender Verletzung (S. 101ff.). Durch den Kapselschlitz dringt Kammerwasser in die Linse, dieses trübt die Linsenfasern durch Quellung und führt im Laufe von Wochen und Monaten zur Verkleinerung der Linse durch Aufsaugen der in die Vorderkammer austretenden Starmassen. Diese Aufsaugung des Stares wird nur unterbrochen, wenn die Kapselwunde durch eine gleichzeitige Iritis mit Fibrin verschlossen wird oder wenn, wie dies bei peripheren Kapselwunden der Fall ist, Irisgewebe den Wundverschluß besorgt. Verwächst der so entstandene Wundstar gleichzeitig in ausgedehntem Maße mit der Regenbogenhaut, so spricht man von einem angewachsenen Star *(Katarakta accreta)*; führt die teilweise Aufsaugung zur Verkleinerung der Linse, von *Katarakta reducta.*

Während sich bei großen Kapselrissen die ganze Linse rasch trübt, bleibt bei kleinen Rissen die *Starbildung* häufig auf die nächste Umgebung der Kapselwunde beschränkt, nimmt Strich- oder Keilform an, sie *kann in ihrer Entwicklung stehenbleiben, ja sie kann bei Jugendlichen selbst weitgehend im Laufe von Monaten zurückgebildet werden*, d. h. ein Prellungsstar kann sich verkleinern, ja selbst ganz verschwinden, heilen.

Der Prellungsstar ohne Zerreißung der Linsenkapsel: Wichtiger ist die Kenntnis, daß ein Prellungsstar auch ohne Zerreißung der Linsenkapsel zustande kommen kann. Durch die stumpfe Verletzung kann es einerseits zur *Schädigung der Linsenkapsel* kommen, wodurch dieselbe für das umgebende Kammerwasser durchlässig wird (subkapsuläre Vakuolen, Abhebung der Linsenkapsel vom Linsenparenchym), oder es kann das *normale Gefüge der Linsenfasern innerhalb der Kapsel gelockert*, die Schichten gegeneinander verschoben, die Nahtsysteme gesprengt, der härtere Kern von der weichen Rinde getrennt oder *Linsenfasern direkt zerrissen* werden. Eine grobe lamelläre Zerklüftung und unregelmäßige Wasserspaltenbildung nach Verletzung sind der sichtbare Ausdruck dieses Geschehens bei Untersuchung der Linse mittels der Spaltlampe.

Mit freiem Auge sieht man nur die allmähliche Entwicklung einer zuerst umschriebenen, später ausgedehnten Linsentrübung, die in der vorderen Hälfte der Linse, häufig an der Grenze zwischen Rinde und Kern beginnt und mit der Zeit die Form einer Rosette annimmt (sog. *vorderer Rosettenstar*). Diese Prellungsstare haben häufig keine große Tiefenausdehnung, sondern liegen in einer dünnen Schicht der Linse *(Schalenkatarakt)*, kommen in ihrer Entwicklung bald zum Stillstand und können sich bei Jugendlichen im Laufe von Monaten weitgehend wieder zurückbilden.

Für die Erkennung ist festzuhalten: Prellungsstare, welche sich *wenige Stunden nach einer stumpfen Verletzung* entwickeln, sind jedenfalls durch *Kapselriß* bedingt, solche, welche erst *Tage oder Wochen nach der Verletzung* auftreten, echte *Kontusionsstare ohne Kapselriß*.

Behandlung: Gerade für die Prellungsverletzungen der Linse im Kriege gilt der Satz, daß man mit Eingriffen bei *unvollständigen Staren* Wochen und Monate warten muß, weil sich bei Jugendlichen und sonst gesunden Menschen solche Trübungen weitgehend von selbst zurückbilden können.

Die Behandlung der Kontusionskatarakte gehört kaum in den Bereich des Feldarztes und des Nichtaugenarztes. Trübt sich die Linse nach einer Prellung gänzlich, so ist nach Abklingen aller akuten Erscheinungen (Aufsaugung von Blut aus der Vorderkammer, Iritis traumatica usw.) *die Zerreißung des Stares (Diszission)* auszuführen. Sie besteht darin, daß man mit der sog. Diszissionsnadel oder dem Diszissionsmesserchen bei 3 oder 9 am Hornhautrand in die Vorderkammer eingeht und die Linsenkapsel in horizontaler und vertikaler Richtung aufreißt. Man schafft also künstlich eine ausgiebige Eröffnung der vorderen Linsenkapsel: Durch das eindringende Kammerwasser quillt der Star rasch auf, Teile von ihm fallen in die Vorderkammer und werden im Verlaufe von Wochen und Monaten aufgesogen. Um die Heilung abzukürzen, schließt man *acht Tage nach der Diszission eine Eröffnung der Vorderkammer mit dem Lanzenmesser* bei 6 an und entleert auf diese Weise die lockeren, in der Vorderkammer liegenden Starmassen *(Linearextraktion)*. Dieser Eingriff kann, wenn nötig, nach weiteren 8—14 Tagen wiederholt werden. Sind alle trüben Linsenmassen aus dem Pupillengebiet entfernt oder aufgesogen, dann kann die bestehende Linsenlosigkeit durch eine *Starbrille* berichtigt werden. Doch kann ein Starglas vor einem Auge nicht getragen werden, wenn das andere Auge normale Refraktion und normales Sehvermögen hat. Tritt infolge allzu schneller Quellung eine sekundäre Drucksteigerung des Auges auf, so muß die Punktion der Vorderkammer mit Entleerung der Linsenmassen schon zu einem früheren Zeitpunkte vorgenommen werden.

Auch bei Prellungsstaren, die sich im Laufe der Zeit von selbst verkleinert, aber nicht vollkommen aufgesaugt haben (Katarakta reducta), kann mittels Diszission eine Lücke gemacht und so ein Sehvermögen mit Hilfe von Stargläsern erzielt werden.

Bei umschriebenen Prellungsstaren muß abgewartet werden, ob eine Selbstheilung eintritt. Stare, welche einen Teil der Pupille zum Sehen frei lassen, sind bei Jugendlichen nicht zu diszindieren.

Die Verschiebungen der Linse (Subluxatio und Luxatio lentis traumatica).

Unter *Subluxation* versteht man eine geringe Verschiebung der Linse nach irgendeiner Seite infolge *teilweisen Zerreißens des Aufhängebandes*, der *Zonula Zinnii*, ohne daß die Linse die tellerförmige Grube (Fossa patellaris) in der vorderen Glaskörperbegrenzung verläßt. Man kann diesen Zustand bei der Untersuchung des Auges aus folgenden Zeichen erschließen: aus dem *Schlottern der Regenbogenhaut*, meist nur in einer Hälfte ihres Umfanges, der *ungleich tiefen Vorderkammer* und aus dem *schlechteren Sehen.*

Unter *Luxation* der Linse versteht man die *Verschiebung derselben aus der tellerförmigen Grube* heraus. Es gibt fünf Formen:

a) Die Luxation nach der Seite,
b) die „ in den Glaskörper,
c) „ „ in die Vorderkammer,
d) „ „ unter die Bindehaut des Augapfels und
e) „ „ aus dem Auge.

Zu a: Bei der *Luxation der Linse nach der Seite, nach unten oder oben* liegt die Linse noch zwischen Regenbogenhaut und Glaskörper und der *Linsenrand erscheint in der Pupille.* Dadurch wird die Pupille in zwei Teile geteilt: in einen linsenhaltigen und einen linsenlosen (Abb. 27). Der linsenhaltige Teil hat einen zarten, grauen, der linsenlose Teil der Pupille einen tiefschwarzen Farbton. Beleuchtet man ein solches Auge von vorn, so leuchtet der Äquator der noch nicht getrübten Linse goldgelb auf (Totalreflexion der Linsenrandes). Durch diese *Zweiteilung der Pupille* entsteht ein *einäugiges Doppeltsehen*, weil der linsenhaltige Teil kurzsichtig (myop), der linsenlose Teil übersichtig (hypermetrop) ist. Aus dem linsenlosen Teil der Pupille fällt in den meisten Fällen der Glaskörper in die Vorderkammer vor, weil durch die stumpfe Verletzung nicht nur das Aufhängeband der Linse, sondern häufig auch die Glaskörpergrenzhaut mit zerrissen wird.

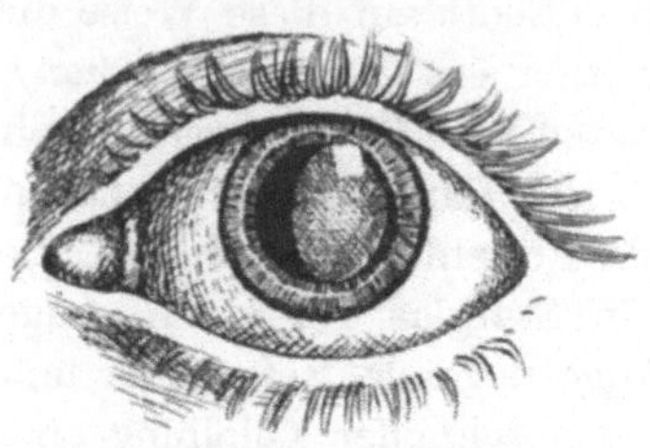

Abb. 27. Verschiebung der Linse (Luxatio lentis) schläfenwärts. Nasal der tiefschwarze aphakische Teil der Pupille.

Zu b: Wirkte die stumpfe Gewalt sehr heftig auf das Auge ein, dann kann es zur *Luxation der Linse in den Glaskörper kommen.* Voraussetzung ist die gleichzeitige Zerreißung der ganzen Zonula Zinnii und die Verdrängung des normalen oder eines vorher schon verflüssigten Glaskörpers (z. B. bei hoher Myopie). Durch die Verlagerung der Linse in den Glaskörper entstehen die *Zeichen der Linsenlosigkeit:* Die *Vorderkammer ist tief*, die *Pupille tiefschwarz*, die *Regenbogenhaut schlottert* und *das Sehvermögen ist ohne Gläser bis auf Fingerzählen herabgesetzt.* Meist sinkt bei aufrechter Körperhaltung die Linse der Schwere nach auf den Boden des Glaskörpers und ist dort oft schwer aufzufinden, besonders wenn es gleichzeitig zu einer Blutung in die Vorderkammer oder in den Glaskörperraum oder infolge sekundärer Drucksteigerung zu Mattigkeit der Hornhaut kommt. In geeigneten Fällen sieht man mit Hilfe eines Konkavspiegels den *goldgelb glänzenden Linsenrand* der sonst klaren Linse irgendwo in der Tiefe des Glaskörperraumes. Nach wenigen Wochen trübt sich die Linse, sie wird infolge zunehmender Verflüssigung des Glaskörpers beweglicher und tanzt bei Blickbewegungen oft bis zur Pupillenhöhe als grauer Ball auf und nieder.

Die *Voraussage* der Linsenluxationen nach der Seite und in den Glaskörper ist nicht nur infolge der sofort nach der Verletzung einsetzenden Sehverschlechterung, sondern auch in bezug auf die endgültige Erhaltung des verminderten Sehvermögens und des Auges überhaupt *ungünstig.* Jeder Linsenluxation wohnt die Gefahr nachträglicher Drucksteigerung im Auge *(Glaukoma secundarium)* inne, weil eine verlagerte Linse bei den Blickbewegungen dauernd den Ziliarkörper reizt und so zu vermehrter

Absonderung von Kammerwasserflüssigkeit Veranlassung gibt. Die Augen werden oft schon nach kurzer Zeit steinhart, das restliche Sehvermögen erlischt und das Auge muß wegen Schmerzhaftigkeit entfernt werden.

Zu c: Eine *Luxation der Linse in die Vorderkammer* kommt dann zustande, wenn im Augenblickeder Einwirkung der stumpfen Gewalt die Regenbogenhaut nach hinten gedrückt oder umgestülpt wird (Retroflexio iridis). Dadurch wird die Pupille erweitert. Reißt nun gleichzeitig das Aufhängeband der Linse ab, dann wird die Linse durch den Glaskörper nach vorn gedrückt und kommt so vor die nach hinten verlagerte Regenbogenhaut zu liegen (Abb. 28). Hängt die Linse noch an einigen Fasern ihres Aufhängebandes fest oder wird die Regenbogenhaut nur zum Teil nach rückwärts geschlagen, dann kann es zur *Einklemmung der Linse in die Pupille* kommen. Die Linse reitet dann gleichsam auf dem Pupillenrande.

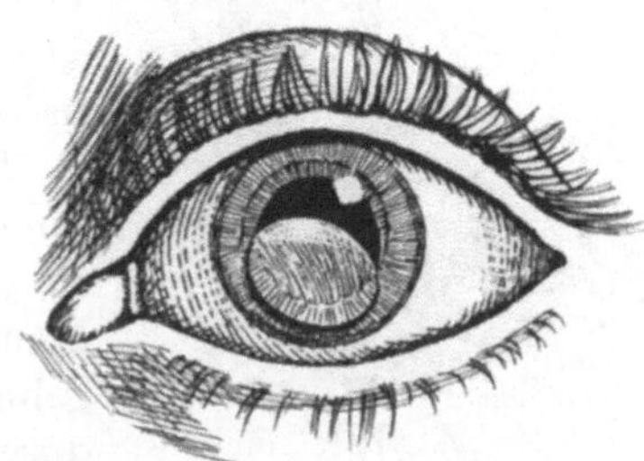

Abb. 28. Verschiebung der Linse iu die Vorderkammer und deren Schiefstellung nach oben und hinten.

In der Vorderkammer nimmt besonders die jugendliche Linse fast Kugelform an. Die Vorderkammer wird dadurch tief und man erkennt die in den ersten Tagen noch klare Linse nur an der Totalreflexion des Linsenäquators. Die Linse liegt in der Vorderkammer wie ein „glänzender Öltropfen".

Bei jeder Verlagerung der Linse in die Vorderkammer kommt es meist innerhalb von Stunden *zu einem schwersten Sekundärglaukom* mit starkem Schmerz im Auge und in der betreffenden Stirnhälfte, weil das vom Strahlenkörper gelieferte Kammerwasser nicht durch die Pupille in die Vorderkammer abfließen kann. Denn in diesem Falle liegt die Regenbogenhaut der Hinterfläche der Linse so fest an, daß durch die Pupille keine Kammerflüssigkeit mehr in die Vorderkammer durchfließen kann. Je mehr Flüssigkeit vom Strahlenkörper gebildet wird, um so fester wird die Regenbogenhaut von hinten her an die Linsenhinterfläche angedrückt und der Druck im Glaskörperraum steigt immer höher. An diesem Sekundärglaukom erblinden solche Augen und müssen wegen Schmerzhaftigkeit schließlich entfernt werden.

Zu d und e: Über die *Verlagerung der Linse unter die Bindehaut des Augapfels* und *aus dem Auge* wurde schon oben bei der Erörterung der Lederhautrisse (S. 62ff.) das Notwendige gesagt. Diese Luxationsformen können nur beim Bersten der Lederhaut vorkommen. Während die Luxation der Linse unter die Bindehaut des Augapfels an einem rundlichen, prall elastischen Buckel zu erkennen ist, welcher der Stelle des Lederhautrisses oder seiner nächsten Umgebung aufsitzt (Abb. 29), kann die Frage, ob die Linse das Auge gänzlich verlassen hat, nur dann entschieden werden, wenn sich die Linse am Unfallsort oder im Verband auffinden läßt. Bei der meist schweren Durchblutung des ganzen Augapfels muß die Möglichkeit, daß die Linse in den Glaskörperraum verlagert wurde und vielleicht das Auge überhaupt nicht verlassen hat, häufig offenbleiben.

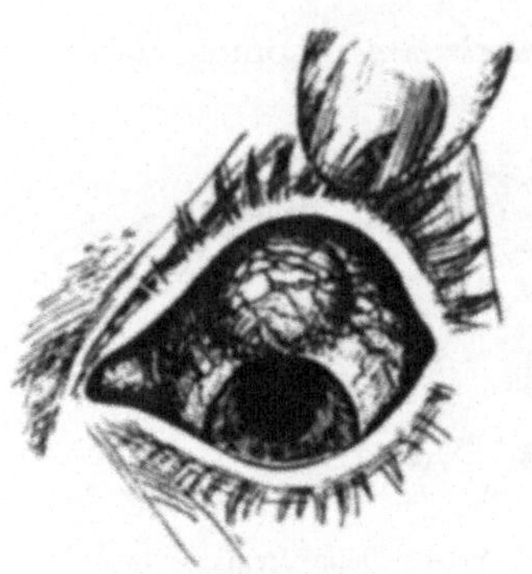

Abb. 29. Verschiebung der Linse unter die Bindehaut des Augapfels (subkonjunctivale Linsenluxation) oberhalb der Hornhaut. Die Iris ist nach oben und hinten umgeschlagen. (Retroflexio iridis, S. 68) und weist ein Pseudokolobom auf.

Eine *Behandlung*, sozusagen eine erste Hilfe, kommt für den Feldarzt nur bei der Verlagerung der Linse in die Vorderkammer in Frage: Unmittelbar nach der Verletzung des Auges gelingt es manchmal, durch Rückenlage und durch Schütteln und Beuteln des Kopfes mit beiden Händen die Linse aus der Vorderkammer wieder durch die noch weite Pupille hinter die Regenbogenhaut zu bringen. Ist dies gelungen, so ist die Pupille durch mehrmaliges Einträufeln einer 1%igen *Pilokarpinlösung* so weit als möglich zu verengen und in den nächsten Tagen eng zu halten, damit die Linse bei aufrechter Körperlage nicht wieder in die Vorderkammer sinkt. Wenn damit auch die erste Gefahr, die der sofortigen Drucksteigerung, gebannt ist, so bleibt diese doch in der Folgezeit gewöhnlich nicht aus.

Auf jeden Fall hat der Feldarzt bei Feststellung einer Verlagerung der Linse dafür zu sorgen, daß der Verletzte möglichst bald in fachärztliche Behandlung gebracht wird. Durch rechtzeitige *Entbindung der verlagerten Linse* läßt sich manches Auge retten, aber nur dann, wenn die Drucksteigerung noch nicht zu lange besteht und wenn die Linse nicht schon durch Entzündung, welche sie häufig am fremden Orte verursacht, mit ihrer Umgebung verwachsen ist. Gelingt die Entfernung der verlagerten Linse nicht, dann erblinden die meisten dieser Augen infolge Sekundärglaukoms und müssen früher oder später wegen Schmerzhaftigkeit entfernt werden.

Die folgenden drei Abschnitte, welche von der Auswirkung stumpfer Verletzungen am Glaskörper, an der Netz- und Aderhaut und am Sehnerven handeln, sollen nur kurz gefaßt werden, damit der daran interessierte Truppenarzt, welcher kein Augenarzt ist, sich eine Vorstellung davon machen kann, welche *Veränderungen nach stumpfen Verletzungen in der Tiefe des Auges* auftreten können.

Die Feststellung dieser Veränderungen erfordert den *Gebrauch des*

Augenspiegels in einer Weise, die dem Nichtaugenarzt kaum zugemutet werden kann; aber ich nehme an, daß dem Feldarzt, welcher die Augen seiner Soldaten zu betreuen hat, eine kurze Schilderung der Tiefenverletzungen des Auges erwünscht sein wird.

Stumpfe Verletzungen des Glaskörpers.

Die stumpfen Verletzungen des Glaskörpers können entweder ausschließlich an diesem oder aber im Zusammenhang mit anderen Prellungsverletzungen des Auges vorkommen. Die hauptsächlichsten Veränderungen sind:

Die Verflüssigung des Glaskörpers (Synchisis traumatica).

Der normale Glaskörper ist ein gallertartiger, durchsichtiger Körper, welcher den Raum zwischen Linse, Strahlenkörper, Netzhaut und Sehnerven einnimmt und wesentlich zur Erhaltung der Form und der normalen Spannung des menschlichen Auges beiträgt. Er besteht aus einem Geflecht ultramikroskopischer Fäden (Micellen), zwischen denen sich die eigentliche *Glaskörperflüssigkeit* befindet. Der Glaskörper ist von einer verdichteten Wandschicht, der *Glaskörpergrenzhaut,* umgeben und haftet nur an der Ora serrata, also am Übergang vom Strahlenkörper in die Netzhaut, sowie am Sehnerveneintritt fest an seiner Unterlage. An der Netzhautinnenfläche und der Linsenhinterfläche liegt er nur lose an.

Bei starken Erschütterungen des Körpers und des Auges (bei Explosionsverletzungen, Sturz auf das Auge) sowie nach Prellungsverletzungen aller Art kommt es zur *Verflüssigung des Glaskörpers:* Das feine ultramikroskopische Gerüstwerk zerfällt infolge der Erschütterung, es bilden sich größere, mit Flüssigkeit gefüllte Hohlräume, die von gröberen Verdichtungen des Gerüstwerkes umgeben werden.

Diese Gerüstfetzen schwanken bei Blickbewegungen sehr stark und kommen dem Verletzten als „*Glaskörpertrübungen*“ zum Bewußtsein. Die Verflüssigung ist häufig der Vorläufer und die Voraussetzung für die Glaskörperabhebung.

Die Glaskörperabhebung (Ablatio corporis vitrei).

Sie kommt dadurch zustande, daß sich *die Glaskörpergrenzmembran* nach Schlag oder Sturz auf das Auge entweder in der Äquatorgegend des Augapfels *von der Netzhaut löst und bei aufrechter Körperlage der Schwere entsprechend nach unten durchsinkt (obere Glaskörperabhebung),* oder daß die Glaskörpergrenzmembran von ihrer Ansatzstelle rings um den Eintritt des Sehnerven (Papille) abreißt. Dieser Ringriß rückt im Augenblicke seines Zustandekommens nach vorne gegen den Mittelpunkt des Auges *(ringförmige hintere Glaskörperabhebung).* Dieser im Glaskörperraum schwebende Ring wirft seinen Schatten auf die Netzhaut, so daß der Kranke über eine schwankende, immer wieder an dieselbe Stelle des Gesichtsfeldes zurückkehrende Trübungsfigur in seinem Auge klagt.

Glaskörperbruch (Hernia corporis vitrei).

Unter einer Glaskörperhernie versteht man die Vorbuckelung des Glaskörpers nach irgendeiner Richtung, wobei der Glaskörper von der Grenzmembran überzogen wird. Es gibt *Glaskörperhernien in die Vorderkammer, in Hornhaut- und Lederhautwunden.* Tritt nach einer stumpfen Verletzung eine Verschiebung der Linse nach einer Seite auf, so wird gleichzeitig an der Seite, wo das Aufhängeband der Linse zerrissen ist, der Glaskörper nach vorn gepreßt und zwischen der verschobenen Linse und dem Pupillenrand in der Vorderkammer erscheinen.

Da der gallertige Glaskörper aber von seiner Grenzhaut überzogen ist, *vermischt er sich nicht mit dem Inhalt der Vorderkammer,* sondern er verdrängt nur mechanisch die Vorderkammerflüssigkeit. Der Glaskörperbruch bleibt in solchen Fällen zwischen Linse und Pupillarrand eingeklemmt und verändert seine Form nicht oder nur wenig. Er ist in den meisten Fällen ohne Bedeutung.

Gelangt eine Glaskörperhernie in eine durchbohrende Hornhaut- oder Lederhautwunde, so wird auch hier der Glaskörper in die Wunde eingeklemmt und heilt mit der Zeit, da sich die Glaskörperschichten rasch verdichten, als fester fast durchsichtiger Strang in die Hornhaut oder Lederhaut ein (z. B. Glaskörper-Hornhautsynechie).

Der Glaskörpervorfall (Prolapsus corporis vitrei).

Darunter versteht man jenen Zustand, wo der Glaskörper nach stumpfer Gewalt den Glaskörperraum nach der Richtung der Vorderkammer hin verläßt, nachdem *seine umhüllende Grenzmembran eingerissen* ist, *so daß sich der gallertige oder verflüssigte Glaskörper mit dem Inhalt der Vorderkammer mischt.* Dadurch entsteht bei Untersuchung mit der Spaltlampe schon bei der geringsten Augenbewegung das Wogen einer schlierigen Masse in der Vorderkammer, ähnlich den Bewegungen einer Qualle. Wenn die Glaskörpersubstanz sich in größerer Ausdehnung in den Kammerwinkel einlegt, wird die normale Abfuhr des Kammerwassers aus dem Auge gestört und es kann Drucksteigerung auftreten *(Sekundärglaukom).*

Fällt Glaskörper nach einer durchbohrenden Verletzung in eine *Hornhaut- oder Lederhautwunde* vor, so fließt eine fadenziehende, klare Flüssigkeit aus dem Auge ab, wobei der Augapfel in sich zusammensinken und seine Form gänzlich verlieren kann (Kollaps des Bulbus). Durch entzündliche Verklebung des Glaskörpers mit der Wunde kommt es auch hier zu einer Glaskörpersynechie. Diese Verwachsungen können auf dem Umwege über eine Glaskörperabhebung später durch Zug zur Lochbildung und somit *zur Ablösung der Netzhaut* führen.

Behandlung: Erscheint in einer durchbohrenden Wunde Glaskörper, so ist derselbe mit feiner Pinzette und Schere zu fassen und abzutragen, und zwar so oft, bis kein gallertiger Glaskörper mehr in die Wunde vorfällt. Diese Wunden sind dann durch eine feine Haarnaht zu verschließen oder durch einen Bindehautlappen (s. S. 43) zu decken, da sonst die Gefahr der Einwanderung von Keimen in das Auge sehr groß ist.

Glaskörperblutung (Haemorrhagia corporis vitrei, Haemophtalmus).

Da der Glaskörper selbst unter normalen Verhältnissen keine Gefäße besitzt, so können Blutungen nach stumpfen Verletzungen nur aus den Gefäßen der angrenzenden Gewebe stammen, also aus der Netz- und Aderhaut, aus den Gefäßen des Sehnervenkopfes (Papille), denen des Strahlenkörpers und der Regenbogenhaut. Schließlich kann bei Platzwunden des Auges Blut auch von außen her, also z. B. von der Bindehaut infolge des negativen Druckes in den Glaskörperraum eingesaugt werden, wenn die Glaskörpergrenzmembran gleichzeitig mit verletzt war.

Blut im Glaskörper stört das Sehen des Verletzten ganz beträchtlich und kann, wenn es den Glaskörperraum ganz ausfüllt, zur *Auslöschung jeder Lichtempfindung* führen (S. 22). Das Blut kann sich entweder an der Außenfläche des Glaskörpers ansammeln oder in den Glaskörper selbst eindringen.

Im ersten Fall findet man es z. B. zwischen Netzhaut und Glaskörper als sog. *präretinale Blutung* oder zwischen Linse und vorderer Glaskörpermembran *im retrolentalen Raum*. Letztere Blutungen bleiben oft sehr lange als rote Sicheln oder Streifen hinter der Linse bestehen. Dringt nur wenig Blut in den Glaskörper, dann verteilen sich die roten Blutkörperchen durch den ganzen Glaskörperraum als sog. *staubförmige Glaskörpertrübungen*, welche man mittels des Lupenspiegels (S. 31) sehen kann. Dadurch wird eine gleichmäßige Verschleierung des Sehens und des Augenhintergrundes bei der Augenspiegeluntersuchung hervorgerufen. Dringt viel Blut in den Glaskörper ein, dann erlischt nicht nur das Sehvermögen für einige Zeit, sondern verhindert auch jede Erkennung von Einzelheiten am Augenhintergrunde durch den Arzt, ja man erhält bei Durchleuchtung mit dem Konkavspiegel nicht einmal mehr den roten Widerschein vom Augenhintergrunde.

Während sich Blut aus dem Glaskörper Jugendlicher weitgehend aufsaugen kann, ist doch die *Vorhersage* bei schweren Glaskörperblutungen sehr zweifelhaft, weil sich durch Ausscheidung von Fibrin nachträglich *Bindegewebsschwarten im Glaskörperraum* entwickeln, welche durch Schrumpfung zur *Netzhautablösung* und zur Verkleinerung des Augapfels *(Atrophie bulbi)* Veranlassung geben können.

Die *Behandlung* frischer Glaskörperblutungen nach stumpfer Verletzung besteht in Bettruhe und kalten bzw. Eisumschlägen auf das Auge. Von Anfang an ist Sorge zu tragen, den Stoffwechsel des Auges zu beschleunigen. Dies geschieht am besten durch Einträufelung von 5—10%iger Dioninlösung in den Bindehautsack zwei- bis dreimal täglich, später durch Einspritzen von 0,5 ccm einer 10%igen Kochsalzlösung unter die Bindehaut jeden 2. Tag. Die tägliche Einspritzung von Vitamin C in die Venen oder die Gesäßmuskulatur durch acht Tage hindurch vermindert nicht nur die Gefahr der Nachblutung, sondern beschleunigt auch die Aufsaugung. Vierzehn Tage nach der Verletzung kann mit Wärme und *Punktionen der Vorderkammer* begonnen werden. Durch die Eröffnung der Vorderkammer wird infolge der Weichheit des Augapfels (Hypotonie) eine Blutfülle aller Gefäße des Auges und somit ein beschleunigter Stoffwechsel bewirkt. Auch *Schwitzkuren* und innerliche Gaben von Natrium jodatum (5:200) können bei der Aufsaugung der Blutung mithelfen. Von sehr guter Wirkung sind in älteren Fällen Durchwärmungen des Auges mittels *Kurzwellen.* Man soll immer mit kleinen Dosen (drei Minuten Bestrahlungsdauer) anfangen und erst dann, wenn die gute Verträglichkeit feststeht, auf fünf bis zehn Minuten hinaufgehen und insgesamt 15—20 Kurzwellenbestrahlungen anwenden.

Bei Blutungen, welche keine Neigung zur Aufsaugung zeigen, kann ungefähr einen Monat nach der Verletzung eine *Glaskörperabsaugung* mit den Punktionsnadeln nach ZUR NEDDEN vorgenommen und öfters wiederholt werden, um der Gefahr der Bindegewebsbildung und ihren Folgen im Glaskörper zu begegnen.

Stumpfe Verletzungen der Netzhaut.

Diese sollen nur kurz aufgezählt werden, damit sich der Arzt im Felde ein ungefähres Bild davon machen kann, was sich am Augenhintergrund nach stumpfer Verletzung durch Granatsplitter, Schrapnell- und Gewehrkugeln, Explosions- und Minenverletzungen, durch Sturz auf stumpfe Gegenstände, auf Pfähle, durch Schlag auf das Auge und als Folge der Fernwirkung bei Querschüssen durch die Augenhöhle, welche den Augapfel selbst nicht verletzen, abspielen kann.

Die Erschütterung der Netzhaut (Commotio, Contusio retinae, Berlinsche Trübung).

Man versteht darunter eine *zarte, unscharf begrenzte Graufärbung der Netzhaut* am Gegenpol der stumpfen Gewalt *(indirekte Commotio retinae)* oder am Ort der Gewalteinwirkung selbst *(direkte Commotio retinae)*. Trifft z. B. ein Schlag das Auge von vorn, so tritt eine meist scheibenförmige Graufärbung der Netzhaut am hinteren Augenpol, also in der Gegend der Fovea centralis auf (indirekte Commotio retinae). Manchmal verbreitet sich der weißgraue Farbton entlang der Gefäße in die Umgebung.

Bei Prellungsverletzungen durch matte Schrapnell-, Gewehr- oder Pistolenkugeln, welche das Auge seitlich treffen, aber nicht durchbohren, findet man eine rundliche oder sich sternförmig ausbreitende Graufärbung der Netzhaut an der Stelle der einwirkenden Gewalt, also in den peripheren Netzhautanteilen (direkte Commotio retinae). Häufig aber auch eine zweite zartere graue Trübung an der gegenüberliegenden Stelle im Augenhintergrund.

Solche Graufärbungen der Netzhaut, welche sich meist in drei bis zehn Tagen zurückbilden, finden ihre Erklärung im Austritt von Flüssigkeit aus den Netzhautgefäßen, in hartnäckigeren Fällen in einem Myelinzerfall der Nervenfaserschicht der Netzhaut. Die anfängliche Sehstörung kann binnen kurzer Zeit wieder gänzlich verschwinden.

Behandlung: Schutz vor Blendung durch rauchgraue Schutzbrille (Umbralgläser von Zeiß, 50% Absorption).

Die Lochbildung der Macula lutea (Traumatisches Maculaloch).

Bei schweren Prellungsverletzungen des vorderen Augenpoles kann es *als Ausdruck der Wirkung am Gegenpol* (contre coup) zur Lochbildung in der Macula lutea kommen. Nachdem die grauweiße Farbe des Netzhautödems (Contusio retinae) verschwunden ist, stellt sich das zentrale Sehen nicht wieder her und man sieht nun mit dem Augenspiegel eine *kreisrunde oder ovale, durch einen scharfen grauen Rand begrenzte Stelle von dunkelroter Farbe,* welche mit braunen oder grauen Tüpfeln besetzt ist. Hier ist die normalerweise sehr dünne, auf wenige Schichten beschränkte Netzhaut zerfallen, so daß das rötlichbraune Pigmentepithel bloßliegt. Der graue Saum ist der Rand des Netzhautloches. Dieser Zustand bedingt einen *dauernden Ausfall des zentralen Sehvermögens* (Zentralskotom, Unvermögen zu lesen). Doch bleibt das periphere Sehen und somit die Orientierung im Raum, selbständiges Herumgehen, die Möglichkeit der Verrichtung gröberer Arbeit erhalten.

Die Behandlung ist machtlos.

Blutungen der Netzhaut (Haemorrhagia retinae).

Gefäße der Netzhaut bersten entweder als Ausdruck der direkt einwirkenden stumpfen Gewalt in der vorderen Netzhauthälfte oder als Wirkung am Gegenpol im hinteren Abschnitt des Auges.

Die *Blutungen,* welche sich vom rötlichen Augenhintergrund durch ihr *ausgesprochenes Rot* meist gut abheben, liegen entweder *in den oberflächlichen* Netzhautschichten (streifenförmige Blutungen), *in den mittleren und tiefen Netzhautschichten* (rundliche, meist nicht sehr große, scharf begrenzte Blutungen), *in den Außenschichten* der Netzhaut oder *zwischen Netz- und Aderhaut* (große, lachenförmige, vom Fundusrot manchmal schwer abgrenzbare Blutungen) oder zwischen Netzhaut und Glaskörper (sog. *präretinale Blutungen*). Letztere stellen in frischem Zustande meist eine deutlich abgegrenzte rote Scheibe in der Foveagegend dar, welche zirka 2—3 PD groß ist und in welcher sich das Blut innerhalb weniger Tage bei aufrechter Körperlage am oberen Rande mit einem horizontalen Flüssigkeitsspiegel absetzt.

Von schweren Blutungen, welche die Grenzhaut der Netzhaut und des Glaskörpers durchbrechen und sich nach vorn in den Glaskörper ausbreiten *(Hämophthalmus),* war bei der Besprechung der Glaskörperveränderungen (S. 78, 79) schon die Rede.

Netzhautblutungen verursachen Sehstörungen (Ausfälle im Gesichtsfeld, Skotome), doch wird die zentrale Sehschärfe nur durch Blutungen in der Foveagegend, besonders durch die präretinale Blutung herabgesetzt. Sie saugen sich meist bei jungen, sonst gesunden Leuten restlos auf und führen zur Wiederherstellung des Sehvermögens. Durch Fibrinausscheidung und bindegewebige Umwandlung aber kann sich jede Netzhautblutung in weiße, auf der Netzhautinnen- oder -außenfläche sowie im Netzhautparenchym gelegene Flecke und Streifen umwandeln (*Retinitis proliferans interna* et *externa*) und so das Sehvermögen dauernd schädigen.

Behandlung: Außer der Verordnung von Bettruhe und dunkler Schutzbrille ist intravenös Vitamin C in hohen Dosen und Calcium zu verabreichen.

Netzhautriß (Ruptura retinae).

Ein Netzhautriß kann am Orte der Einwirkung einer stumpfen Gewalt oder an deren Gegenpol entstehen. Man erkennt ihn mittels des Augenspiegels daran, daß die Aderhautzeichnung (Aderhautgefäße und Pigment zwischen den Gefäßen) an einer umschriebenen Stelle deutlicher als am übrigen Augenhintergrund sichtbar ist. Die *Ränder des Netzhautrisses* verraten sich als feine graue, meist etwas gegen den Glaskörper vorstehende Umrahmung der roten Stelle. Bei Netzhautrissen, in deren Bereiche das Sehvermögen selbstverständlich für immer zerstört ist, besteht die Gefahr einer Netzhautablösung. Denn es kann durch den Riß Flüssigkeit aus dem Glaskörper hinter die Netzhaut gelangen und diese von der Aderhaut abdrängen. Daß dies dennoch in vielen Fällen nach stumpfer Verletzung ausbleibt, ist auf Verklebungen des Rißrandes mit der Aderhaut zurückzuführen, die häufig von den fast immer mit vorhandenen Netzhautblutungen ausgehen. Der Netzhautriß kann sich auf diese Weise auch mit der Zeit bindegewebig verschließen, so daß er mit dem Augenspiegel nicht mehr sichtbar ist.

Diesen *primären* Netzhautrissen stehen jene *sekundären* gegenüber, die nach organisierten Blutungen am Augenhintergrund oder nach Narben zwischen Netz- und Aderhaut infolge Schrumpfung des neugebildeten Bindegewebes (Narbenzug) zustande kommen und die ebenso als Kriegsfolge zu werten sind, wenn sie manchmal auch erst spät nach der Verletzung auftreten. Diese Einrisse findet man entweder am Rande weißer Bindegewebsherde oder an Stellen, wo die Netzhaut von Haus aus sehr dünn ist: in der Netzhautperipherie (Ora serrata-Risse) oder in der Gegend des gelben Fleckes (Makularisse). Auch an diese sekundären Risse kann sich eine Netzhautablösung anschließen.

Behandlung: Bei primären und sekundären Netzhautrissen ist zunächst für vollkommene *Ruhe* des Verletzten und dauerndes Tragen der LINDNER*schen Lochbrille* (Abb. 30) zu sorgen, damit sich der Riß in der Netzhaut durch die Schleuderbewegungen des Glaskörpers nicht vergrößern und seine bindegewebigen Verklebungen mit der Umgebung nicht zerreißen.

Die Netzhautablösung (Ablatio retinae traumatica).

Primäre Netzhautablösungen kommen nach stumpfer Verletzung bei sonst normalen und gesunden Augen nur dann vor, wenn die Gewalteinwirkung eine sehr schwere ist und wenn schwere wiederholte Erschütterungen des Kopfes damit verbunden sind (Explosionsverletzung, Verschüttungsverletzungen u. a.), wie folgender Fall zeigt, den ich selbst beobachten konnte. Dabei treten neben den Netzhautrissen auch schwere, von der Aderhaut ausgehende Blutungen auf, welche die Netzhaut von hinten von der Aderhaut abdrängen.

Ein mongolischer Soldat fiel vom Pferde, blieb im Steigbügel hängen und wurde von dem scheu gewordenen Pferd ungefähr 200 m weit fortgeschleift, wobei sein Kopf wiederholt auf den mit Gras bewachsenen Erdboden fiel. Die Untersuchung mit dem Augenspiegel ergab eine beiderseitige blutige Netzhautablösung (Ablatio retinae sanguinea) mit mehreren radiären schlitzförmigen Netzhautrissen in jedem Auge. In dem einen Auge saugte sich das Blut zwischen Netz- und Aderhaut sowie im Glaskörperraum auf, die Risse schlossen sich oder verklebten mit der Unterlage und das Sehvermögen kehrte wieder zurück. Im anderen Auge hingegen kam es nach den Blutungen zur Bindegewebsbildung im Glaskörperraum und durch deren Schrumpfung zur vollständigen Netzhautablösung und zur Erblindung.

Kurzsichtige Augen sind bei Verletzungen mehr gefährdet als normale. Bei diesen Augen können schon geringfügige Verletzungen und Stürze eine Netzhautablösung auslösen. Das gleiche gilt von Augen, welche an einer sog. *zeltförmigen oberen Glaskörperabhebung* leiden.

Als *sekundäre traumatische Netzhautablösung* bezeichnet man jene, bei der sich die Ablösung nicht unmittelbar an die stumpfe Verletzung anschließt, sondern erst später auf Grund von Verletzungsfolgen auftritt (Spätablösung). Diese sind vor allem Blutungen in den Glaskörperraum und die Netzhaut und deren bindegewebiger Ersatz mit nachfolgender Schrumpfung (Glaskörperschwarte, Retinitis proliferans interna, Chorioretinitis sclopetaria). Sie sind oben bei Besprechung der Netzhaut- und Glaskörperblutungen erwähnt worden (S. 78 u. 81).

Zum *vollständigen Abriß der Netzhaut an ihrer Ansatzstelle*, der Ora serrata oder an der Sehnervenscheibe, kommt es nur bei jenen schwersten stumpfen Verletzungen, die mit Zerreißungen oder Platzen der Augenhüllen einhergehen (Querschüsse der Orbita, Gesichtsschüsse, Granat- und Minenexplosion usw.).

Die *Voraussage* aller Netzhautablösungen durch stumpfe Gewalt ist ernst. Im großen und ganzen geben die primären traumatischen Netzhautablösungen eine bessere Voraussage als die sekundären Spätablösungen.

Die *Behandlung* jeder Netzhautablösung nach Verletzung besteht in *Bettruhe* und *Lagerung* auf den Rücken oder auf die Seite, wo sich das Netzhautloch befindet, um die abgelöste Netzhaut wieder möglichst nahe an die Aderhaut heranzubringen. Sofortiges Tragen der *Lochbrille* (Abb. 30), und zwar unausgesetzt entweder bis zum Zeitpunkte der Heilung oder des notwendigen Eingriffes durch den Augenarzt! Dazu Einträufelung von 1% Atropinlösung täglich einmal, zur Ruhigstellung der Regenbogenhaut und zur Vermeidung der bei Netzhautablösung früher oder später auftretenden Iritis. Die endgültige Heilung einer Netzhautablösung kann nur durch den *operativen Verschluß des Netzhautloches* nach den verschiedenen, heute üblichen Methoden erfolgen. Doch verspricht ein Eingriff nur dann Erfolg, wenn er möglichst innerhalb des ersten Monates nach Auftreten der Netzhautablösung ausgeführt werden kann.

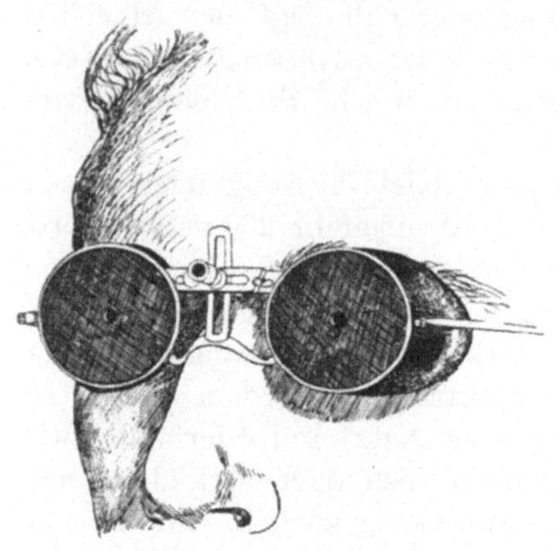

Abb. 30. Lochbrille (nach LINDNER) mit verstellbarem Nasensteg und veränderbarem Pupillenabstand.

Stumpfe Verletzungen der Aderhaut.

Da die Aderhaut mit der Leder- und Netzhaut anatomisch eng verbunden ist und außerdem zwischen diesen beiden Membranen liegt, so ist es erklärlich, daß Aderhautverletzungen meist mit Verletzungen der anderen Augenhüllen vergesellschaftet sind. Es ist daher bei schweren Verletzungen des Auges oft auch für den Geübten nicht immer leicht auseinanderzuhalten, in welchem Ausmaße die eine oder andere Augenhaut geschädigt ist. Doch kann die Aderhaut auch durch Prellung allein geschädigt erscheinen, bzw. die Verletzung der Netzhaut kann so gering sein, daß die Verletzung der Aderhaut das Bild vollkommen beherrscht. Das gilt besonders von dem

Aderhautriß (Ruptura chorioideae).

Wie bei den Netzhautrissen muß man auch hier zwischen *indirekten* und *direkten* Aderhautrissen unterscheiden.

Der *indirekte Aderhautriß* tritt nach stumpfer Verletzung des vorderen Augenpoles am hinteren Augenpol in Erscheinung, und zwar als halbmondförmige helle Sichel, welche entweder gerade durch den gelben Fleck hindurchgeht oder in seiner Nachbarschaft liegt. Die Konkavität des Aderhautrisses ist immer der Sehnervenscheibe zugekehrt (Abb. 31).

Es gibt auch Aderhautrisse, die ganz nahe an der Papille liegen und diese in Form eines Viertel- oder Halbringes, ja selbst als Vollring umgeben. Sie sind an ihrer gelblichweißen Farbe, welche von der bloßliegenden Lederhaut herrührt, leicht zu erkennen. In frischem Zustande sind sie oft von Blut, später *von Pigment eingesäumt.* Gewöhnlich sieht man ein oder zwei größere, nicht zerrissene Aderhautgefäße quer durch das helle Band hindurchziehen.

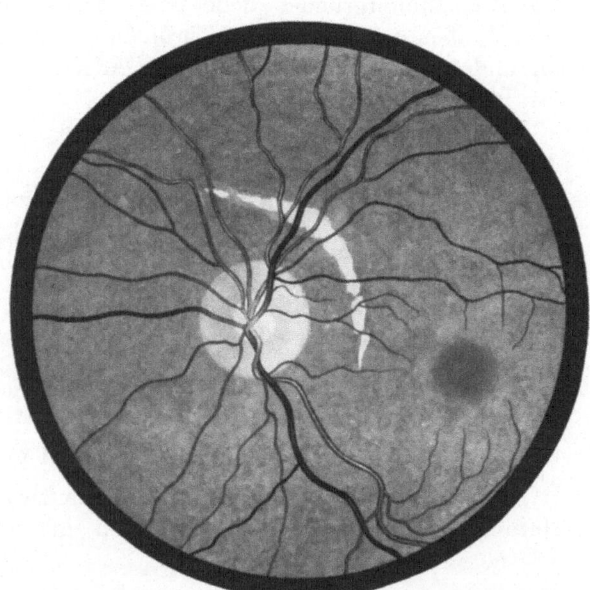

Abb. 31. Aderhautriß (Ruptura chorioideae), die Papille temporal und oben als weißer Halbmond umgebend. Die Netzhautgefäße ziehen unverändert darüber.

Die *direkten Aderhautrisse* treten am Orte der einwirkenden Gewalt auf, liegen daher meist im vorderen Anteil des mit dem Augenspiegel noch sichtbaren Augenhintergrundes und bestehen aus mehreren Ästen, die von einem hellen Zentrum ausgehen, ähnlich wie die Sprünge nach Steinwurf auf dünnem Eise. Die hellen Ausläufer reichen oft weit nach hinten bis in die Gegend des gelben Fleckes und enden, wie auch die indirekten Risse, immer zugespitzt.

Aderhautrisse sind im Beginn oft durch eine Netzhauttrübung (Comotio retinae) oder durch Blut in der Netzhaut und im Glaskörper bedeckt und kommen erst zum Vorschein, wenn letzteres geschwunden ist.

Die *Behandlung* ist machtlos und hat sich mit der begleitenden Netzhaut- und Glaskörperblutung zu befassen (S. 78 u. 81). Der Zustand ist ein dauernder.

Prellungsschädigung der hinteren Ziliargefäße.

Die Prellungsschädigung eines oder mehrerer in der Aderhaut verlaufender hinterer Ziliararterien ergibt ein typisches Verletzungsbild: Unmittelbar nach der Verletzung findet man im Ausbreitungsgebiet der betreffenden kurzen hinteren Ziliararterien, d. h. in einer von der Papille sektorenförmig ausgehenden Zone, eine graue, meist etwas *fleckige Trübung der Netzhaut,* welche anfänglich die Aderhautzeichnung ganz verdeckt, die Netzhautgefäße aber deutlich erkennen läßt. Ein bis zwei Wochen nach der Verletzung erscheinen nach Aufhellung der diffusen Netzhauttrübung eine große Anzahl kleiner und kleinster, meist *rundlicher Pigmentflecke in den Außenschichten der Netzhaut.* In diesem Sektor bleibt der Augenhintergrund dauernd heller. Dieser örtlichen Erkrankung des Augenhintergrundes liegt eine Strömungsunterbrechung in den Ziliargefäßen, jedenfalls eine Thrombose oder Zerreissung des Gefäßes zugrunde, welche zum Schwund der Aderhaut und zur Auswanderung des Pigments in die Netzhaut führt.

Eine Behandlung kommt nicht in Frage.

Chorio-retinitis proliferans interna traumatica.

Das schwerste Krankheitsbild der Aderhaut nach stumpfer Verletzung ist die sog. Chorio-retinitis proliferans interna traumatica, welche am häufigsten nach Schußverletzungen des Auges, besonders nach Querschüssen durch die Augenhöhle vorkommt und weiter unten als Chorioretinitis sclopetaria beschrieben wird (S. 107).

Stumpfe Verletzungen am Sehnerven.

Es handelt sich hier hauptsächlich um zwei Krankheitsbilder: die Blutung in den Sehnervenscheidenraum und die Ausreißung des Sehnerven.

Blutung in den Sehnervenscheidenraum (Hämatom der Sehnervenscheide).

Dieser schwere Verletzungszustand hat kein eindeutiges Augenspiegelbild. Er kommt *nach stumpfen Verletzungen vor, welche weit in die Augenhöhle hineinreichen* (Sturz auf den Skistock, Pfählungsverletzung, Stichverletzung der Orbita), oder als Folgeerscheinung von Schuß- und Prellungsverletzungen der Augenhöhle besonders *bei Querschüssen* durch dieselbe. Man muß an diesen Zustand denken, wenn nach einer stumpfen Verletzung die Sehnervenscheibe durch Ödem unscharf begrenzt ist, die Netzhautvenen erweitert sind und wenn in den der Verletzung folgenden Tagen das Gewebe des Sehnervenkopfes zunehmend trüber wird, auf demselben kleine Blutungen besonders am unteren Rand der Papille erscheinen, von denen aus das Blut allmählich in die umgebende Netzhaut sickert. Das Sehvermögen ist dabei meist hochgradig herabgesetzt. Nach zwei bis drei Wochen wird die Papille gelblichgrau, blässer als normal, so daß das Bild einer sekundären Opticusatrophie entsteht. Manchmal kommt es zur Ablagerung von Blutpigment auf und neben der Sehnervenscheibe.

Die *Behandlung* besteht in Verabreichung großer Mengen von Vitamin C, in Bettruhe und 10—14 Tage nach der Verletzung in Kurzwellenbestrahlungen.

Die Ausreißung des Sehnerven (Evulsio s. Avulsio nervi optici)

kommt nach ähnlichen stumpfen Verletzungen wie die Sehnervenscheidenblutung, am häufigsten *nach Schußverletzung* der Augenhöhle vor. Dabei reißt der Sehnerv von seiner Einpflanzung in die Netzhaut ab, rückt nach hinten, verbleibt aber meist in seiner äußeren Scheide und damit im Zusammenhang mit dem Auge.

Das *Augenspiegelbild* ist typisch: An Stelle der Papille sieht man eine anfangs mit Blut, später mit trübem Gewebe (Glia) ausgefüllte Grube, in welcher die Zentralgefäße der Papille wie überhaupt jegliche Gefäße fehlen. Das Sehvermögen ist erloschen, die Pupille ist weit und lichtstarr, und von diesem Auge läßt sich auch die konsensuelle Pupillenreaktion nicht mehr auslösen. Die Erblindung ist eine dauernde.

Bei stumpfen Verletzungen des Auges mit Drehung des Augapfels im Augenblicke der Gewalteinwirkung kann es zur *teilweisen Ausreißung des Sehnerven* kommen. In diesem Falle findet sich innerhalb der Sehnervenscheibe an einer Seite ein tiefes Loch bzw. eine grubige Ausbuchtung, während an der anderen Seite noch Papillengewebe mit seinen Gefäßen sichtbar ist.

Diese Zustände sind einer Behandlung nicht zugänglich.

Stumpfe Verletzung der Augenhöhle und des Auges als Ganzes.

Man muß unterscheiden zwischen stumpfen Verletzungen der knöchernen Umrandung und solchen des Inhaltes der Augenhöhlen einschließlich des Augapfels. Wenn auch gelegentlich nur der Knochen oder nur der Inhalt der Augenhöhle durch Kriegsverletzung betroffen werden kann, so muß gerade bei den schweren Kontusionsverletzungen der Augenhöhle das besondere Augenmerk auf die mögliche Verletzung der Nachbarorgane, des Hirn- und Gesichtsschädels gerichtet werden.

Prellungsbrüche der knöchernen Wand der Augenhöhle.

Man muß zwischen *komplizierten* und *nichtkomplizierten Brüchen der Augenhöhlenwandung* unterscheiden, welche bei schweren Schuß-, Granat- und Explosionsverletzungen während des Krieges häufig vorkommen. Andere Ursachen sind Schlag mit dem Gewehrkolben, Hufschlag der Augen- und Schläfengegend u. a. Von großer praktischer Bedeutung sind die Brüche des Augenhöhlen*randes* und die der Augenhöhlen*spitze*.

a) Die Brüche des Augenhöhlenrandes,

welche an jeder Stelle vorkommen können, zeichnen sich durch eine beträchtliche und hartnäckige Schwellung der Lider aus, durch welche hindurch man mit dem Finger die Bruchstelle häufig als Rauhigkeit, Stufe oder Spalt tastet. Der typische Druckschmerz, welcher selbst bei Fehlen der Verschiebung der Bruchenden auftritt, erleichtert die Erkennung des Bruches. Hingegen findet man nur selten ein Reiben der Bruchenden. Brüche des inneren Augenhöhlenrandes betreffen meist auch die sehr dünnen Knochen der Tränensackgrube (Fossa sacci lacrimalis) und führen gewöhnlich zu Störungen in der Tränenabfuhr, zu Tränensackeiterungen. Daß es dabei häufig zum *Luftemphysem* der Lider kommt, wurde schon oben (S. 50) erwähnt. Brüche des oberen Augenhöhlenrandes reichen häufig in die Stirnhöhlen hinein und eröffnen nicht selten den Schädelraum, wenn die hintere Wand der Stirnhöhle mit gebrochen ist. Denn diese grenzt unmittelbar an die harte Hirnhaut (Dura mater). Auf diesem Wege kann es besonders bei offenen komplizierten Brüchen sehr leicht zur eitrigen Hirnhautentzündung *(Meningitis purulenta)* und Hirnentzündung *(Enzephalitis)* von außen her kommen.

b) Bruch der Augenhöhlenspitze.

Von besonderer Bedeutung sind die Brüche der Augenhöhlenspitze, wie sie bei schweren stumpfen Verletzungen der Schläfengegend, z. B. nach Hufschlag, nach Granatexplosionen, Minenverschüttung, vorkommen, wo die Bruchspalte vom Augenhöhlenrand bzw. vom Jochbein durch die Wandung der Orbita bis nach hinten zum Foramen opticum reichen kann. Durch Verschiebung der die Augenhöhle bildenden Knochen wird der *Sehnerv im Foramen opticum durchrissen oder schwer gequetscht.* Im ersten Falle kommt es zu sofortiger Erblindung, im letzteren Falle in vier bis sechs Wochen zu absteigender Entartung des Sehnerven unter dem Bilde einer primären oder sekundären Optikusatrophie, wenn das Hindernis nicht behoben werden kann. Auch Blutungen im Foramen opticum können den Sehnerven schwer schädigen. Reicht die Bruchlinie in die Fissura orbitalis superior, so kommt es durch Druck oder Verletzung des N. oculomotorius, trochlearis oder abducens zu *Beweglichkeitseinschränkungen* des Auges und zu *Doppeltsehen,* durch Schädigung des N. trigeminus zur *Gefühllosigkeit der Hornhaut* und im Anschluß daran zur *Keratitis neuroparalytica* mit ihren Folgezuständen bzw. dem Verlust des Auges. Die Doppelbilder müssen durch Verband ausgeschaltet werden. Die Austrocknung der Hornhaut kann man durch einen Uhrglasverband verhindern.

Durch aus der Wand der Augenhöhle ausgebrochene Knochensplitter kann es zu schweren *arteriellen und venösen Blutungen* in der Tiefe der

Augenhöhle sowie zur direkten Verletzung bzw. Durchtrennung des Sehnerven in seinem retrobulbären Abschnitt kommen.

Behandlung: Hat der Truppenarzt den Verdacht auf Bruch der knöchernen Augenhöhle ausgesprochen und das Auge verbunden, so ist der Verletzte möglichst sofort in ein Kriegslazarett zu bringen und dafür Sorge zu tragen, daß genaue Röntgenaufnahmen der Augenhöhle in den beiden Hauptrichtungen und eine Aufnahme des Foramen opticum gemacht und bei offenen Brüchen die zertrümmerten Knochenteile, welche sich in falscher Lage befinden und einen Druck auf den Sehnerven ausüben, vom Chirurgen, einem geschulten Augen- oder Nasenarzt (Bruch der Nasennebenhöhlenknochen) entfernt oder in die richtige Lage gebracht werden. Ist dies nicht möglich oder bei geschlossenem, nichtkompliziertem Bruch nicht angezeigt, so muß bei Brüchen an der Augenhöhlenspitze mit nachträglicher Schädigung des Sehnerven mit Herabsetzung des Sehvermögens, ja sogar mit Erblindung gerechnet werden. Bei günstigen Wundverhältnissen (große offene Wunde ohne wesentliche Infektion) muß man sich damit begnügen, die Weichteilwunde von Fremdkörpern zu reinigen, zerfetzte Haut- und Muskelteile und vorgefallenes orbitales Fettgewebe zu entfernen, mit einem Wort, glatte, übersichtliche Wundverhältnisse zu schaffen und stark verschobene Teile der knöchernen Augenhöhlenwand wieder in ihre annähernd richtige Stellung zu bringen. *Die Wegnahme größerer Knochenanteile muß wegen der Gefahr der Eröffnung des Schädelraumes und der dann fast sicher eintretenden Hirnhautentzündung unbedingt vermieden werden.* Nur solche Knochensplitter dürfen entfernt werden, welche klein und ganz locker sind und nach der Röntgenaufnahme mit großer Wahrscheinlichkeit den Sehnerven verletzen oder durch Druck schädigen. Die Wunde muß drainiert und im übrigen möglichst in Ruhe gelassen werden.

Blutungen in die Augenhöhle

kommen als regelmäßige Begleiterscheinungen der Augenhöhlenbrüche, aber auch als selbständiges Krankheitsbild nach stumpfen Verletzungen vor, besonders dann, wenn der stumpfe Gegenstand ein Stück unter Verdrängung des Augapfels in die Augenhöhle eindringt und Gefäße zerreißt. Da hierbei meist die Fascia tarso-orbitalis, die Aufhängefaszie des Augapfels am Augenhöhlenrand und häufig auch die Tenonsche Kapsel, welche das Auge und die äußeren Augenmuskeln umgibt, mitverletzt wird und einreißt, findet man bei den meisten Augenhöhlenblutungen ein *Vortreten des Augapfels* und eine *blutige Verfärbung der Bindehaut und Haut der Lider* sowie der Bindehaut des Augapfels häufig stärker am Unterlid und in der unteren Hälfte der Augapfelbindehaut als oben.

Schwere arterielle Blutungen machen charakteristische *Verdrängungs-*

zeichen, ähnlich wie die Geschwülste der Augenhöhle: *Blutungen*, welche *im Muskeltrichter* der sechs Augenmuskeln auftreten, drängen den Augapfel meist direkt nach vorwärts (Exophthalmus), während Blutungen, die *außerhalb des Muskeltrichters* entstehen (häufig subperiostale Hämatome), das Auge nach der entgegengesetzten Seite verdrängen, z. B. eine Blutung nasal oben in der Augenhöhle verdrängt das Auge nach temporal unten. Durch diese Verdrängung bzw. Vordrängung des Augapfels kommt es zu *Beweglichkeitseinschränkungen* mit den entsprechenden *Doppelbildern* und sehr häufig durch Druck der Blutung auf die Augenhöhlengefäße zu einer mächtigen Stauung der Bindehaut des Augapfels *(blutige Chemose)*, so daß das Auge nicht mehr geschlossen werden kann. In diesen Fällen besteht die Gefahr der Erblindung infolge Verschlusses der Zentralarterie des Sehnerven durch den Druck des prall durchbluteten Orbitalgewebes auf die Gefäße des Sehnerven. Es bildet sich am Augenhintergrund jenes Bild aus, das von der *Embolie der Zentralarterie* her bekannt ist: Die Arterien werden sehr eng, die Netzhaut grau getrübt und geschwollen, nur in der Makula bleibt das Rot des normalen Augenhintergrundes als sog. kirschroter Fleck bestehen. Das Sehvermögen kann gänzlich schwinden.

Behandlung: Bei diesen schweren prallen Durchblutungen der Augenhöhle muß spätestens zwölf Stunden nach der Verletzung der Druck auf den Sehnerven beseitigt werden, indem man das Blut aus der Augenhöhle mit einer stärkeren Nadel abzusaugen sucht und dann durch mäßigen Druckverband das Wiedervollaufen der Augenhöhle mit Blut zu verhindern trachtet. Läßt sich aus der Tiefe der Augenhöhle kein Blut absaugen, so empfiehlt es sich, bei sehr starker, blutiger Chemose mit Vorquellen der Bindehaut aus der Lidspalte entweder die Bindehaut des Augapfels an mehreren Stellen einzuschneiden oder das äußere Lidbändchen zu durchtrennen (Kanthotomie) und dann die beiden Lider miteinander für einige Tage zu vernähen. Durch einen Druckverband versucht man dann, das Auge wieder in die Augenhöhle zurückzudrängen und die durch Überdehnung und Kompression der Gefäße drohende dauernde Schädigung des Sehnerven hintanzuhalten.

Geringe Blutungen der Augenhöhle saugen sich von selbst auf. Große Gaben von Vitamin C sind angezeigt.

Man soll nie verabsäumen, bei Blutungen der Augenhöhle eine Röntgenaufnahme zur Feststellung eines etwaigen Augenhöhlenbruches zu machen. Bei schweren Blutungen wird dieser selten fehlen.

Der pulsierende Exophthalmus

kann sich als *Spätfolge einer stumpfen Verletzung der Augenhöhle* nach ein bis mehreren Wochen dann ausbilden, wenn bei Brüchen der Augenhöhlenwand ein Knochensplitter durch Verletzung einer Vene und Arterie diese beiden Gefäße miteinander in Verbindung bringt und so zur Bildung eines arteriovenösen Aneurysmas führt. Die *Vordrängung des Auges* ist dann mit einer dem Radialispulse gleichlaufenden *Pulsation* und mit einem *Geräusch* vergesellschaftet, welches man mit einem auf das Auge oder dessen Nachbarschaft aufgesetzten Hörrohr oder mittels der aufgelegten Hand als eigentümliches Schwirren wahrnehmen kann.

Die *Behandlung* besteht wie bei den Fällen von arteriovenöser Verbindung von Hirngefäßen an der Schädelbasis in Unterbindung der gleichseitigen Art. carotis interna, doch kann auch der Versuch gemacht werden, wenn der Sitz des Aneurysmas durch Röntgenbild in der Orbita annähernd bestimmt werden kann, 0,1 ccm einer 10%igen Chininum-bisulfuricum-Lösung in das Aneurysma von der Bindehautseite her oder durch die Lider einzuspritzen und dasselbe zur Verödung zu bringen.

Traumatischer Enophthalmus.

Darunter versteht man jenes Krankheitsbild, bei dem ein Auge nach stumpfer Verletzung tiefer in der Augenhöhle liegt als das andere. Die Lider sind eingesunken und die Lidspalte enger. Die Augenbewegungen sind meist nicht beeinträchtigt. Dieser Enophthalmus kommt durch anfliegende Holz- und Eisenstücke, durch schwere Granatexplosionen sowie durch Sturz auf stumpfe und spitze Gegenstände (Pfahl, Gewehrlauf, Skistock) zustande.

Man muß zwischen einem *primären* und *sekundären* traumatischen Enophthalmus unterscheiden. Der primäre schließt sich unmittelbar an die Verletzung an, der sekundäre tritt als Spätfolge nach mehreren Wochen auf.

Die *Ursachen* für einen primären Enophthalmus können sein:

a) eine *Schockwirkung auf die sympathischen Nerven* der Augenhöhle, wobei die Augenhöhle infolge Krampf der Gefäße ihren normalen Flüssigkeitsgehalt verliert. Dieser Zustand schwindet meist nach wenigen Tagen von selbst;

b) ein durch die stumpfe Verletzung bedingter *akuter Zerfall (Nekrose) des Fettgewebes* der Augenhöhle mit dauerndem Schwund desselben und

c) *Bruch der knöchernen Augenhöhlenwandung* mit Zurückdrängung des Fettgewebes in die Knochenspalten, an den Schädelgrund oder in die Nebenhöhlen. Auf diese Weise können sogar Verlagerungen des ganzen Augapfels in die Nasennebenhöhlen vorkommen.

Nicht selten sind dabei gleichzeitig so schwere Verletzungen der Augenhöhlen und des Sehnerven vorhanden, daß die Augen erblinden.

Fast wie Jägerlatein wirkt der aus dem Mittelalter überlieferte, amtlich bezeugte Fall, bei dem ein Auge in die Oberkieferhöhle verlagert wurde und angeblich aus der Nase heraus sehen konnte.

Der *sekundäre Enophthalmus* kommt dadurch zustande, daß nach stumpfen oder durchbohrenden Verletzungen der Augenhöhle oder nach entzündlichen Veränderungen derselben und schweren Blutungen *strangförmige Narben den Augapfel allmählich immer tiefer in die Augenhöhle hineinziehen.* Dabei kommt es meist zu hochgradiger Beweglichkeitseinschränkung und zu störenden Doppelbildern. Die Behandlung ist machtlos.

Verlagerung des Augapfels vor die Lidspalte (Luxatio bulbi) und Ausreißung des Augapfels (Evulsio bulbi).

Diese Krankheitsbilder kommen bei *Verletzungen, bei denen hakenartige Gegenstände tief in die Augenhöhle eindringen* und wieder herausgerissen werden, oder bei schweren Zertrümmerungsverletzungen der Augenhöhle und seiner Nachbarschaft zustande. Sie sind selten.

Ist der Augapfel vor die Lider geraten, dann schließen sich dieselben hinter dem Augapfel krampfhaft, so daß das Auge nur schwer wieder in die Augenhöhle zurückgeschoben werden kann. Wenn bei frischen Fällen die Zurückdrängung gelingt, empfiehlt es sich, die Lidspalte in der Gegend des äußeren Lidwinkels durch einige Nähte zu verkleinern, da sonst das Auge sofort wieder vor die Lider fällt, sobald das Gewebe der Augenhöhle geschwollen und sein Volumen vermehrt ist.

Die *Ausreißung des Augapfels* geht immer mit schwersten Verletzungen der gesamten Augenhöhle (Bruch der Knochen, Vorfall des Augenhöhleninhaltes, Blutungen) einher und hat einen vollkommenen Durchriß oder Ausriß des Sehnerven aus dem Augapfel zur Voraussetzung. Nur wenige Fälle dürften diesen Zustand überleben.

Diesen schwersten Verletzungen durch stumpfe Gewalt seien noch einige mehr harmloser Natur angeschlossen:

Die traumatische Drucksenkung des Auges (Hypotonia bulbi traumatica).

Nach stumpfen Verletzungen kommt es gelegentlich zu einem meist vorübergehenden Absinken des Augeninnendruckes, wobei die Vorderkammer seichter oder tiefer werden kann. Dieser Zustand geht nach ein bis zwei Tagen meist vorüber. Doch gibt es auch hartnäckige Fälle von Druckverminderung von der Dauer mehrerer Wochen. Bei diesen muß man immer an die Möglichkeit einer hinteren Bulbusfistel durch Zerreißung oder Platzen der Augenhülle denken (S. 63).

Die Erklärung für die vorübergehende Druckverminderung ist wohl darin zu suchen, daß durch die stumpfe Verletzung eine Reizung der Sympathikusfasern und dadurch eine Zusammenziehung der Gefäße, besonders der Uvealgefäße, eintritt. Die Fälle mit Seichtwerden der Vorderkammer und Vorrücken von Regenbogenhaut und Linse lassen die Erklärung zu, daß durch den SCHLEMMschen Kanal mehr Flüssigkeit das Auge verläßt, als vom Ziliarkörper gebildet wird, daß also gleichsam die Vorderkammer immer leer ist. Die Fälle mit sehr tiefer Vorderkammer, mit Zurücksinken der Regenbogenhaut und Linse, erklären sich aus der Annahme, daß in diesen Fällen die hinteren Abflußwege (Sehnerv, Vortexnerven und Suprachoriodialraum) die Hauptmenge der Augenflüssigkeit bei geringer Bildung durch den Ziliarkörper in vermehrter Weise abführen. Die Behandlung besteht im Einträufeln von 1%iger Atropinlösung und Bettruhe. Die Vorhersage ist gut.

Steigerung des Augendruckes durch Kontusion (Hypertonia bulbi, Glaucoma secundarium).

Solche Drucksteigerungen sind ebenfalls meist vorübergehender Natur. Sie kommen häufiger bei leichten stumpfen Verletzungen als bei schweren vor. Die Erklärung liegt wohl darin, daß durch leichte Prellungsverletzungen eine Blutfülle in den Gefäßen der Uvea besonders des Ziliarkörpers hervorgerufen wird, so daß für kurze Zeit mehr Kammerwasser vom Ziliarkörper geliefert wird als vom SCHLEMMschen Kanal abgeführt werden kann. Wahrscheinlich spielt dabei auch eine geringe Ausschüttung von Eiweiß in die Vorderkammer, wodurch das Filter des Gerüstwerkes des Kammerwinkels verlegt wird, eine Rolle.

Behandlung: Die traumatische Hypertonie ist meist von kurzer Dauer und bedarf außer Ruhe und Eisumschlägen keiner besonderen Behandlung. Daß sich bei Menschen, welche zu *primärem* Glaukom neigen, an eine stumpfe Verletzung eine länger dauernde und hartnäckige Drucksteigerung anschließen kann, liegt eben in der Neigung zu dieser Erkrankung begründet.

Augenmuskellähmungen.

Örtliche Lähmungen von Augenmuskeln kommen nach stumpfen Verletzungen dann zustande, wenn die Gewalt tangential einwirkt, wenn der Augapfel als Ganzes heftig nach einer Seite gedrückt und gleichzeitig gedreht wird oder wenn die Augenmuskeln durch einen Exophthalmus traumaticus übermäßig gedehnt werden. Man erkennt die Augenmuskellähmungen an den Doppelbildern und der Beweglichkeitseinschränkung (S. 6).

Die Lähmungen eines oder mehrerer Augenmuskeln sind zurückzuführen a) auf eine *allgemeine Schockwirkung* des Inhaltes der Augenhöhlen, z. B. beim Enophthalmus traumaticus, b) bei *Blutungen* in die Sehnen oder Muskelsubstanz und c) auf *übermäßige Dehnung* der Muskeln nach Exophthalmus oder arteriellen Blutungen in die Augenhöhle. Dabei treten die Beweglichkeitseinschränkungen und Doppelbilder nicht nur im Stadium der Zerrung und Dehnung der Muskeln auf, sondern sind meist auch noch einige Zeit nach Rückgang der akuten Erscheinungen nachweisbar, d) *echte Zerreißungen* kommen nur bei Tangentialverletzungen der Augenhülle infolge Sturz auf einen Pfahl, einen abgebrochenen Skistock, durch Fall auf die Skispitze, auf Steine und bei Querschüssen durch die Augenhöhle zustande. Die dadurch ausgelösten Doppelbilder und Stellungsveränderungen des Auges sind dauernd.

Um welche Art des Zustandekommens sich es im einzelnen Falle handelt, läßt sich im Anfang nicht immer leicht entscheiden, zumal Blutungen der Lider und der Bindehaut, Zerreißungen der Bindehaut und der das Auge umgebenden Weichteile eine genaue Untersuchung unmöglich machen. Oft bringt erst der weitere Verlauf Klarheit.

Eine *Behandlung* erfordert nur die echte Zerreißung von Augenmuskeln. Ist der Abriß des betreffenden Muskels von seiner Ansatzstelle unmittelbar nach der Verletzung feststellbar, so ist der Muskel aufzusuchen, mittels eines mit zwei Nadeln versehenen Katgutfadens anzuschlingen und mit seinem skleralen Stumpf, wenn dieser nicht mehr vorhanden ist, an der entsprechenden Stelle der Lederhaut zu verankern. Dabei hüte man sich vor allzu starker Vorlagerung des Muskels, da sonst Schielen in der entgegengesetzten Richtung eintreten könnte. Ist die Verletzung eines Muskels älter oder die umgebende Bindehaut oder Haut infiziert, dann muß man die Wundheilung abwarten, später den Muskel aufsuchen und ihn vorlagern.

Zweiter Abschnitt.

Die scharfen Kriegsverletzungen des Auges und seiner Anhangsgebilde.

Das Wesentliche über die scharfen Verletzungen des Auges und seiner Anhangsgebilde wurde im allgemeinen Teile in dem Kapitel über die *durchbohrenden Fremdkörper* schon gesagt (S. 23 ff.). Hier sollen nur in Kürze die scharfen Verletzungen der einzelnen Teile des Auges übersichtlich zusammengestellt werden.

Unter scharfen Verletzungen sind solche verstanden, bei denen ausschließlich oder hauptsächlich die schneidende Wirkung des verletzenden Gegenstandes auf das Gewebe des Auges zur Geltung kommt, bei denen die Prellung also ganz zurücktritt. Aus diesem Grunde sind auch die Folgen der Schußverletzung hier nicht erörtert. Hier handelt es sich um Verletzungen, wie sie am Auge durch *Messer*, *Bajonett*, *Säbelspitze* und durch *scharfe, durchbohrende Fremdkörper* bedingt werden, ohne daß an dieser Stelle auf die Frage, ob ein Fremdkörper im Auge vorhanden ist oder nicht, näher eingegangen werden soll.

Scharfe Verletzung der Lider und Tränenwege.

Diese können die Lider *oberflächlich* treffen oder sie durchbohren, dabei die Lidmuskeln und den Tarsus durchtrennen und die Tränenröhrchen, ja selbst den Tränensack mitverletzen, wenn die scharfe Verletzung die Gegend des inneren Lidwinkels trifft. Zum *gänzlichen Verlust der Lider* kommt es bei schneidenden Verletzungen selten, es sei denn, sie würden tangential von außen oder außen unten her stattfinden.

Scharfe Durchtrennungen des Lides in *horizontaler Richtung* klaffen wenig und die Wundränder legen sich meist von selbst gut aneinander. *Senkrechte oder schiefe* Lidwunden hingegen klaffen stark und die beiden Teile haben die Neigung zu schrumpfen und die Wunde zu vergrößern. Lidwunden, welche die ganze Dicke des Lides durchsetzen, den Lidrand und die Bindehaut mitspalten, klaffen stärker als nichtdurchbohrende Wunden.

Behandlung: Frische Lidwunden jeder Art heilen leicht und mit guter Funktion. Kleine horizontale Lidwunden bedürfen häufig keiner Naht, da die Wundränder in der Spaltrichtung der Haut und in der Verlaufsrichtung des Schließmuskels der Lider (M. orbicularis) liegen und leicht miteinander in richtiger Stellung verkleben. Über einen Zentimeter große Schnittwunden sollen genäht werden.

Senkrechte oder schiefe Schnittwunden aber müssen unter allen Umständen sobald als möglich durch Seiden- oder Pferdehaarnähte ganz verschlossen werden, um ein späteres Klaffen der Narben besonders dann zu verhüten, wenn die Wunden auch den Lidrand (Koloboma traumaticum) und die Bindehaut durchsetzen. Besonders genau sind Lidrandwunden zu versorgen.

Lidwunden, welche die *Tränenwege* mitverletzen, sind ebenfalls, wenn irgend möglich, frisch zu nähen, und zwar nach den Grundsätzen, die oben (S. 54) bei den Zerreißungen der Tränenwege durch stumpfe Gewalt angegeben wurden.

Bei *Verlust von Teilen* oder von *ganzen Lidern* gibt ebenfalls die Frühdeckung die besten Ergebnisse: Teilverluste des Lides können durch *Verschiebung* der übriggebliebenen Lidteile oder durch *Gleitlappen* gedeckt werden, welche aus der angrenzenden Wangen- oder Schläfenhaut gebildet werden (TIEFFENBACH-Lappen), ganze Lider werden durch *gestielte Lappen* von der Haut der Stirne, Schläfe oder Wange gebildet, wenn normale Haut vorhanden ist, sonst muß der Ersatz von anderen Körperteilen (Arm, Brust oder Hals) genommen werden.

Schneidende Verletzungen durch das Oberlid führen zum Heruntersinken des Lides *(Ptosis traumatica)* infolge Verletzung der Lidheber (M. levator palbebrae und M. tarsalis Mülleri). Häufig gelingt es durch tiefgreifende Nähte in frischen Fällen die Muskelenden bzw. die Sehnen wieder aneinanderzulegen und die Lidhebung wiederherzustellen. Gelingt dies nicht oder wurde die Wunde nicht rechtzeitig kunstgerecht versorgt, muß später (nach drei bis vier Monaten) ein Eingriff gegen die Ptosis traumatica nach HESS oder BLASKOWICZ vorgenommen werden.

Scharfe Verletzungen der Bindehaut.

Schnittwunden der *Bindehaut der Lider* und der Übergangsfalten kommen meist nur im Gefolge von durchsetzenden Schnittverletzungen der ganzen Lider vor und werden mit der Lidnaht versorgt. Schnittwunden der *Bindehaut des Augapfels* kommen für sich allein selten vor und sind nur insofern von Bedeutung, als ihre nicht rechtzeitige Versorgung zu Verwachsungen der Bindehaut der Lider und des Augapfels *(Symblepharon anterius)* führen kann, wenn auch die Lidbindehaut mitverletzt war. Kleine Wunden der Bulbusbindehaut brauchen nicht versorgt werden, größere sind am besten mit japanischem Frauenhaar zu nähen. Selbst bei ausgedehnten Durchtrennungen der Bindehaut ist die Wiedervereinigung leicht, da die Bindehaut des Augapfels dehnbar und auf ihrer Unterlage, der Lederhaut, leicht verschieblich ist.

Scharfe Verletzungen der Augenhöhle.

Stich- oder Schnittverletzungen können die Augenhöhle gewöhnlich nur durch die Lider oder durch den Augapfel hindurch erreichen. Dringt eine Schnittverletzung um den Augapfel herum in die Tiefe der Augenhöhle, so können Gefäße, Muskeln und Nerven verletzt werden. Doch gibt es auch tiefe und schwere Schnittverletzungen der Augenhöhle, die nichts dergleichen erkennen lassen, weil Gefäße wie Nerven jedem eindringenden Fremdkörper in dem weichen Fettgewebe der Augenhöhle weitgehend ausweichen.

Werden *arterielle Gefäße* der Augenhöhle durchschnitten, dann kommt es zu praller Durchblutung des Augenhöhleninhaltes, der Bindehaut und Lider und zur Verlagerung des Augapfels nach vorn (Exophthalmus). Durch den Gewebsdruck tamponieren sich die Gefäße aber meist von selbst und die arterielle Blutung kommt binnen kurzem zum Stehen.

Wird einer der das Auge bewegenden *Muskeln* an seiner Ansatzstelle oder hinter dem Augapfel durchschnitten, so kommt es zu Doppeltsehen, Beweglichkeitseinschränkungen und Schielen. Muskeln, welche am Ansatz oder bis zu 1 cm hinter diesem durchschnitten werden, können leicht durch Naht wiedervereinigt werden, in der Tiefe der Augenhöhle durchtrennte Muskeln nicht.

Die *Verletzung von Ziliarnerven* zieht häufig eine Keratitis neuroparalytica nach sich. Wird der *Sehnerv* verletzt oder durchtrennt, dann tritt sofortige Erblindung ein, die Pupille wird weit und innerhalb einiger Wochen wird die Sehnervenscheibe blaß.

Schneidende Waffen und größere scharfe Fremdkörper, welche in die Augenhöhle eingedrungen sind, können auch die fast durchwegs sehr dünnen knöchernen *Wandungen der Augenhöhle durchbohren* und in die Schädelbasis, in das Gehirn oder in die Nebenhöhle der Nase eindringen. Bei allen Verletzungen in der Tiefe der Augenhöhlen ist eine *Röntgenaufnahme* angezeigt. In der Wunde selbst findet man dann nicht selten kleine Teilchen von Gehirnsubstanz.

Scharfe Verletzungen der Lederhaut.

Lederhautwunden nach Schnitt oder Stich sind häufig schwer zu finden, nicht nur weil Blutungen aus der Bindehaut des Augapfels die Stelle verdecken können, sondern weil auch die Wunde der immer mitdurchtrennten Bindehaut wegen der Verschieblichkeit der letzteren oft nicht an derselben Stelle wie die Lederhautwunde liegt. Kleine Lederhautwunden verschließen sich von selbst und sind manchmal bei gleichzeitiger Durchtrennung der Ader- und Netzhaut leichter von innen mit dem Augenspiegel aufzufinden, wobei man den Schlitz der Augenhüllen als weißen Strich mit umgebender Blutung erkennt.

Größere Schnittwunden der Lederhaut verraten sich durch Einlagerung von dunkelpigmentiertem uvealem Gewebe (Ziliarkörper oder Aderhaut) oder durch Vorfall oder Ausfließen des Glaskörpers.

Der Arzt vergesse nie, bei Verdacht auf durchbohrende Lederhautverletzungen die *Spannung des Auges* zu prüfen! Die Weichheit gegenüber dem nichtverletzten Auge ist ein wichtiger Hinweis für eine durchbohrende Wunde (siehe S. 27ff.).

Wie bei den stumpfen, so sind auch bei den Schnitt- und Stichverletzungen der Lederhaut die *Folgen* gewöhnlich schwerer als die eigentliche Verletzung: *Blutungen und Infektionen des Augeninnern* trüben ebenso die Vorhersage wie die nachfolgenden *Einziehungen der Lederhautnarbe*, besonders wenn diese im Bereiche des Strahlenkörpers gelegen war, die *Netzhautablösung* (Ablatio retinae), die *Schrumpfung des Auges* (Atrophia bulbi) und die *Gefahr der sympathischen Ophthalmie.* Lederhaut*cysten* entstehen dadurch, daß Epithel der Bindehaut oder des Ziliarkörpers in die Lederhautwunde einwächst und in der Narbe einen cystischen mit Epithel ausgekleideten Hohlraum bildet.

Die *Behandlung* kleiner Lederhautwunden besteht darin, daß man über ihnen die Bindehaut des Augapfels vernäht. Größere Lederhautwunden sind nach Ausschneiden etwa vorgefallenen Glaskörpers mittels Frauenhaares, welches in der Wunde liegen bleiben kann, oder feinster Seide zu nähen, doch dürfen die Nähte die Lederhaut nicht durchbohren. In allen Fällen sind wie bei durchbohrenden Fremdkörperverletzungen des Augapfels wegen Gefahr der Infektion des Augeninnern an zwei aufeinanderfolgenden Tagen je 10 ccm drei Minuten lang gekochter Milch in den Gesäßmuskel einzuspritzen und hernach weitere vier Tage täglich 3mal 2 Tabletten Prontosil zu verabreichen.

Scharfe Verletzungen der Hornhaut.

Schnitt- und Stichwunden sowie Wunden nach Durchtritt von scharfrandigen Fremdkörpern sind meist an der, wenn auch zarten *Trübung* des sonst durchsichtigen Hornhautgewebes zu erkennen. Der Arzt versäume nie, das Spiegelbild der Hornhaut (S. 9) zu prüfen. Selbst auf kleinste Hornhautwunden wird man durch die Verzerrung des Spiegelbildes aufmerksam.

Man kann drei Arten von Hornhautwunden nach scharfen Verletzungen unterscheiden: *kleinste punktförmige* Wunden, meist nach Stichverletzungen, *größere strichförmige* und schließlich *Lappenwunden* nach Schnitt- und Fremdkörperverletzungen. Letztere kommen zustande, wenn Fremdkörper auf ihrem Wege durch die Hornhaut von ihrer ursprünglichen Richtung abgelenkt werden.

Wie beim Platzen der Hornhaut infolge stumpfer Gewalt, so fließt auch bei scharfen Hornhautdurchtrennungen im Augenblick der Verletzung Kammerwasser ab, die *Kammer wird aufgehoben* und die Regenbogenhaut gerät von hinten her in die Hornhautwunde, wird in diese eingeklemmt oder fällt mit Verziehung der Pupille vor. Wird die Wunde durch Fibrin verklebt, was nach wenigen Stunden der Fall ist, kann sich die Vorderkammer wiederherstellen und die Regenbogenhaut entfernt sich von selbst wieder von der Hornhaut und kehrt in ihre ursprüngliche Lage zurück, oder sie kann in die Wunde einheilen und so zum Leukoma adhaerens führen. Treten bei der Verletzung oder durch einen Vorfall der Regenbogenhaut *Keime* in das Auge ein, dann kann es zu einer *eitrigen Regenbogenhautentzündung*, zum *Ringabsceß der Hornhaut*, zum *Glaskörperabsceß*, einer *Endophthalmitis septica* oder zur *Panophthalmitis* mit Ausgang in *Atrophia* oder *Phthisis bulbi* kommen (S. 31, 32). Auch nach Hornhautverletzungen besteht die *Gefahr der sympathischen Ophthalmie* (S. 35), wenn sich an die Verletzung eine schleichende Entzündung des Augeninnern anschließt, welche zur allmählichen Schrumpfung des Auges (Atrophia bulbi) führt.

Die *optischen Folgezustände* nach Hornhautverletzungen bestehen im Auftreten eines *unregelmäßigen Astigmatismus*, welcher durch die Hornhautnarbe oder deren nachträgliche Dehnung *(Keratektasie)* bedingt ist. Doch sind die Sehstörungen nach strichförmigen Wunden selten so hochgradig wie nach Platzwunden der Hornhaut oder nach Hornhautgeschwüren.

Die *Behandlung* kleiner Hornhautwunden nach scharfer Verletzung besteht in Schutzverband, bis die Wundränder durch neugebildetes Bindegewebe verschlossen sind. Hornhautwunden, in denen sich Regenbogenhaut, Linse oder Glaskörper befindet, müssen von diesen Geweben innerhalb 24 Stunden durch *Ausschneiden* derselben befreit und dann durch einen *Bindehautlappen*, welcher von der Bulbusbindehaut über die Hornhaut gezogen wird, gedeckt werden (S. 43).

Ebenso wie nach durchbohrender Verletzung der Lederhaut sind auch bei Hornhautverletzungen zur Verhütung einer intraokularen Infektion je 10 ccm Milch an zwei aufeinanderfolgenden Tagen in die Gesäßmuskulatur einzuspritzen und nachher durch vier Tage 3mal 2 Tabletten Prontosil zu verabreichen. Hat die Hornhautverletzung im Pupillenbereich stattgefunden, dann erweitert man die Pupillen durch *Atropin*, lag die Hornhautwunde am Rande der Hornhaut, dann verengert man die Pupille durch Einträufelung von 1%iger *Pilocarpinlösung* und hält so die Pupille aus dem Verletzungsbereich heraus. Um die in eine zentrale Hornhautwunde eingeklemmte Regenbogenhaut freizubekommen, kann man, aber nur dann, wenn die Verletzung nicht mehr als zwölf Stunden zurückliegt, auch durch *Einspritzung von 0,2 ccm Adrenalin* unter die Bindehaut des Augapfels nahe dem Hornhautrande die Regenbogenhaut aufs äußerste zusammenziehen und so aus der Wunde herausziehen. Man verhindert auf diese Weise das Auftreten eines Leukoms adhaerens und die Gefahr eines späteren Sekundärglaukoms. Ist die Einklemmung der Regenbogenhaut älter als 12 Stunden, muß die Regenbogenhaut vorgezogen und ausgeschnitten werden. Milchinjektion an zwei aufeinander folgenden Tagen!

Scharfe Verletzungen der Regenbogenhaut und des Strahlenkörpers.

1. Schnitt- und Fremdkörperverletzungen der *Regenbogenhaut* kommen selbstverständlich immer nur im Verein mit durchbohrenden Verletzungen der Hornhaut und Lederhaut vor und betreffen auch meist die Linse. Betreffen die Schnittverletzungen den kleinen Iriskreis und den Pupillarsaum, so weicht das Irisgewebe spitzbogenförmig auseinander zu einem „*zentralen Koloboma traumaticum*". Wird die ganze Iris in radiärer Richtung durchtrennt, so kommt ein „*totales* Koloboma traumaticum" zustande. Doch sind solche Gesamtdurchtrennungen sehr selten, weil die Iris infolge Dehnbarkeit ihres Gewebes dem schneidenden Instrument weitgehend ausweicht.

Betrifft die scharfe Verletzung den großen Iriskreis, dann bilden sich nur *schmale Spalten und kleine Löcher* in der Regenbogenhaut, die der Beobachtung leicht entgehen und häufig erst dann zutage treten, wenn im Dunkelzimmer eine scharfe, punktförmige Lichtquelle (SACHSsche [Abb. 32] oder LANGEsche Lampe [Abb. 33]) an die Lederhaut angesetzt wird. Bei dieser „diaskleralen Durchleuchtung" leuchtet normalerweise die Pupille rot auf, jede Lücke in der Regenbogenhaut läßt dann ebenso wie die Pupille das vom Augeninnern zurückgeworfene Licht in das Auge des

Beobachters gelangen und erscheint als roter Strich oder rote Lücke. Doch sind diese Lücken immer kleiner als man nach der Größe des verletzenden Gegenstandes annehmen würde, besonders wenn die durchbohrende Verletzung in der Richtung der Trabekel (Irisgefäße), also radiär erfolgt ist.

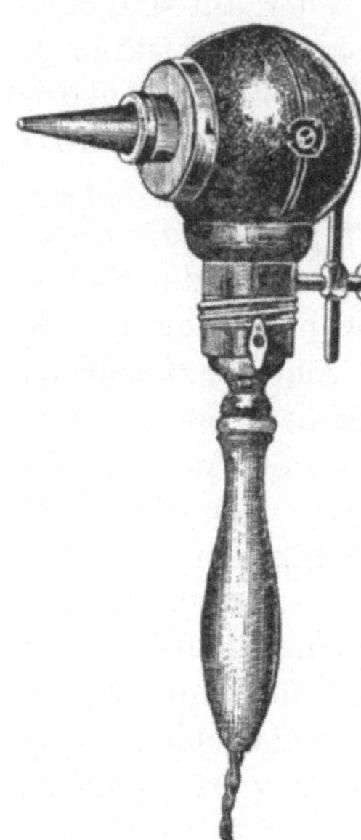

Abb. 32. Die SACHSsche Lampe zur diaskleralen Durchleuchtung. Der äußerlich geschwärzte und innen mit Silberfolie belegte Glaskegel wird auf die Lederhaut aufgesetzt und im Dunkelzimmer das Aufleuchten der Pupille beobachtet.

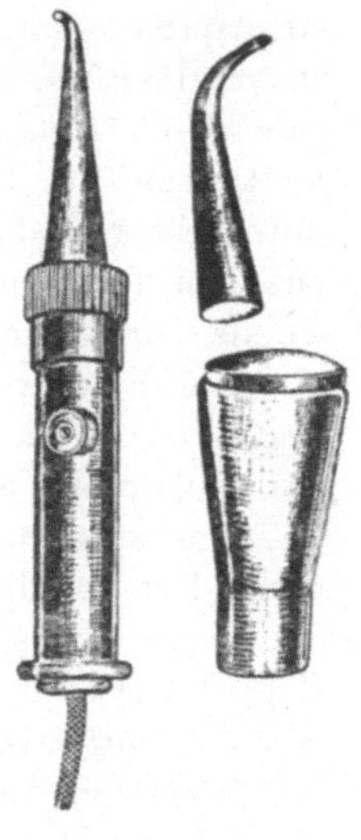

Abb. 33. Die LANGsche Lampe zur diaskleralen Durchleuchtung. Ihr feiner etwas gebogener Glasansatz läßt sich tiefer in den Bindehautsack einschieben und auch zur Durchleuchtung des Auges vom hinteren Augenpol her verwenden. Der breite Ansatz dient zur seitlichen Beleuchtung.

Schnittwunden der Regenbogenhaut werden häufig durch Fibrin oder bei gleichzeitiger Eröffnung der Linse durch Linsenmassen verschlossen. Sie sind dann nur mehr bei diaskleraler Durchleuchtung oder Spaltlampenuntersuchung zu erkennen. Zur diaskleralen Durchleuchtung dient die SACHSsche und die LANGEsche Lampe oder ein auf die Hammerlampe aufgesetzter Glaskegel (LAUBER), der dem bei der SACHSschen Lampe verwendeten ähnlich ist.

2. Der *Ziliarkörper* ist dann als verletzt anzusehen, wenn sich die Schnittwunde in einer ungefähr 8 mm breiten Zone anschließend an den Hornhautrand findet. Man sieht dann am Grunde der Wunde pigmentiertes Gewebe, manchmal sogar eine Glaskörperperle. Ein Vorfall des Ziliarkörpers kommt nach Schnittverletzungen kaum vor. Infolge des Reichtums an Gefäßen kommt es bei Verletzungen des Ziliarkörpers nicht so selten zu einer mehr oder minder schweren *Blutung in die Hinterkammer, den Raum um die Linse* (circumlentaler Raum), *hinter die Linse* oder *in den Glaskörper* (S. 78 ff.) und dadurch zu entsprechenden Sehstörungen.

An Schnittverletzungen der Regenbogenhaut und des Strahlenkörpers schließen sich häufig *Infektionen des Augeninnern* (Iritis purulenta, Papillitis, Endophthalmitis septica) an, an denen die Augen meist erblinden. Besonders die *Verletzungen des Ziliarkörpers haben erfahrungsgemäß eine schlechte Vorhersage*, da sich, wenn schon keine akute Vereiterung des Auges erfolgt, schleichende Entzündungen des Augeninnern anschließen, welche *die Gefahr der sympathischen Ophthalmie* in sich bergen.

Die *Behandlung* der Schnittverletzungen der Iris und des Ziliarkörpers erstreckt sich auf die Ruhigstellung der Iris durch 1%iges Atropin (mit Ausnahme von Verletzungen des Sphinkter pupillae) und die vorbeugenden zwei Milchinjektionen von je 10 ccm an zwei aufeinanderfolgenden Tagen sowie auf die Verabreichung von 3mal 2 Tabletten Prontosil durch vier bis sechs Tage. Ist die eitrige Iritis bereits vorhanden, dann empfiehlt sich nach den Milchinjektionen die Einspritzung von 10 ccm Cylotropin in die Armvene an vier aufeinanderfolgenden Tagen.

Schließt sich an eine Schnittverletzung der Iris oder des Ziliarkörpers eine Einziehung der Augenwand mit Verfall des quantitativen Sehvermögens, Schmerzhaftigkeit und Entzündung des Augapfels an, dann ist ein solches Auge sofort zu entfernen (Enucleatio bulbi), um der *Gefahr der sympathischen Ophthalmie* des anderen Auges vorzubeugen.

Scharfe Verletzungen der Linse.

Scharfe Verletzungen der Linse kommen im Kriege wie im Frieden natürlich *nur im Anschluß an durchbohrende Verletzungen der Hornhaut oder Lederhaut* vor. Sie führen ausnahmslos zur Bildung eines *Wundstares (Katarakta traumatica)*. Über das Auftreten dieses grauen Stares, über seinen Verlauf und den Endausgang gilt dasselbe, was bei den stumpfen Verletzungen der Linse mit Berstung der Kapsel (S. 71) gesagt wurde. Es sind hier nur noch einige zusätzliche Bemerkungen zu machen.

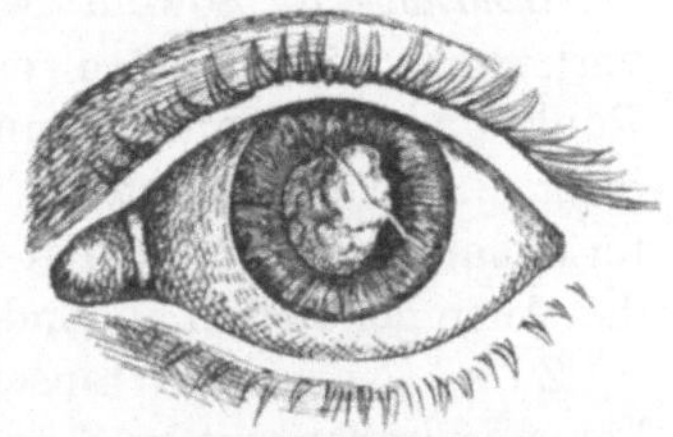

Abb. 34. Schnittwunde der Hornhaut und Katarakta traumatica.

Eine *Schnittverletzung* eröffnet die Linse gewöhnlich im Bereich der vorderen Kapsel. Scharfe *Geschoßsplitter* aber durchbohren bei der Rasanz der heutigen Schußwaffen die Linse häufig doppelt, d. h. vorn und rückwärts. Es hängt von der Größe der vorderen und hinteren Kapselwunde ab, ob sich eine fortschreitende oder eine nach kurzer Zeit stationäre Linsentrübung entwickelt. Ist die Kapselwunde groß oder liegt sie im Bereiche der Pupille, dann tritt schon nach kurzer Zeit eine vollkommene Linsentrübung ein und die Pupille erscheint mehr oder minder gleichförmig grau. Ist die Kapselwunde klein oder liegt sie hinter der Regenbogenhaut, dann bildet sich häufig der Wundstar nur in der Nachbarschaft der Kapselwunde und die übrige Linse bleibt klar, ja es kann sich ein anfänglicher Wundstar im Laufe von Wochen und Monaten bei jungen Menschen wieder verkleinern.

Doch kann eine Linse durch eine scharfe Verletzung (Splitterverletzung) auch von hinten her getroffen werden, nämlich dann, wenn die vorderen Lederhautanteile parallel zur Irisebene, und zwar hinter ihr durchbohrt werden. Also selbst dann, wenn man weder in der Hornhaut noch in der Regenbogenhaut eine durchbohrende Wunde entdecken kann, ist die Möglichkeit einer scharfen Durchtrennung der Linse gegeben. In diesen Fällen erfolgt die durchbohrende Verletzung meist durch die Lider.

Bei Linsenverletzungen kann es zu zwei unangenehmen *Folgezuständen* kommen, a) *zur Infektion des Augeninnern* und b) *zur Drucksteigerung*.

Zu a: Wie schon oben (S. 19) erwähnt, ist Linsenweiß ein ausgezeichneter Nährboden für Bakterien. Werden Keime bei der Schnitt- oder Stichverletzung durch Messer, Eisensplitter, Nadeln, Draht u. a. in die Linse selbst eingebracht, so entwickelt sich innerhalb der grau getrübten Linse oft innerhalb eines Tages ein gelblicher Punkt oder Fleck als Ausdruck der Ansammlung von Eiterzellen. Man spricht dann von einer *Entzündung der Linse (Phakitis)* oder einem *Linsenabsceß*. Solche Augen gehen gewöhnlich an Endophthalmitis septica oder Panophthalmitis zugrunde. Gewöhnlich vermehren sich die Keime auf den in der Vorderkammer liegenden Linsenschollen und rufen so eine eitrig-fibrinöse Entzündung hervor. Die Vorhersage dieser Zustände ist eine ungünstige.

Behandlung: Sowohl beim Linsenabsceß wie bei der nach Linsenverletzung einsetzenden eitrigen Iritis kann man manchmal durch Punktion der Vorderkammer den Eiterprozeß noch zum Stillstand bringen. In den meisten Fällen gelingt das aber nicht mehr. Der bakterienhaltige Eiter gelangt aus der Linse in den Glaskörperraum und das Auge geht rasch an Endophthalmitis oder Panophthalmitis zugrunde.

Zu b: Nach einer Linsenverletzung wird eine *Drucksteigerung* (Glaukoma secundarium) im Auge um so eher zu erwarten sein, je rascher die Linse durch das eindringende Kammerwasser quillt und je mehr Linsenfasern in die Vorderkammer austreten. Durch die Quellung der Linse wird das Volumen derselben größer, die Vorderkammer seichter, durch die in die Vorderkammer gelangenden Linsenfasern wird der Kammerwinkel, besonders unten, verlegt.

Die *Behandlung* dieses meist mit Schmerzen im Auge, in der Stirn und in der betreffenden Gesichtshälfte einhergehenden *Sekundärglaukoms* besteht in Eröffnung der Vorderkammer zum Ablassen der quellenden Linsenmassen (S. 73).

Im allgemeinen sei man bei der *Behandlung* von Linsenverletzungen mit Einträufelungen von Atropin nicht zu freigebig: *Deckt die Regenbogenhaut oder ein örtlicher Fibrinpfropf die Kapselwunde*, dann ist *kein Atropin anzuwenden*, um der Kapselwunde ihre Deckung zu erhalten. Zur schnelleren Aufsaugung einer einmal quellenden Linse hingegen ist die Pupille durch Atropin unter steter Kontrolle des Augendruckes weit zu halten und eine 5—10%ige Lösung von Dionin mehrmals im Tage in den Bindehautsack einzuträufeln. Bei allen Verletzungen der Linse ist vorbeugend Milch einzuspritzen und Prontosil zu geben.

Scharfe Verletzungen des Glaskörpers.

Diese können von der Hornhaut oder der Lederhaut aus erfolgen. Wird der Glaskörper von der Hornhaut aus verletzt, dann handelt es sich fast immer um schwere durchbohrende Wunden mit gleichzeitiger Verletzung der Linse oder der Regenbogenhaut. Bei scharfer Verletzung des Glaskörpers kann es a) zur Einbringung von Luft in den Glaskörperraum, b) zum Verlust und c) zur Infektion des Glaskörpers kommen.

Zu a: *Luft im Glaskörper* erscheint in Form schwärzlicher oder schwarz umrandeter glitzernder Bläschen. Mit dem Augenspiegel sind Luftblasen gut zu sehen. Sie steigen von der Verletzungswunde nach oben und sind daher einige Stunden nach der Verletzung meist im oberen Anteil des Glaskörperraumes zu finden. Sie werden nach zwei bis drei Tagen aufgesaugt.

Zu b: Der *Verlust des Glaskörpers* hängt von der Größe der Öffnung in der Lederhaut, Aderhaut und Netzhaut sowie vom Zustande des Glaskörpers ab. Ein verflüssigter Glaskörper fließt leichter und in größerer Menge ab als ein gallertiger, welcher bei Durchtrennung der Glaskörpergrenzhaut als glasige Masse aus der Wunde heraushängt und durch den Lidschlag hin und her bewegt wird. Fließt viel Glaskörper ab, dann kann der Augapfel seine Form verlieren und die Lederhaut sinkt in sich zusammen.

Zur *Behandlung* dieses bedrohlich aussehenden Zustandes bedarf es meist nur eines genauen Verschlusses der Lederhautwunde durch Naht (S. 45). Gewöhnlich stellt sich dann innerhalb von 24 Stunden die Form und eine gewisse Spannung des Auges wieder ein. Sollte dies nicht der Fall sein, dann kann man durch eine Trinkkur (4—6 l Wasser oder Tee im Tage) die Auffüllung der Glaskörperflüssigkeit vom Körper aus versuchen. Die Auffüllung des Glaskörpers durch Einspritzung von physiologischer Kochsalzlösung ist heute wieder verlassen.

Zu c: Bei Kriegsverletzungen des Glaskörpers aller Art besteht in hohem Maße die Gefahr, daß *Keime in den Glaskörper* eingebracht werden, welche dann jene schweren Eiterungen und Folgezustände verursachen, auf die schon früher ausführlich hingewiesen wurde (S. 30 ff.). Besonders gefährlich sind Verletzungen von Geschoßsplittern, welche mit Erde, Heu, Stroh oder Mist verunreinigt sind, weil dabei die Gefahr der Tetanus- und Gasbrandinfektion besonders groß ist, zumal der *Glaskörper für alle Bakterien und auch für die Tetanusbazille ein ausgezeichneter Nährboden ist.*

Behandlung: Daher ist bei allen Verletzungen des Glaskörpers, wie überhaupt bei allen Augenverletzungen Tetanusantitoxin vorbeugend einzuspritzen. Zur Verhütung von Eiterungen des Augeninnern durch die gewöhnlichen Eitererreger (Staphylokokken, Streptokokken, Bac. subtilis und pyocyaneus) sind vorbeugend an zwei aufeinanderfolgenden Tagen je 10 ccm Milch intragluteal einzuspritzen und Prontosil wie Cylotropin zu verabreichen. Augen, welche an Glaskörperabsceß oder Endophthalmitis septica erblindet sind, sind wegen der Gefahr der sympathischen Ophthalmie zu entfernen.

Scharfe Durchtrennung des Augapfels im ganzen.

Wird das Auge durch Kriegsverletzungen (Schnitt, Stich, große Fremdkörper) so weit eröffnet, daß Glaskörper und Linse ausfließen und der hintere Augenabschnitt bloßliegt, dann ist an eine Erhaltung des Augapfels mit Funktion nicht mehr zu denken und das Auge sobald als möglich nach der Verletzung mit Scheere und Pinzette *primär zu entfernen.* Dabei ist Sorge zu tragen, daß *kein Teil der Aderhaut zurückbleibt, da es sonst später zum Ausbruch einer sympathischen Ophthalmie kommen könnte.*

Große Schnittwunden, welche die ganze Hornhaut und einen Teil der Lederhaut betreffen, können in frischem Zustande versuchsweise durch Naht geschlossen und durch eine Bindehautschürze gedeckt werden. Denn frische Verletzungen des Auges heilen bei jugendlichen, sonst gesunden Menschen oft überraschend gut. Voraussetzung ist, daß die tieferen Teile des Auges, also Regenbogenhaut, Ziliarkörper, Linse und Glaskörper nicht zu schwer verletzt und besonders daß sie nicht vorgefallen sind. Selbst kleinste Teile vorgefallenen uvealen Gewebes müssen vorgezogen und sorgfältig abgeschnitten werden, bevor man die Hornhaut und Lederhautwunde schließt, da sonst die Keime des Bindehautsackes in das Augeninnere gelangen und dieses nachträglich vereitern würde.

Aber selbst wenn ein solches Auge nach der Naht anfangs eine gute Heilung zeigt, muß der Verletzte längere Zeit beobachtet werden, weil oft nach Tagen und Wochen die Zeichen der Endophthalmitis septica plötzlich einsetzen oder sich eine schleichende plastische Iridocyclitis entwickelt, welche die nachträgliche Ausschälung des Augapfels (Enucleation) notwendig macht.

Dritter Abschnitt.

Die Schußverletzungen des Auges.

Allgemeines.

Schußverletzungen sind nicht nur die schwersten Verletzungen des Auges überhaupt, die in den meisten Fällen den Verlust des Sehvermögens, häufig auch des Augapfels nach sich ziehen, sondern sie führen auch wegen der gleichzeitigen schweren Verletzung lebenswichtiger Anteile des Gehirns und großer Gefäße häufig zum Tode. Im letzteren Falle ist das Auge nur die Ein- oder Austrittspforte schwerer Schädelschüsse.

Über die *Wirkung der modernen Geschosse* muß übersichtlich folgendes festgehalten werden: Geschosse wirken aus mittlerer Entfernung infolge ihrer hohen Geschwindigkeit auf die Gewebe wie ein Messer, aus kurzer Entfernung bewirken sie Zertrümmerungen des Gewebes, aus weiter Entfernung wirken sie als Prellungsverletzungen (Kontusionen). In vielen Fällen kommen alle drei Verletzungsmöglichkeiten zur Geltung. Schußverletzungen können in ihrer Auswirkung auf das Auge nur dann richtig verstanden werden, wenn der Feldarzt sich mit der Auswirkung reiner *Kontusionsverletzungen* und reiner *Schnittverletzungen* vertraut gemacht hat. Deshalb sind diese beiden Kapitel sowie jenes über Fremdkörper im Auge bewußt vorausgestellt worden, wenn es auch klar ist, daß bei der kämpfenden Truppe die eigentlichen Schußverletzungen am häufigsten vorkommen und daher den Feldarzt am meisten beschäftigen werden.

Man kann die *Schüsse*, welche das Auge treffen, *einteilen* in:

1. Vollschüsse,
2. Prellschüsse,
3. Streifschüsse (Tangentialschüsse).

Unter **Vollschüssen** versteht man solche, bei denen das rasante Geschoß oder das Sprengstück das Sehorgan direkt trifft. Dabei wird das *Auge* meist vollständig *zertrümmert*. Nur ausnahmsweise wird das Projektil oder das Sprengstück die Form des Auges erhalten. Dies ist meist nur bei Revolverkugeln, also bei kleinkalibrigen Geschossen der Fall. Bei allen anderen direkten Vollschüssen wird nicht nur das Auge selbst zerrissen, sondern auch seine Umgebung, die Lider und vor allem die Gewebe der Augenhöhle, die umgebenden Knochen und die benachbarten Organe des Hirn- und Gesichtsschädels mehr oder minder schwer mitverletzt.

Prellschüsse sind jene, bei denen das Geschoß erst auf irgendeinen anderen Gegenstand auffliegt und von diesem gegen das Auge prellt, oder jene direkten Schußverletzungen, bei denen die lebendige Kraft des Geschosses schon so stark abgenommen hat, daß es nur mehr mit geringer lebendiger Kraft „matt" auf das Sehorgan auftrifft und die Hülle des Auges und die Wände der Augenhöhle nicht mehr zu durchschlagen vermag. Es kann sich hierbei um Gewehr- und Revolverprojektile handeln, doch kommen die meisten Prellschüsse nach Granat-, Schrapnell- und Minenexplosionen vor, indem Teile des Mantels, des Inhaltes der Geschosse oder der Aufschlagstrecke (Erde, Stein, Holz, Glas) gegen das Auge fliegen. Die Prellschüsse müssen hier nicht mehr näher behandelt werden. Ihre Wirkung ergibt sich aus dem, was über die Prellungsverletzungen am Auge (Kontusionen, S. 48 bis 94) überhaupt gesagt wurde.

Unter **Streif- oder Tangentialschüssen** sind jene zu verstehen, wo ein Geschoß die Oberfläche der Lider, des Augenhöhlenrandes oder des Augapfels in tangentialer Richtung trifft. Für die Schwere der Verletzung ist die lebendige Kraft des Geschosses und die Flugrichtung maßgebend. Von den leichtesten Lidverletzungen ohne Mitbeteiligung des Auges bis zu den schwersten Zertrümmerungen kommen hierbei alle Übergänge vor.

Trifft ein *Streifschuß die Lider*, dann kommt es trotzdem in den meisten Fällen zur Eröffnung des Augapfels oder wenigstens zu schweren Prellungserscheinungen desselben: zur Hornhauttrübung (S. 61), Hornhauteindellung, Vorderkammerblutung (S. 64), Hämophthalmus (S. 78 ff.), akuter Verschwartung (Nekrose) der Regenbogenhaut (S. 69), zur Linsenverschiebung (S. 73 ff.), Trübung der Netzhaut (S. 80), zu Rissen in der Aderhaut und Netzhaut (S. 82 und 84). Werden dabei die Knochen der Orbitalrandes mit gestreift, dann kommt es oft zu schwer zu entdeckenden Brüchen des Daches der Augenhöhle und der Schädelbasis. Auch Röntgenaufnahmen decken den Ernst der Verletzung nicht immer ohne weiteres auf.

Streifschüsse der Hornhaut und Lederhaut haben gewöhnlich eine weitgehende Eröffnung der Augenhüllen und den Austritt des Augeninhaltes zur Folge. Schüsse, die den Augapfel seitlich oder oben streifen, verlaufen wegen der Schußrichtung meist tödlich, weil lebenswichtige Teile des Gehirns direkt verletzt werden.

Eine ganz besondere Gruppe von *Streifschüssen* sind jene, welche *das Auge von hinten* her treffen, wie dies bei Querschüssen durch den hinteren Teil der Augenhöhle oder bei Schrägschüssen des Schädels von hinten der Fall ist. Diese Streifschüsse können zum *Abriß des Sehnerven* (S. 97), zur *Verletzung* der in das Auge von hinten her eintretenden *Nerven und Gefäße*, zur *Lochbildung der Macula* (S. 81) und zu schweren *Veränderungen der Netzhaut und Aderhaut* unter dem Bilde der *Chorioretinitis sclopetaria* führen. In vielen Fällen kommt es zur vollständigen Zertrümmerung des Auges, ohne daß das Auge selbst oder ein Teil desselben vom Geschoß berührt wird.

Die **Chorioretinitis sclopetaria** ist die *typische Veränderung der Netz- und Aderhaut durch Prellwirkung.* Meist erkennt man erst nach Aufsaugung der ausgedehnten Glaskörperblutungen die schweren Veränderungen der inneren und mittleren Augenhaut, welche durch die schwere Prellungsverletzung des hinteren Augenabschnittes bedingt sind, wodurch die einzelnen Schichten der Netz- und Aderhaut einer akuten, in wenigen Tagen sich entwickelnden *Nekrose* (traumatische Verschwartung der Netz- und Aderhaut, MELLER) verfallen. Zusammen mit den Bindegewebsmassen, welche sich aus den Blutungen im Auge entwickeln, kommt es zum Bilde der Retinitis proliferans interna. Dadurch sowie durch die primäre Zerreißung der Netzhaut mit Einrollung der Rißränder gegen den Glaskörper bekommt der Augenhintergrund ein sehr unebenes Aussehen. Die schwere Schädigung der Aderhaut erkennt man an großen, vom Pigment umsäumten Narben oder an großen weißen Flecken, wo nach Schwund der Aderhaut die Lederhaut bloßliegt. *In dem einen Falle überwiegen die schweren Veränderungen der Netzhaut, in dem anderen die der Aderhaut.* Wenn auch nach Jahren noch Besserungen in dem Sinne vorkommen können, daß sich Bindegewebsschwarten teils aufsaugen, teils durch Schrumpfung verkleinern, so bleibt doch das Sehvermögen in den meisten Fällen dauernd beträchtlich herabgesetzt. Ist es gleichzeitig zur Ausreißung des Sehnerven (S. 97) oder zur Atrophie des Sehnerven nach Sehnervenscheidenblutung (S. 96) gekommen, so tritt Erblindung ein. Doch selbst dann, wenn es zu diesen schweren Verletzungen am Sehnerven nicht gekommen ist, sinkt oft das Sehvermögen nach-

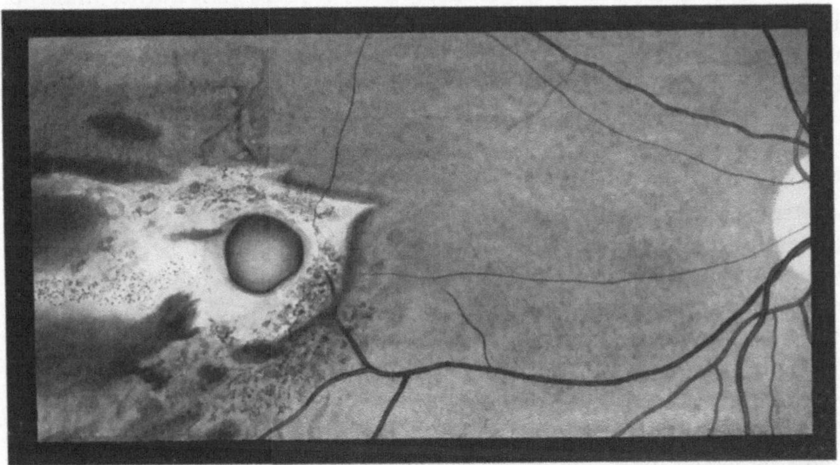

Abb. 35. Schrotschußdurchbohrung der hinteren Bulbuswand mit Blutung und Verschwartung der Netz- und Aderhaut.

träglich dadurch, daß *beträchtliche Netzhautanteile*, einschließlich der Gegend des gelben Fleckes durch Narbenschrumpfung *verzogen und verlagert werden.* Man erkennt dies mit dem Augenspiegel daran, daß die Netzhautgefäße gegen den Glaskörper hin aufsteigen oder sonst einen abnormen Verlauf oder Knickungen aufweisen.

Unter **Luftstreifschüssen des Auges** versteht man Verletzungen, die durch den Luftdruck der knapp am Auge vorbeifliegenden Geschosse verursacht sind, wodurch es zu leichteren (Hornhauttrübung, Vorderkammerblutung), aber auch zu schwereren Prellungserscheinungen an Regenbogenhaut, Linse und Netzhaut kommen kann. Die Möglichkeit solcher Luftstreifschüsse, die früher vielfach bestritten wurde, muß bei der Geschwindigkeit und lebendigen Kraft der modernen Geschosse ohne weiteres zugegeben werden. Die gleichen Veränderungen können durch den Luftdruck bei Granatexplosionen am Auge entstehen.

Die **Geschoßwirkung am Auge** setzt sich einerseits aus der *mechanischen Durchtrennung oder Zertrümmerung des Gewebes* und anderseits aus der *Sprengwirkung des Geschosses* zusammen. Besonders letztere verursacht eine schwere Erschütterung und Quetschung des ganzen Inhaltes der Augenhöhle, da sich der Augapfel so wie die von drei Seiten von Knochen umgebene Augenhöhle wie ein mit Flüssigkeit gefüllter Hohlraum verhält, in welchem sich der Explosionsdruck gleichmäßig nach allen Seiten hin stärker und verheerender auswirkt als in anderen Körperorganen.

Die Wirkung der Geschosse ist neben ihrer lebendigen Kraft auch von dem Material abhängig, aus welchem sie bestehen, und ob es sich um Kugeln oder Splitter handelt. Man darf auch bei Augenverletzungen nicht vergessen, daß sich selbst die Stahlmantelgeschosse der modernen Gewehre und Revolver beim Aufprallen auf den knöchernen Augenhöhlenrand verbiegen, spalten und wie Dumdumgeschosse wirken können, und daß z. B. weiche Bleikugeln (Schrapnellkugeln) durch Erhitzung beim Auftreffen schmelzen und dadurch viel schwerere Zerstörungen als Stahlmantelgeschosse verursachen können.

Artilleriegeschosse haben im großen und ganzen eine zerstörendere Wirkung als Infanteriegeschosse, weil es sich einerseits oft um große Mantelstücke von Granaten und Schrapnells, anderseits um Fremdkörpersplitter mit unregelmäßiger Form und Oberfläche handelt, welche das Gewebe schwerer zerfetzen als glatte und runde oder längliche Gewehrkugeln.

Hat der Feldarzt eine Schußverletzung des Auges nach Artilleriegeschoß festgestellt, so darf er die Vorhersage nicht einfach davon abhängig machen, ob er bei der Untersuchung oder mittels der Röntgenaufnahme einen *metallischen Fremdkörper* im Auge findet oder nicht, sondern es besteht gerade nach Explosionsverletzungen durch Granaten und Schrapnells die Gefahr, daß *auch Teile der Auffallstrecke* mit in das

Auge gelangen, auf welcher das Geschoß krepiert ist. So kommt es zu Fremdkörpern aus Stein, Erde, Holzteilchen im Auge; es wurden Glassplitter, Bügel von Brillen, Splitter von Gesichts- und Augenhöhlenknochen, ja selbst ein Zahn von einem anderen Soldaten im verletzten Auge gefunden.

Dazu kommt bei Granat-, Schrapnell- und Minenexplosionen die *Wirkung des enormen Luftdruckes*, durch welche das Auge nicht nur direkt, sondern auch indirekt insofern in Mitleidenschaft gezogen werden kann, als der Verletzte zu Boden und mit dem Gesicht auf spitze oder stumpfe Gegenstände aufgeworfen werden kann.

Besonderes über die Schußverletzungen des Auges.

Vorausgeschickt sei, daß man zwar im allgemeinen bei rasanten Geschossen den Verlauf des *Schußkanals* nach der Richtung des Einschusses bestimmen kann, daß aber bei matten Geschossen der Wundkanal einen ganz abenteuerlichen Verlauf nehmen kann und daß man ein Geschoß oft dort findet, wo man es gar nicht vermutet.

Auch für die Schußverletzungen des Auges gelten die Erfahrungssätze: 1. *Ist Ein- und Ausschuß klein, dann handelt es sich um ein rasantes Geschoß aus größerer Entfernung.* 2. *Ist der Ausschuß beträchtlich größer als der Einschuß und ist er zerfetzt, dann handelt es sich um einen Nahschuß oder um einen Fernschuß mit mattem Geschoß.*

Im besonderen kann man die Augenschüsse einteilen in Sagittalschüsse und in Querschüsse der Augenhöhle.

Die Sagittalschüsse (Augenhöhleneingangsschüsse).

Man muß *zwei Arten* von Sagittalschüssen unterscheiden: 1. solche, welche das Auge *direkt von vorn* treffen, und 2. solche, welche *zwischen Augapfel und Augenhöhlenrand* eintreten.

Zu 1: Sagittalschüsse des Auges zerstören in den meisten Fällen das Auge gänzlich und sind dadurch ausgezeichnet, daß gleichzeitig schwere Verletzungen des ganzen Augenhöhleninhaltes und der Augenhöhlenwandungen eintreten. Fast alle Sagittalschüsse des Auges, welche durch die *obere Orbitalhälfte* eintreten, sind tödlich, weil lebenswichtige Teile des Gehirns mitverletzt werden. Schußverletzungen der *unteren Augenhälfte* zertrümmern zwar in gleicher Weise das Auge wie die Augenhöhlenknochen, büßen aber ihre lebendige Kraft an den starken Knochen der Felsenbeinpyramide, wie überhaupt des Schädelgrundes ein und verlassen den Schädelraum durch das Hinterhaupt oder einen der oberen Halswirbel. Doch tritt auch hierbei meist der Tod ein. Manchmal aber wird das Geschoß von den Weichteilen oder Knochen der Augenhöhle abgelenkt und dann in der Kieferhöhle, im Felsenbein oder in der Flügelgaumengrube (Fossa pterygopalatina) gefunden.

Zu 2: Sagittalschüsse, welche zwischen Auge und Augenhöhlenrand in die Tiefe gehen, reißen meist das Auge durch *Prellung* seitlich oder an der gegenüberliegenden Wand auf und führen in gleicher Weise zum Prellungsbruch der Wandungen der Augenhöhle und des Schädels. Treten diese Geschosse in den Schädelraum ein, dann sind sie meist durch Zerfetzung von Gehirnteilen tödlich. Häufig führen sie, je nachdem sie schläfen- oder nasenwärts, oben oder unten vom Augapfel eindringen, zu schweren Zertrümmerungen der Gesichtsknochen. Diese Geschosse können abgelenkt werden oder man findet sie in der Tiefe der Augenhöhle oder am Schädelgrund.

Selbst dann, wenn das Auge hierbei *nicht* aufgerissen wird, treten schwere Prellungsverletzungen ein, wie Abriß der Regenbogenhaut, Linsenverschiebung, Hämophthalmus, Riß der Netzhaut und Aderhaut, Abriß des Sehnerven, Chorioretinitis sclopetaria oder Luxation des Augapfels.

Eine Behandlung des Auges kommt hier wegen der Schwere der Zertrümmerungen kaum in Frage. *Zerfetzte Augen sind primär zu entfernen.*

Querschüsse der Augenhöhle (Augenhöhlenwandschüsse).

Schüsse können die Augenhöhle in allen Richtungen treffen und durchsetzen.

Die Schüsse von temporal (Schläfenschüsse) sind die bei weitem wichtigsten. Die meist durch Flankenfeuer bedingten Schläfenschüsse verhalten sich verschieden, je nachdem sie in der Höhe der Lidspalte, oberhalb oder unterhalb derselben durchgehen. Viele Schläfenschüsse sind tödlich, besonders wenn sie den oberen Teil der Augenhöhle treffen oder durchbohren. Sie verursachen meist schon beim Einschuß schwere Zerstörungen des Jochbeines, durchbohren die temporale Wand der Augenhöhle unter Bruch der Knochen und verletzen innerhalb der Augenhöhle entweder den Augapfel selbst oder hinter diesem gelegenen Nerven, Gefäße und Muskeln. Die Geschosse zertrümmern meist im weiteren Verlaufe die nasale Wand der Augenhöhle, bleiben hier entweder stecken, werden abgelenkt, gelangen in die andere Augenhöhle oder verlassen diese nach doppelter Durchbohrung.

Querschüsse durch die obere Hälfte der Augenhöhle sind deswegen so gefährlich, weil große bis weit nach hinten reichende Knochenbrüche den Schädelraum eröffnen und das Gehirn am Schädelgrund verletzen. Besonders gefährlich werden sie wegen gleichzeitiger Eröffnung der Siebbein- und Keilbeinhöhle, wodurch es leicht zur aufsteigenden Hirnhautentzündung von der Nase aus kommt.

Querschüsse im vorderen Teil der Augenhöhle durchbohren den Augapfel an seiner temporalen und nasalen Seite und zerfetzen ihn meist so schwer, daß nichts übrigbleibt, als die einzelnen Fetzen sobald als möglich zu entfernen. Etwas weiter *hinten durchgehende Schläfenschüsse* können den Sehnerven und die benachbarten Teile der Netz- und Aderhaut aus dem Auge herausreißen, aber auch den Sehnerven glatt durchschlagen oder Blutungen, die von den hinteren Ziliararterien oder der Art. centralis retinae ausgehen, verursachen.

Aber selbst dann, wenn bei Schläfenschüssen, welche in der Tiefe der Augenhöhle durchgehen, weder der Augapfel noch der Sehnerv selbst getroffen wurde, entstehen schwere Verletzungen des Auges und der Augenhöhle, weil die *Explosionswirkung der Geschosse in der Augenhöhle* eine ganz besonders große ist und sich am stärksten senkrecht zur Schußrichtung auswirkt. Infolgedessen kommt es häufig zur Verlagerung des Augapfels vor die Lider ((*Luxatio bulbi*, S. 92) oder zum *Abriß des Augapfels vom Sehnerven* und zum Hinausschleudern desselben aus der Augenhöhle (*Avulsio bulbi*, S. 92). Aber selbst wenn diese schwersten Explosionsfolgen nicht eintreten, kommt es zu ausgedehnten Blutungen im Augeninnern (*Hämophthalmus*, S. 78), zur *Lochbildung in der Makula* (traumatisches Makulaloch, S. 81), zu *Rissen in Netz- und Aderhaut* (Ruptura retinae et chorioideae, S. 82, 84), zur *Chorioretinitis sclopetaria* (S. 107) und zur *Ausreißung des Sehnerven* (Evulsio n. optici, S. 87) aus den Hüllen des Augapfels.

Nicht selten wird der Augapfel oder der Sehnerv durch Knochensplitter, welche aus der Umgebung stammen, gedrückt, angespießt oder aufgerissen.

In der Augenhöhle kommen schwere *Blutungen* aus den Ästen der Art. ophthalmica, besonders aber aus den Beinhautgefäßen vor, welche das ganze Fettgewebe durchsetzen, den Augapfel nach vorn drücken (Exophthalmus) und eine schwere blutige Durchtränkung der Bindehaut (blutige Chemose) und der Lider verursachen, so daß der Augapfel vor die Lider gedrängt wird (Luxatio bulbi). Ferner können schwere Schäden durch die *Mitverletzung des N. facialis* an der Einschußstelle im Gesicht (Lagophthalmus, Keratitis e lagphthalmo) und des *Trigeminus* (Keratitis neuroparalytica) hervorgerufen werden. Die gleichzeitige Eröffnung der Nebenhöhlen der Nase kann zu schweren Eiterungen des Inhaltes der Augenhöhle, zur *Orbitalphlegmone* Veranlassung geben.

Von großer Wichtigkeit sind die *Querschüsse durch beide Augenhöhlen.* Wenn sie nicht tödlich sind, führen sie gewöhnlich zu doppelseitiger, mindestens aber zu einseitiger Erblindung. Doch sind auch Querschüsse durch beide Augenhöhlen mit Erhaltung der Augen und des Sehvermögens und glatter Durchschlagswunde der Augenhöhlenknochen bekannt.

Geht die Geschoßrichtung *horizontal* durch beide Augen oder durch beide Sehnerven, dann tritt gewöhnlich Erblindung beider Augen durch die Zertrümmerung der Sehnerven ein. Schüsse, welche *schräg* von hinten außen nach vorn innen die Augenhöhlen durchsetzen, können den Sehnerven der einen und den Augapfel der anderen Seite verletzen. Schüsse, welche die beiden Augenhöhlen etwas schräg von außen vorn nach innen hinten durchsetzen, zertrümmern umgekehrt den Augapfel der einen Seite und den Sehnerven der anderen. Dabei bleibt das Auge, dessen Sehnerv verletzt ist, äußerlich meist normal. Bei glücklicher Lage der Schußrichtung kann sogar der Sehnerv unverletzt und das Sehvermögen des einen Auges ganz oder teilweise erhalten bleiben.

Während die *hohen Querschüsse durch beide Augenhöhlen* wegen der gleichzeitigen schweren Zertrümmerungen der Schädelknochen und des Gehirnes meist tödlich verlaufen, geben die *tiefen Querschüsse* in bezug auf das Sehvermögen oft eine gute Vorhersage, wenn sie auch die Knochen und Weichteile des Gesichtsschädels oft schwer verletzen.

Querschüsse durch die Augenhöhle von oben her.

Hierbei handelt es sich um eine typische Verletzung des Stellungskrieges, um die eigentliche *Schützengrabenverletzung* des Auges, doch kommt sie auch bei Fliegergeschossen (Beschuß mit dem Maschinengewehr vom Flugzeug aus) vor.

Durchsetzen die Geschosse die Augenhöhle von hinten oben nach vorn unten, dann sind sie wegen der schweren Hirn- und Schädelknochenverletzungen wohl meist tödlich. Weiter vorn durchgehende Augenhöhlenschüsse zertrümmern die Stirnhöhle, zerfetzen den Augapfel und verlassen den Kopf durch die Knochen des Oberkiefers oder der Nase. Oft verletzen sie auch den Unterkiefer und das Geschoß wird weit vom Einschuß in den Weichteilen des Halses oder der Brust gefunden. Geht der Schußkanal von vorn oben nach hinten unten durch, dann wird das obere Dach und der obere Augenhöhlenrand zertrümmert und das Geschoß tritt in die Kiefer- oder Mundhöhle ein und wird nicht selten in der Brust, ja sogar in der Bauchhöhle angetroffen.

Querschüsse der Augenhöhle von der Nasenseite her.

Diese durchsetzen die Augenhöhle immer schief von innen vorn nach hinten außen. Das Geschoß tritt an der gegenüberliegenden Seite der Nasenwurzel ein, verletzt das Nasenbein, eröffnet die Siebbein- oder die Kieferhöhle, durchbohrt den Augapfel von nasal nach temporal, führt zum Splitterbruch der schläfenseitigen Augenhöhlenwand und des Jochbeines und verläßt den Kopf meist in der Gegend vor dem äußeren Gehörgang. Oft kommt es auf dem letzten Stück des Weges zu tiefliegenden Verletzungen der Schädelhöhle, die häufig an ihren Folgen erst spät erkannt werden. Wird das Geschoß von seinem Wege abgelenkt, dann kann es gelegentlich in der Stirn- oder Kieferhöhle gefunden werden. Der Augapfel ist bei diesen Schüssen fast durchwegs verloren.

Querschüsse der Augenhöhle von unten nach oben.

Diese sind im Kriege wohl selten. Man bezeichnet sie als die sog. Selbstmörderschüsse, wobei das Geschoß gewöhnlich beim Schuß durch den Mund in die Augenhöhle eindringt, den Augapfel, öfter noch den Sehnerven zertrümmert und infolge der Verletzung des Gehirnes tödlich endet.

Steckschüsse in der Augenhöhle.

Nur in seltenen Fällen wird eine Gewehr- oder Pistolenkugel *im Auge* selbst vorgefunden werden. Meist handelt es sich im Auge um Geschoßsplitter kleineren Ausmaßes von Granaten und Schrapnellen, manchmal um Schrapnellkugeln, die als Geller noch die Kraft hatten, das Auge zu durchbohren, es aber nicht mehr zu verlassen.

Die eigentlichen *Augenhöhlensteckschüsse* sind insofern verschieden zu bewerten, als Infanteriegeschosse und direkt in die Augenhöhle eingedrungene metallische Fremdkörper weniger zu Eiterungen führen als jene Geschoßteile, die zuerst mit Erde in Berührung waren, wie Granatsplitter, Mantelteile von Schrapnells und Fremdkörper (Stein, Holz, Erde, Glas, Tuch), die dem Boden entstammen. Geschoßteile liegen oft weit hinten in der Augenhöhle, häufig sogar nach Durchschlagung der Augenhöhlenwand halb in der Augenhöhle und halb im Schädelraum. Alle Fremdkörper der Augenhöhle müssen durch zwei in aufeinander senkrechter Richtung gemachten Röntgenaufnahmen in ihrer Lage genau bestimmt werden. Stereoröntgenaufnahmen sind oft unentbehrlich. Aber selbst dann wird man noch in manchen Fällen Mühe haben zu entscheiden, ob ein Geschoßteil noch zur Gänze in der Augenhöhle sitzt oder schon in den Schädelraum hineinreicht. Tomographische Aufnahmen der Augenhöhle versprechen Erfolg.

Behandlung: Alle Schußverletzungen des Auges und der Augenhöhle sind nach allgemein chirurgischen Grundsätzen zu behandeln. Hierzu seien folgende Leitsätze aufgestellt:

1. *Schußverletzungen der Augenhöhle sind Kopfschüsse. Sie sind also wie diese möglichst frühzeitig, d. h. innerhalb von zwölf Stunden kunstgerecht und endgültig zu versorgen.* Deshalb sind die Verletzten nach Anlegung des Notverbandes möglichst rasch durch Kraftwagen oder Flugzeug zurückzuschaffen. Augen- und Augenhöhlenverletzungen, welche innerhalb der ersten zwölf Stunden versorgt werden, geben eine ungleich bessere Voraussage als spätversorgte.
2. Bei all diesen Fällen ist *Tetanus-Antitoxin* zu verabreichen.
3. Ohne vorhergehende *Röntgenaufnahme* darf keine Orbitalverletzung versorgt werden.
4. Bei den *Frischverletzten* sind die zerfetzten Weichteile zu entfernen

und *übersichtliche Wundverhältnisse* an den Lidern, der Bindehaut und an den Weichteilen der Augenhöhle zu schaffen.

5. Bei *Querschüssen der Augenhöhle* von schläfenwärts und von oben sind die Weichteilwunden primär durch Freilegen des äußeren und oberen Augenhöhlenrandes zu erweitern, um eine klare Übersicht über den Zustand der Knochen zu erhalten.

6. *Lose Knochensplitter und leicht erreichbare Fremdkörper sind aus der Augenhöhle zu entfernen.* Größere Knochenanteile sind selbst dann, wenn sie mehrfach gebrochen sind, in Ruhe zu lassen, wenn sie sich in halbwegs guter Stellung befinden.

7. *Eröffnete Nasennebenhöhlen* (besonders die Kiefer-, Siebbein- und Stirnhöhlen) sind ausgiebig freizulegen, zu säubern, die Schleimhaut möglichst offen zu behandeln und die Wunde wenn möglich gegen die Nase oder den Mund hin zu drainieren.

8. Ein *stark zerfetzter Augapfel* oder ein solcher mit Austritt eines großen Teiles seines Inhaltes (Linse, Glaskörper, Netzhaut) ist *primär zu entfernen,* da das Zurückbleiben eines geschrumpften Augapfels die Gefahr der sympathischen Ophthalmie in sich birgt.

9. Bei Anwesenheit eines *Fremdkörpers im Augeninnern* ist nach den früher aufgestellten Richtlinien zu verfahren (S. 37 ff.).

10. Die *Blutstillung in der Augenhöhle* muß nach Eingriffen eine möglichst genaue sein.

11. Bei zerfetzten Wunden ist die Augenhöhle unter allen Umständen *am tiefsten Punkte zu drainieren,* bei Eröffnung der Nebenhöhlen auch gegen die Nase und die Mundhöhle hin.

12. Die *Wunden der Lider sowie ihrer Nachbarschaft* sind durch *Lagenähte* in normale oder annähernd normale Lage zu bringen, damit die später schwierigen und zeitraubenden plastischen Eingriffe vermieden werden (S. 53).

Frische Steckschüsse der Augenhöhle sollen womöglich durch den Wundkanal innerhalb von 24 Stunden entfernt werden. Denn Fremdkörper in der Augenhöhle führen einerseits leicht zur Vereiterung des lockeren Orbitalgewebes *(Orbitalphlegmone)*, wenn sie infiziert waren, anderseits können sie durch ihre Schwere auf den Sehnerven drücken und so zur Sehnervenentartung *(Druckatrophie)* führen. Narben um Fremdkörper können auch noch nach Monaten und Jahren den Sehnerven durch Verziehung und Strangulation schädigen. *Magnetische Fremdkörper* können aus der Augenhöhle meist leicht mit Hilfe des Riesen- (s. Abb. 14) oder noch besser mit Hilfe des in die Wunde eingeführten Handmagneten (s. Abb. 16) entfernt werden. Die Ausziehung *nichtmagnetischer*, besonders zerbrechlicher Fremdkörper (Holz, Glas) mittels Pinzette oder Klemmzange erfordert Geduld und Geschick und ist mit der Gefahr nachträglicher Orbitaleiterung belastet. Ist bereits beim Eingriff eine

Wundeiterung vorhanden, so ist nicht nur die Schußwunde, sondern auch die Augenhöhle an ihrem tiefsten Teile, bei gleichzeitiger Eröffnung der Kieferhöhle auch durch diese zu *drainieren.* In manchen Fällen von Gesichtsschüssen lassen sich Fremdkörper aus der Augenhöhle von der Nase aus entfernen.

Alte Steckschüsse der Augenhöhle lasse man in Ruhe, wenn nicht der Druck des Geschosses oder des großen Geschoßsplitters auf den Sehnerven zum Eingriff zwingt. Liegt ein solcher Fremdkörper weit hinten in der Augenhöhle, dann lege man dieselbe nach Krönlein frei, um einen direkten Zugang zum Fremdkörper zu bekommen.

Mitbeteiligung des Auges bei Schußverletzungen des Hirn- und Gesichtsschädels.

Dieses ausgedehnte Kapitel soll hier nur in ganz kurzer Form gestreift werden, damit der Leser eine Übersicht über jene Veränderungen bekomme, die man *bei Kopfschüssen als „Fernwirkung“ am Auge* bezeichnet.

Gehirnschüsse und Auge.

Bei Schußverletzungen des Gehirnschädels können klinisch sichtbare Augenveränderungen a) infolge Bruch der knöchernen Schädelkapsel (Schädelgrundbruch) und b) infolge Zerstörung der Hirnsubstanz auftreten.

Zu a: Beim **Schädelgrundbruch** (fractura basis cranii), bei welchem es meist auch zum *Bruch des oberen Orbitaldaches* sowie der *Orbitalspitze* kommt, können am Auge folgende Zeichen vorhanden sein:

1. *Blutungen in der Lidhaut* und unter der *Bindehaut* des Augapfels, welche gewöhnlich beide Augen betreffen und wegen ihrer Ausdehnung über Ober- und Unterlid als „Brillenhämatom“ bezeichnet werden. Sie sind als *Senkungsblutung* aus der vorderen Schädelgrube aufzufassen und entwickeln sich zum Vollbild erst mehrere Stunden nach der Verletzung. Doch hat ein Brillenhämatom nur dann diagnostische Bedeutung für einen Schädelgrundbruch, wenn keine örtlichen Verletzungen der Lider oder der Bindehaut vorliegen.

2. *Störungen in der Pupillenreaktion:* Es kommt entweder zur *amaurotischen Pupillenstarre* infolge Schädigung des Sehnerven in seinem knöchernen Kanal oder zur *absoluten Pupillenstarre* als Ausdruck der Schädigung des N. oculomotorius an der Schädelbasis oder in der Fissura orbitalis superior. Hierbei ist auf der Seite der Verletzung die direkte wie die konsensuelle Pupillenreaktion aufgehoben.

3. *Störungen in der Weite der Pupille:* Häufig ist die Pupille auf der Seite der Erkrankung erweitert. Diese *Mydriasis* ist als Reizung des

Sympathicus durch ein sub- oder epidurales Hämatom aufzufassen und immer ein Zeichen umschriebenen Hirndruckes.

4. *Veränderungen am Sehnerven:* In 15% von Schädelgrundbruch kommt es zu einer mäßigen *Stauungspapille* als Ausdruck des gesteigerten Hirndruckes und in 4% zu einer *Entartung des Sehnerven* mit blasser Papille infolge Schädigung des Nerven in seinem knöchernen Kanal oder als Folgezustand nach einer Sehnervenscheidenblutung.

5. *Störungen in der Beweglichkeit des Auges* sind auf Verletzung der durch die Fissura orbitalis superior durchtretenden Augenmuskelnerven, des N. oculomotorius, trochlearis und abducens zurückzuführen und sehr häufig mit *Herabsetzung der Hornhautempfindlichkeit* vergesellschaftet, weil der erste Trigeminusast durch dieselbe Knochenspalte hindurchzieht. Durch die Lähmung der Augenmuskeln kommt es hierbei zum *Doppeltsehen,* durch die Schädigung des Trigeminus zur *Keratitis neuroparalytica.* Gegen das Doppeltsehen hilft nur verschließender Verband eines Auges, bei Trigeminusschädigung ist zur Verhütung von Hornhautschäden ein Uhrglasverband (Abb. 36) anzulegen.

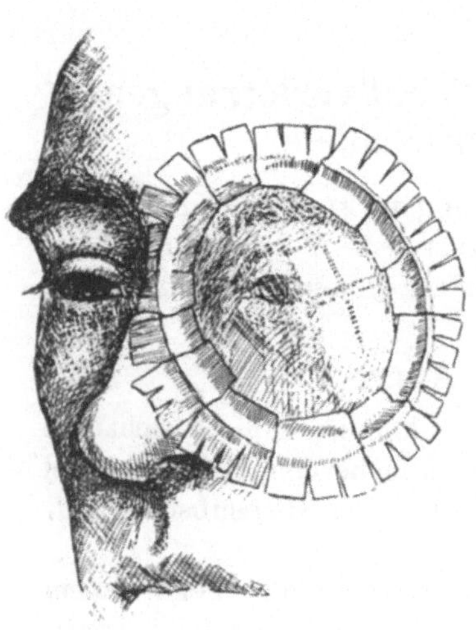

Abb. 36. Uhrglasverband: eine durchsichtige Celloidschale wird durch Pflasterstreifen luftdicht über dem Auge befestigt.

6. Noch wichtiger ist das *Auftreten des Lagophthalmus* in 22% von Schädelgrundbruch als Ausdruck der *Facialisschädigung.* Der Gefahr der Keratitis e lagophthalmo kann nur durch Uhrglasverband (Abb. 36) oder durch temporäre Vernähung der Lidspalte vorgebeugt werden.

Der *Exophthalmus pulsans* ist sehr häufig eine Folge des Schädelgrundbruches, und zwar von Knochensplittern des Keilbeinkörpers, welche die Art. carotis interna in ihrem Verlaufe innerhalb des Sinus cavernosus zerreißen, so daß mit jeder Systole das arterielle Blut rhythmisch in den Venensinus und von hier in die Venen der Augenhöhle gepreßt wird. Durch die Überfüllung der orbitalen Venen wird der Augapfel vorgedrängt und pulsiert im ganzen rhythmisch. Wenn diese Pulsation mit freiem Auge nicht sichtbar ist, dann hört man mit Hilfe eines auf das Auge ober die Schläfengegend aufgesetzten Hörrohres ein rhythmisches Geräusch. Meistens sind auch der *Trigeminus und die Augenmuskelnerven,* welche ebenfalls durch den Sinus cavernosus durchziehen, an dieser Stelle mitverletzt, so daß sich das Bild des pulsierenden Exophthalmus häufig mit *Doppelbildern* und *Sensibilitätsstörungen der*

Hornhaut vergesellschaftet. Zur Behandlung dieser Form des pulsierenden Exophthalmus ist vom Chirurgen die Unterbindung der Art. carotis interna vorzunehmen.

Zu b: Bei **Schußverletzungen der Hirnsubstanz,** welche sich selbstverständlich fast immer mit den Knochenbrüchen der Schädelkapsel kombinieren, finden sich am Auge:

1. eine *Stauungspapille* in 10—15% der zur Untersuchung kommenden Fälle. Sie beweist das Vorhandensein eines erhöhten Hirndruckes bei Hirnschüssen durch *vermehrte Liquorbildung.* Diese Stauungspapillen gehen aber meist innerhalb kurzer Zeit von selbst oder auf wiederholte Lumbalpunktionen zurück.

Das Auftreten einer *Neuritis nervi optici* bedeutet fast immer das Vorhandensein einer Meningitis, Encephalitis oder eines Hirnabscesses und ist deshalb bei Hirnschüssen gewöhnlich als böses Zeichen aufzufassen.

2. In ungefähr 10% von Hirnschüssen, die untersucht werden können, kommt es zu den verschiedenen Formen der *homonymen Hemianopsie,* wie rechts- oder linksseitige Hemianopsie, doppelseitige Hemianopsie, Quadrantenhemianopsie, untere Hemianopsie, hemianopische Skotome oder Farbenhemianopsie. Sie wird am häufigsten *bei Streif- und Querschüssen des Hinterhauptes* gefunden, kann aber auch durch Verletzung der Sehbahn an anderer Stelle zwischen dem Chiasma N. optici und der Fissura calcarina sowie durch Druck entfernt geschädigter Hirnteile (Blutungen, Geschosse, Knochensplitter, Abscesse) auf Teile der Sehbahn zustande kommen. Bei *Verletzung der Fissura calcarina* kommt es gewöhnlich zur deutlichen „Aussparung der Macula lutea“ im Gesichtsfeld. *Bei Hinterhauptschüssen* kann es bei Ausschaltung beider Sehzentren zur *gänzlichen Erblindung* kommen, *wobei der Augenhintergrund und die Pupillenreaktionen normal gefunden werden.*

3. Zur *Augenmuskellähmung* kommt es bei Hirnschüssen durch Schädigung der Augenmuskelkerne. Assoziierte *Blicklähmungen* und *Nystagmus* werden aber verhältnismäßig selten beobachtet.

4. *Gesichtshalluzinationen,* schweres *Flimmern* und *Funkensehen nach Schädelschüssen* sind der Ausdruck örtlicher Reizerscheinungen der *Hinterhauptlappen. Raumsinnstörungen* sowie Unvermögen zu lesen und zu schreiben *(Alexie und Agraphie)* sind häufig mit doppelseitiger homonymer Hemianopsie vergesellschaftet.

5. *Pupillenstörungen* sind nach Hirnverletzungen besonders häufig und für die Vorhersage des Falles wichtig. *Hirnverletzte mit fehlender Pupillenreaktion und gleichzeitiger Mydriasis sterben fast alle;* die Vorhersage wird günstiger, wenn sich eine bereits erweiterte Pupille wieder *verengt.* Eine *einseitige Pupillenerweiterung* spricht für ein stärkeres Betroffensein der gleichen Hirnhälfte. Zur *reflektorischen Pupillenstarre* kommt es in seltenen Fällen von *Blutungen im Kerngebiet* der Augen-

muskeln. Häufiger ist sie der Ausdruck einer abklingenden peripheren Oculomotoriusschädigung.

Gesichtsschüsse und Auge.

Oberkieferschüsse führen sehr häufig, ohne daß das Auge direkt getroffen wurde, durch *Fortpflanzung des Explosionsdruckes* der Geschosse sowie durch Erschütterung der Knochen zu schweren Veränderungen am Auge, zu Hämophthalmus (S. 78), Blutungen in Netz- und Aderhaut (S. 81), zur Lochbildung der Maculagegend (S. 81) sowie zu ausgedehnten Zerreißungen der Netz- und Aderhaut unter dem Bilde der Chorioretinitis sclopetaria (S. 107).

Infolge von *Einbrüchen der knöchernen unteren Augenhöhlenwand und Eröffnung der Nasennebenhöhlen* kommt es sehr häufig zum Emphysem der Lider (S. 50), der Bindehaut und der Orbita, zu oft schweren Orbitalphlegmonen durch Aufsteigen der Keime von der Nase aus sowie zu primärem und sekundärem Enophthalmus traumaticus (S. 91) und zu Störungen in der Tränenabfuhr infolge Zertrümmerung der Knochen der Tränensackgegend.

Wird der Oberkieferknochen und somit das untere Orbitaldach weitgehend zerstört, dann *verliert das Auge seinen Halt in der Augenhöhle und sinkt nach unten*, häufig nach vorn und unten, wodurch eine schwere Entstellung des Verletzten bedingt ist.

Bei Schüssen der Schläfen- und Ohrgegend, besonders bei Streifschüssen der seitlichen Gesichtsteile, wird der *N. facialis* entweder oberflächlich an der Wange oder in seinen tieferen Anteilen durch *Bruch der Felsenbeinpyramide* verletzt. Der dadurch auftretende Lagophthalmus muß mittels Tarsorhaphie oder temporärer Vernähung der Lidspalte bekämpft werden, zumal in jenen Fällen, wo wegen ausgedehnter Weichteilwunden des Gesichtes die Anlegung einer feuchten Kammer nicht möglich ist.

Vierter Abschnitt.

Veränderungen des Auges durch Kampfgasvergiftungen.

Kampfgase im Allgemeinen.

Alle in Verwendung stehenden Kampfgase können das menschliche Auge angreifen und bei genügender Konzentration schwer schädigen. Da die Kampfgifte alle einen mehr oder minder starken *Reiz auf die Bindehaut des Auges und auf die Hornhautoberfläche* ausüben, führen sie zu starkem Tränen und erreichen oft schon auf diesem Wege die Kampfunfähigkeit des Soldaten.

Die Erfahrungen, die bisher über die Einwirkung der Kampfgase auf das Auge gesammelt wurden, sind nicht allzu zahlreich. Sie stammen fast durchwegs aus dem Weltkriege 1914—1918. Nur vereinzelte Fälle von Kampfgasvergiftungen sind seither bekannt geworden: Unglücksfälle und Berufsverletzungen. Wenn auch mitunter schwere und lang dauernde Schädigungen durch die verschiedenen Gifte aufgetreten sind, so waren unter 3000 beidäugig Kriegsblinden des Weltkrieges nur 81 *beidseitige Erblindungen durch Kampfgaseinwirkungen.* Wie viele einseitige Erblindungen vorgekommen sind, entzieht sich unserer Kenntnis.

Bei allen Kampfgasen muß man zwischen den *frischen Schädigungen durch die Gifteinwirkung auf das Auge* und den *Spätfolgen* unterscheiden. Unter Spätfolgen sind jene Veränderungen des Auges zu verstehen, welche sich aus einer Schädigung des Gesamtorganismus, besonders aus der Schädigung der Lunge, des Herzens und der Gefäße ergeben. Unsere Kenntnisse über diese Spätfolgen sind noch sehr mangelhaft.

Es ist Sache des Feldarztes, bei gasvergifteten Soldaten die erste und in diesem Falle wichtigste Hilfe zu leisten. Alles kommt bei den Augen auf die *rasche* Unschädlichmachung und Entfernung des Giftstoffes an. Es wird Sache der Zukunft sein, unsere Erkenntnisse über die Gasvergiftungen am Auge zu erweitern und wirksamere Behandlungsmethoden zu finden.

Die Augenveränderungen seien übersichtlich nach der heute allgemein üblichen Einteilung der Kampfgasstoffe in Weißkreuz-, Blaukreuz-, Grünkreuz- und Gelbkreuzstoffe dargestellt.

Weißkreuzstoffe (tränenerregende Kampfstoffe, Augenreizstoffe).

Zu diesen gehören:

Das *Brom-Aceton* (B-Stoff) CH_3COCH_2Br (flüssig).
Brommethyläthylaceton (Bn-Stoff) $CH_3COCHBrCH_3$ (flüssig).
Benzylbromid $C_6H_5CH_2Br$ (flüssig).
Xylilbromid $C_6H_4CH_3CH_2Br$ (flüssig).
Brombencylcyanid $C_6H_5CHBrCN$ (flüssig).
Chloracetophenon $C_6H_5COCH_2Cl$ (fest).

Diese Stoffe reizen vor allem die *Bindehaut der Augen.* Doch ist ihre Wirkung meist vorübergehend. Eine zerstörende Wirkung auf die Augen üben sie gewöhnlich nicht aus. Sie reizen in geringerem Maße auch die Schleimhäute der oberen Luftwege, in stärkerer Konzentration aber auch die tiefen Luftwege und die Lunge. Doch beherrschen die Reizzustände des Auges das Krankheitsbild.

Krankheitsbild an den Augen: Durch Reizung der Trigeminusendigungen kommt es zum *reflektorischen Tränen,* welches so stark sein kann, daß der Soldat gefechtsunfähig wird. *Brennen* und leichtes *Fremdkörpergefühl* folgen.

Die Bindehaut des Augapfels rötet sich zuerst im Lidspaltenbereich, später auch unter den deckenden Lidern. Die Rötung der Bindehaut der Übergangsfalten und der Lider schließt sich an. Das Rot ist nicht so dunkel wie das bei Bindehautentzündungen, sondern eigenartig *hellrot*, lachsfarben. Wird der Soldet aus der vergifteten Atmosphäre herausgebracht, hört das Tränen bald auf und die Rötung der Bindehaut verschwindet meist innerhalb von 24 Stunden.

Wirkt das Weißkreuzgas längere Zeit (durch Stunden) oder in flüssiger Form auf die Binde- und Hornhaut ein, so kommt es zu einer opaleszierenden Rötung der Bindehaut und zu *diffuser Trübung der Hornhaut*, ähnlich wie nach einer Kalkverätzung. In solchen Fällen bleiben Hornhautnarben zurück, welche das Sehvermögen dauernd herabsetzen.

Die *Behandlung* besteht darin, den Soldaten sofort aus der Tränengaszone herauszubringen, die Augen mit physiologischer Kochsalzlösung oder 3%igem Borwasser gründlich, auch in den Übergangsfalten, am besten mit Irrigator, wenn dies nicht möglich ist, *mit reichlicher Flüssigkeit zu spülen* und dann die sog. *alkalische Augensalbe* einzustreichen.

Natrium biborac..........	1,0
Natr. bicarbon............	2,0
Adip. lanae	
Aqu. dest.............. $\overline{aa}$	10,0
Vasel. alb. puriss.........	80,0

Die Einträufelung von Kokain in den Bindehautsack hat unter allen Umständen zu unterbleiben.

Sind Hornhauttrübungen aufgetreten, so ist der Bindehautsack wie oben beschrieben zu reinigen und dann täglich 3mal eine 10%ige Vogansalbe oder Voganöl oder steriles Pferdeserum in den Bindehautsack einzubringen und jedesmal das Auge eine Stunde lang verbunden zu halten.

Blaukreuzstoffe, (Nasenrachenreizstoffe, Niesgase).

Zu diesen gehören:

Clark I = Diphenylchlorarsin $(C_6H_5)_2$ AsCl (fest).
Clark II = Diphenylcyanarsin $(C_6H_5)_2$ AsCN (fest).
Adamsit = Diphenylaminchlorarsin $NH(C_6H_4)_2$ AsCl (fest).

Diese Stoffe zerstäuben nach Explosion der Gasgranate und schweben lange Zeit in der Luft.

Sie verursachen eine augenblickliche Reizung an der Schleimhaut der Nase (Niesen) und der oberen Luftwege, schweren Hustenreiz, bald auch Schmerzen am Brustbein, Beklemmung, Atemnot und führen im weiteren Verlaufe zu Üblichkeiten, Erbrechen, Zittern am ganzen

Körper, Schwindel und schweren Depressionsgefühlen. Sie wirken direkt auf die lebende Zelle, mit der sie in Berührung kommen, und schädigen die Nerven und Kapillaren schwer. Aus Nase und Mund läuft reichlich Sekret bzw. Speichel ab, an der Haut kann es zur Blasenbildung und Nekrose, in schweren Fällen zu pseudomembranöser Entzündung der Luftröhre und zum toxischen Lungenödem kommen.

Das *Krankheitsbild am Auge* besteht bei leichter Vergiftung in *starkem Tränen*, in schweren Fällen kann es zu *pseudomembranöser Entzündung der Bindehaut*, zur Trübung, ja zur *Nekrose der Hornhaut* kommen, doch stehen die Augenzeichen im ganzen hinter den Zeichen der oberen Luftwege beträchtlich zurück.

Zur *Behandlung* genügt nach Entfernung des Vergifteten aus der Blaukreuzatmosphäre die Spülung des Bindehautsackes mit physiologischer Kochsalzlösung und Einträufeln mit 3%iger Borsäure oder Natr. bicarbonatlösung. Bei Mitbeteiligung der Hornhaut sind die Augen mit alkalischer Augensalbe oder nach Einträufelung von sterilem Pferdeserum oder Voganöl zu verbinden.

Grünkreuzstoffe (erstickende Kampfstoffe, Lungenreizstoffe).

Zu ihnen gehören:

Chlorgas Cl_2 (gasförmig).

Phosgen, $COCl_2$ (gasförmig).

Perstoff = Chlorameisensäure-trichloräthylester $ClCOOCl_3$ (flüssig).

Clop = Chlorpikrin CCl_3NO_2 (flüssig).

Sie wirken auf die Schleimhäute der Luftwege und der Augen, besonders aber auf die tieferen Luftwege und die Lungen.

Die Grünkreuzstoffe verraten sich meist durch ihren stechenden Geruch. Es folgt Brennen in den Augen, Kratzen im Halse, das Gefühl von Trockenheit im Rachen und Husten. Unter Üblichkeiten und Schwindel kommt es zu Schmerzen in der Brust, meist erst nach einigen Stunden zu Cyanose, erhöhter Atem- und Pulsfrequenz (120—180), zugleich zu gelblich-schaumigem Sekret aus Mund und Nase und häufig unter dem Bilde des akuten toxischen Lungenödems zum Tode. Feine punktförmige Blutungen im Gehirn und in den inneren Organen sind auf die geänderte Zusammensetzung der Blutgase und des Blutkreislaufes zurückzuführen und sind als sekundäre Veränderungen bei Grünkreuzvergifteten anzusehen.

Krankheitsbild am Auge: Die primären Veränderungen sind meist gering und erstrecken sich auf Tränen und Brennen der Augen und auf das Auftreten einer *Rötung der Bindehaut des Augapfels* und der Übergangsfalten, welche meist innerhalb von 24 Stunden wieder verschwindet.

Daß aber auch schwerste Veränderungen des Sehorgans auftreten können, beweist ein im Schrifttum niedergelegter Fall, wo ein Soldat, welcher mit der Zerlegung einer Phosgengranate beschäftigt war, eine schwerste Hornhautverletzung davontrug: Die Hornhaut wurde innerhalb kurzer Zeit grauweiß, verlor jede Empfindung und es kam infolge einer ausgedehnten *Nekrose zum Durchbruch der Hornhaut, zur Vereiterung des Augeninnern* und schließlich zur Phthisis bulbi und äußerlich zu schwerer Symblepharonbildung zwischen Lid und Bulbusbindehaut.

Viel wichtiger sind aber bei den Grüngasvergifteten die *sekundären Augenerscheinungen:* Auf der Höhe der Allgemeinvergiftung kommt es 1. zur *Erweiterung der Netzhautvenen* und 2. gelegentlich wie im Gehirn zu kleinen *Blutungen der Netzhaut* als Ausdruck der allgemeinen venösen Stauung, der Stromverlangsamung und der allgemeinen Bluteindickung. 3. Auch ausgedehnte *Blutungen im Glaskörper* und 4. *Thrombose der Netzhaut- und Aderhautvenen* sind beobachtet worden. 5. Allmählicher *Verschluß der Art. centr. retinae* konnte oft nach Wochen nach der akuten Vergiftung beobachtet werden und ist wohl darauf zurückzuführen, daß die Grünkreuzstoffe ganz besonders zur Verfettung der Endothelzellen der Kapillaren führen, wodurch sich diese Vergiftung als Eiweißzerfallstoxikose verrät. 6. Schließlich wurde in manchen dieser Fälle ein *späteres Auftreten von Nachtblindheit* gesehen und von Jess auf Schädigung der Aderhautgefäße, des Pigmentepithels und auf ein Ödem der Netzhaut bezogen.

Bei der *Behandlung der frischen Augenveränderungen* genügen meist Spülungen oder Einträufelungen mit 3%iger Borlösung oder physiologischer Kochsalzlösung, um die Beschwerden zu lindern und die Bindehautentzündung rasch zum Schwinden zu bringen. Auch 0,1%ige Zinc. sulfur.-Lösung soll angenehm empfunden werden. Der Verletzte soll seine Augen auch bei starkem Jucken nicht reiben. Verbände sowie die Anwendung von Kokain sind wegzulassen. Die Lichtscheu ist mit kühlen Umschlägen und dunkler Brille zu bekämpfen. Alle reizenden Augentropfen oder Salben sind zu vermeiden. Hingegen ist die alkalische Augensalbe in allen Fällen von Mitbeteiligung der Hornhaut anzuwenden.

Die *Behandlung der sekundären Augenverletzungen* bei Grünkreuzvergifteten kann sich nur auf die Entlastung des Herzens (Aderlaß) und auf Herzmittel beschränken. Inwieweit Netzhautblutungen durch Vitamin C und die Thrombose der Netzhautvenen durch retrobulbäre Einspritzungen von Atropin günstig beeinflußt werden können, muß die Zukunft zeigen.

Bei Auftreten von Nachtblindheit ist unter allen Umständen Vitamin-A-Zufuhr in Form von Lebertran oder Vogan (3mal 10 Tropfen täglich) angezeigt. Bei Auftreten von Hornhautveränderungen sind milde antiseptische Salben (1%ige Collargol-, 2%ige Noviform- und 5%ige Jodoformsalbe) und Hitze angezeigt, sobald die akuten Bindehauterscheinungen zurückgegangen sind.

Gelbkreuzstoffe (blasenziehende Kampfstoffe, Hautätzstoffe).

Zu diesen gehören:

Lost (Senfgas, Yperit) = Dichlordiäthylsulfid CH_2CH_2Cl (flüssig).

Levisit = Chlorvinyldichlorarsin $ClCHCHAsCl_2$ (flüssig).

Dick = Äthyldichlorarsin $C_2H_5AsCl_2$ (flüssig).

Bromlost = Dibromdiäthylsulfid $S\begin{smallmatrix} \diagup CH_2CH_2Br \\ \diagdown CH_2CH_2Br \end{smallmatrix}$ (fest).

Lost verrät sich durch seinen Geruch nach Senf, Dick riecht nach Knoblauch, Levisit nach Geranien. Gelbkreuzstoffe wirken vor allem auf die Haut, auf die Augen, auf die Atmungswege und durch Aufsaugung des Inhaltes der Hautblasen auch auf die inneren Organe. Es sind schwere Zellgifte, von denen das Lost nach einer Latenzzeit von zwei bis sechs Stunden, die anderen Stoffe sofort wirksam werden.

An der Haut kommt es infolge der Zell- und Kapillarvergiftung zu Erythem, rasch aufschießenden Blasen, zur Nekrose und zum Zerfall der Blasen und trotzdem auch nachher noch zur Ausbreitung der Hautschädigung. Für Dick ist die Empfindlichkeit des Nagelbettes charakteristisch. Bei Levisit und Dick sind die Hautveränderungen weniger bösartig als bei Lost.

An den Atmungswegen kommt es zu Blutaustritten, Epithelnekrosen und pseudomembranösen Entzündungen, zur Pneumonie und schließlich zu Infarkten und Gangrän der Lunge. In den inneren Organen kann es durch Aufsaugung des Blaseninhaltes der Haut zum Zerfall der roten Blutkörperchen, zum Schwund des Fettgewebes (toxischem Zerfall), zur Atrophie der Leber und des Herzens kommen.

Augen: Bei leichten Vergiftungen, besonders dann, wenn die Gelbkreuzstoffe *gasförmig* das Auge treffen, entwickelt sich nach einer Latenzzeit von zwei bis sechs Stunden unter Tränen, Lichtscheu und Lidkrampf (Blepharospasmus) eine *akute eitrige*, häufig eitrig-blutige *Bindehautentzündung*, zuerst im Lidspaltenbereich des Augapfels, dann aber auch im übrigen Bindehautsack. Es kann zu hochgradiger Chemose und fibrinösen Auflagerungen auf die Bindehaut kommen. Diese *pseudomembranösen Bindehautentzündungen* neigen zu sekundärer bakterieller Infektion. Nach vier bis fünf Tagen ist der Höhepunkt der Bindehautentzündung erreicht und es beginnt die Rückbildung und Heilung. Für eine überstandene Lostvergiftung der Bindehaut ist das Auftreten von *bleibenden Gefäßschädigungen*, Auftreibungen und Einschnürungen der Bindehautgefäße und Neubildung von Kapillaren am Hornhautrande charakteristisch.

Bei längerer Einwirkung des Gases treten in 20% der Fälle *Hornhaut-*

veränderungen auf: Zuerst handelt es sich um eine feine Stippelung des Epithels, welche nur mit der Lupe erkennbar ist, später kann es aber zum Verlust des Epithels (Erosio corneae) und zu Geschwürsbildung (Ulcus corneae) und sogar zum Verlust des Auges infolge sekundärer Eiterung kommen.

Treffen *Gelbkreuzstoffe in flüssiger Form* das Auge, dann ist dieses meist verloren. Schon $^1/_{500}$ Milligramm ruft an Bindehaut und Hornhaut die schwersten Veränderungen hervor: Die Bindehaut des Augapfels wird porzellanweiß (nekrotisch), es entsteht infolge der Blässe *(Nekrose der Gefäße)* der Eindruck des „Puppenauges"; an der Hornhaut entwickelt sich nach einer Latenzzeit von zwei bis sechs Stunden ebenfalls infolge Nekrose des Gewebes eine weiße Trübung, die sich bald zum Geschwür umwandelt und durchbricht, oder es kann sich schon frühzeitig das *Hornhautgeschwür* mit Keimen infizieren und so auf dem Umwege über eine eitrige Regenbogenhautentzündung, eine eitrige Endophthalmitis (S. 31) oder Panophthalmitis (S. 32) zum Verluste des Sehvermögens kommen.

Als *Spätfolgen am Auge* ist die oft viele Jahre bestehende *leichte Reizbarkeit* anzusehen, ferner eine *Anfälligkeit für Infektionen.* Man hat immer wiederkehrende Hornhautgeschwüre, bis zu zehn Jahren nach der Vergiftung gesehen. Diese Tatsache ist für die Beurteilung des Kranken sowie für die Rentenbemessung wichtig. Selbstverständlich sind auch Hornhautnarben, welche sich an Geschwüre nach Kampfgasvergiftungen anschließen, und die dadurch bedingte *Herabsetzung des Sehvermögens* als Spätfolgen anzuerkennen und zu bewerten.

Ob nicht auch Veränderungen der Netzhautgefäße im Sinne einer *Periphlebitis retinalis* als Folge einer Kampfgasvergiftung vorkommen können, ist schwer zu entscheiden, aber durchaus möglich. Es sind daher besonders in bezug auf die Spätfolgen weitere Beobachtungen dringend notwendig.

Behandlung: Zuerst sind die *Kleider vorsichtig zu wechseln*, da der Gelbkreuzstoff an den Kleidern haftet und so zu weiteren Verätzungen führen kann. Womöglich ist der *Verletzte zu baden.* Vorsichtige Reinigung des äußeren Auges, wobei der Feldarzt zu beachten hat, daß er die Wattetupfer nicht mit seiner Hand, sondern mit einer Pinzette anfaßt, um nicht selbst Verätzungen davonzutragen.

Finden sich Spritzer an der Haut der Lider, so sind diese Stellen mit *trockenem Chlorkalk* bei gut geschlossenen Augen abzureiben oder ein Chlorkalkbrei aufzutragen. Drei Minuten nach erfolgter Vergiftung kann man auf diese Weise das Gift noch gänzlich unschädlich machen; nach fünf Minuten gelingt es noch, die Blasenbildung und Nekrose der Haut zu vermeiden; 24 Stunden nach der Verletzung aber hat diese Behandlung gar keinen Erfolg mehr.

Der Bindehautsack ist sofort mit physiologischer Kochsalzlösung oder 2%iger Borlösung zu spülen oder es ist eine 2%ige Borlösung oder eine 2%ige Sodalösung einzuträufeln und die alkalische Augensalbe einzustreichen. Der Verletzte soll sein Auge nicht mit den Fingern reiben. Zur Linderung einer schon vorhandenen Reizung kann höchstens 2%iges Novokain oder 1%iges Psikain oder Pantokain, *nie* aber *Kokain* angewendet werden. Die Lidspalten sind möglichst offenzuhalten. *Verband ist verboten.* Kühle Überschläge werden als wohltuend empfunden. Da bei Mitbeteiligung der Hornhaut meist auch die Regenbogenhaut entzündet ist oder wenigstens ein Pupillenkrampf besteht, ist die Einträufelung von 1%igem Atropin von vornherein angezeigt. Da sich Bindehaut und Hornhaut bei Gelbkreuzvergifteten erfahrungsgemäß leicht sekundär infizieren, ist die Anwendung von milden antiseptischen Augentropfen, wie 3%igem Targesin, 2%igem Protargol oder 10%igem Argyrol angezeigt, der Gebrauch von Silbernitratlösungen aber absolut verboten. Einträufelungen einer 1%igen Chloraminlösung in den Bindehautsack wirken günstig.

Für die Haut: Bäder mit 1—2%igem Chloramin, 1%igem Rivanol, Pellidolsalbe. *Allgemeinbehandlung:* Herzmittel, Sauerstoff, Exspektorantien.

Die Stickgase.

Als Kampfstoffe kommen noch das *Kohlenoxyd* (CO), die *Blausäure* (HCN) und die *Nitrosegase* (Stickoxyd [Stickstoffoxyd NO], die Dämpfe der salpetrigen HNO_2 und der Salpetersäure HNO_3) in Betracht. Da es sehr schwer ist, in der freien Atmosphäre eine genügende Konzentration dieser Stoffe zu erreichen, sind sie als Kampfgase heute aufgegeben. Hingegen haben sie eine Bedeutung als *Gase, welche sich bei Sprengungen, beim Platzen von Bomben, Minen und Torpedos,* besonders *in den engen Räumen der Kriegsschiffe,* ferner als *Rohrgas* beim dauernden Feuern der Geschütze und als *Auspuffgas der Motoren der Kraftfahrzeuge* bilden.

Von Interesse für das Auge ist nur die *Vergiftung mit Kohlenoxyd.* Bei genügender Konzentration des Gases kommt es 1. zu einer Herabsetzung der Hornhautempfindlichkeit, 2. zu einer Verengerung der Pupille (Miosis) infolge Erregung des Sphinkterzentrums, 3. zu Augenmuskellähmungen infolge von Blutungen in die Kerngegend der Augenmuskeln, 4. zur Herabsetzung der Lichtreaktion, aber auch 5. zu zentraler Erblindung mit erhaltener Lichtreaktion der Pupille, 6. zur homonymen Hemianopsie oder zur konzentrischen Gesichtsfeldeinengung, 7. zu vorübergehendem Gelbsehen und 8. am Augenhintergrund zur Verschleierung der Papillengrenzen, engen Netzhautgefäßen und zu Blutungen in und vor die Netzhaut.

Die meisten Veränderungen sind vorübergehender Natur, soweit der Betreffende am Leben bleibt. Alle Kohlenoxydvergiftungen sind als *schwere Vergiftungen* anzusehen. Wendungen zum Schlechten treten plötzlich auf und kündigen sich durch keine Zeichen an.

Die *Behandlung* besteht auch für die Augenerkrankungen in Zufuhr von Sauerstoff, Blutübertragung und Herzmitteln (Lobelin, Kampfer, Coffein, Strophantin, Sympatol, Coramin, Ephetonin).

Die *Nitrosegase:* Stickoxyd (Stickstoffoxyd) und Dämpfe von salpetriger oder Salpetersäure kommen hauptsächlich als *Verbrennungsgase bei Explosion von Dynamit und Schießbaumwolle* zur Entwicklung und können besonders *in den engen Bordräumen von Kriegsschiffen* bei Einschlagen von feindlichen Treffern und Explosionen an Bord eine so hohe Konzentration erreichen, daß sie lebensgefährlich werden und *ähnlich wie Phosgen* wirken, indem sie nach einer Latenzperiode zum toxischen Lungenödem führen. Dazu kommt noch die „Nitritwirkung", welche in der *Bildung von Methämoglobin* besteht und daher unmittelbar auf das Herz- und Atemzentrum einwirkt.

Am *Auge* verursachen die Nitrosegase eine mäßige Reizwirkung auf die Bindehaut im Sinne einer *Konjunktivitis*, besonders im Lidspaltenbereich. Die *Behandlung* der Augenentzündung ist nicht nötig. Die Allgemeinbehandlung besteht in Sauerstoffzufuhr, Herzmitteln, Aderlaß, Einspritzung von Traubenzuckerlösung und Calciumglukonat.

Fünfter Abschnitt.

Augenschädigung durch Kälte und Hitze.

Augenschädigung durch Kälteeinwirkung im Kriege.

Hier soll nicht über die „Erkältung" als auslösende Ursache für alle möglichen Augenerkrankungen die Rede sein, sondern von der *Einwirkung hoher Kältegrade* auf die ungeschützten Teile des Auges, *auf die Bindehaut und auf die Hornhaut.*

Im Kriege gibt es zwei Möglichkeiten der Einwirkung ungewöhnlich hoher Kältegrade auf das Auge: *im Hochgebirgskrieg* und *bei den Fliegern.* Und zwar wird nur jene Kälte dem Auge gefährlich, die mit Wind oder Sturm vergesellschaftet ist.

Normalerweise ist der Augapfel nicht nur durch die Lider vor Kälte geschützt, sondern vor allem durch den Lidschlag, welcher den Lidspaltenbereich der Binde- und Hornhaut dadurch schützt, daß die Lider, wenn auch für den Bruchteil einer Sekunde, Bindehaut und Hornhaut überdecken und dadurch erwärmen, indem sie diese mit körperwarmer Tränenflüssigkeit überziehen. Zwischen zwei Lidschlägen kühlt sich die kapillare Schicht der Tränenflüssigkeit ab und verdunstet zugleich. Bei starkem, eisigem Wind, wie er hauptsächlich im Gebirgskrieg im Winter bei Höhen über 2000 m herrscht, kühlt nun der Lidspaltenbereich der Hornhaut und Bindehaut zwischen zwei Lidschlägen jedesmal von 37° bis in die Nähe des Gefrierpunktes dann ab, wenn z. B. Wachposten zum Zwecke der Beobachtung des Feindes ihre Lidspalte wenn auch nur zu einem kleinen Teile offenhalten müssen. Der Sturm sorgt für rasche Verdunstung der Tränenflüssigkeit, so daß die hohen Kältegrade das Gewebe der Hornhaut und Bindehaut direkt treffen. Dabei ist die *Hornhaut als ein gefäßloses Gewebe* der Gefahr einzufrieren mehr ausgesetzt als die gefäßführende Bindehaut.

Es entwickeln sich *im Lidspaltenbereiche* längliche, horizontal verlaufende *kleine Epitheldefekte,* an welche sich tiefergelegene *weißgraue Trübungen der Hornhautgrundsubstanz* und schließlich eine lang dauernde *Geschwürbildung* anschließen kann. Diese Geschwüre haben wenig Neigung zur Heilung, dauern sehr lang und können durch Narbenbildung das Sehvermögen dauernd beträchtlich herabsetzen.

Ähnliches ist *bei Fliegern* beobachtet worden, welche in großer Höhe und Kälte in offenen Flugzeugen ihren Dienst versehen.

Zur Schädlichkeit der Kälte kommt in beiden Fällen, im Hochgebirgskrieg wie bei den Fliegern, die *Einwirkung der ultravioletten Strahlen* auf das Auge, die wir als „Schneeblindheit" (Ophthalmia nivalis) kennen.

Behandlung: Schutzbrillen aus gewöhnlichem oder farbigem Glas können meist bei so großem Sturm nicht getragen werden.

Die Behandlung der Hornhaut- und Bindehautveränderungen besteht in Einstreichen von reizlosen Salben (reines weißes Vaselin, Einträufeln von Olivenöl, Vogan oder Pferdeserum) in den Bindehautsack, bei schon vorhandener Dellenbildung ist eine 10%ige Vogan- oder 1%ige Pellidolsalbe zu empfehlen.

Augenschädigung durch Verbrennung im Kriege.

Die zunehmende Motorisierung der modernen Heere bringt es mit sich, daß im jetzigen wie in den folgenden Kriegen mehr als früher mit Verbrennungsschädigungen des Auges zu rechnen sein wird. Diese sind vor allem *bei der Panzertruppe, der Flugwaffe und der Kriegsmarine* zu erwarten, also bei jenen Truppengattungen, welche der Gefahr der Verletzung durch den *in Brand geschossenen Benzintank* ihrer Motoren ausgesetzt sind und sich dabei in mehr oder minder geschlossenen Räumen befinden, welche sie im Augenblicke der Benzinexplosion nicht ohne weiteres verlassen können.

Die Verbrennungen durch *heiße Flüssigkeiten* oder *überhitzten Wasserdampf* treten im Kriege in den Hintergrund, können aber bei Autofahrern durch unvorsichtiges Hantieren an überhitzten Autokühlern, bei Feldküchen usw. vorkommen.

Verbrennungen 1. und 2. Grades der Lider heilen meist ohne schwere Folgen für das Auge ab. Die *Verbrennungen 3. Grades* aber führen zu *Nekrose und Geschwüren der Lidhaut* und ihrer Nachbarschaft und die Eigentümlichkeit haben, bei Heilung ganz besonders stark zu schrumpfen. Dadurch kommt es an den Lidern nicht nur zu sehr entstellenden Narben, sondern vor allem zur Auswärtskehrung der Lider durch Narbenzug *(Ektropium cicatriceum)* und dadurch zur Störung der Tränenabfuhr *(Epiphora)*, zur Stagnierung der Tränenflüssigkeit im Tränensack und somit sehr leicht zur *Tränensackeiterung* (Dacryocystitis purulenta). Bei schwerer Verziehung der Lider bleibt die Bindehaut des Augapfels und ein Teil der Hornhaut unbedeckt, es kommt zur chronischen Entzündung dieser Teile, zur Austrocknung der Hornhaut und schließlich zur Keratitis e lagophthalmo.

Verbrennungsnarben des Lidrandes ziehen meist eine Fehlstellung der Wimpern *(Trichiasis)* nach sich, wodurch es zu Erosionen und Geschwüren der Hornhaut und auf diesem Wege zu schweren Sehstörungen kommen kann.

Die *Verbrennungen der Bindehaut und Hornhaut* betreffen meist nur den Lidspaltenbezirk, also jenen Teil des Auges, der durch die Lider nicht geschützt ist. Besonders die Explosionsverbrennungen schädigen also die Bulbusbindehaut nasal und temporal von der Hornhaut und die mittleren und unteren Anteile der Hornhaut selbst, während Verbrennungen durch heiße Flüssigkeiten (Wasser, Öl, flüssiges Metall) auch die Bindehaut des Unterlides und der unteren Übergangsfalte schädigen. Doch ist die Wirkung jeder Verbrennung an Bindehaut und Hornhaut glücklicherweise von vornherein durch die Tränenflüssigkeit etwas gemildert.

Verbrennungen 1. und 2. Grades äußern sich an der *Bindehaut* meist in Form einer mit reichlich Schleimbildung einhergehenden *Bindehautentzündung*, an der Hornhaut als *hauchige graue Trübung* des Epithels und der BOWMANschen Membran. Bei den leichtesten Graden der Hornhautverbrennung sieht man bei Spaltlampenuntersuchung nur eine zwei bis sechs Tage dauernde Schuppenbildung (Hyper- und Parakeratose). Verband mit reizlosen Salben (reines weißes Vaselin, 1%ige Bor- oder 1%ige Noviformsalbe) oder Einträufelung von Öl, sterilem Pferdeserum und von Voganöl bringt die Reizung der Bindehaut und Hornhaut in wenigen Tagen zum Schwinden.

Verbrennungen 2. Grades führen an der Bindehaut des Augapfels zu weißlichen, wie gekocht aussehenden Flecken, zur oberflächlichen Nekrose des Epithels und des subepithelialen Bindegewebes, ohne daß es zur Geschwürbildung kommt. Die weiße Farbe rührt von der Koagulationsnekrose des Gewebes und dem Zugrundegehen der oberflächlichen Bindehautgefäße her.

An der Hornhaut kommt es zu einer gleichmäßigen grauen Trübung des Lidspaltenbereiches, über welcher das Spiegelbild auffallend matt ist. Diese Trübung hellt sich mit der Zeit zwar auf, doch verschwindet sie selten ganz. Das Schicksal der Hornhaut hängt weitgehend vom Zustand der Limbuskapillaren ab; sind diese ebenfalls stark geschädigt, dann kann es noch acht bis zehn Tage nach der Verbrennung zur *Geschwürbildung an der Hornhaut* kommen.

Bei der *Verbrennung 3. Grades kommt es an Bindehaut und Hornhaut* nach der anfänglich porzellanweißen Trübung des Gewebes (Nekrose) zur Abstoßung, zur Geschwürbildung und deren Folgezuständen: zur Bildung von Verwachsungen zwischen Lid- und Bulbusbindehaut *(Symblepharon anterius)*, zur Herüberziehung der Bulbusbindehaut auf die Hornhaut *(Pseudopterygium)* und daher zu sehr dichten Narben, in schweren Fällen zur *Geschwürbildung der Hornhaut*, zum Durchbruch dieser Geschwüre mit ihren Folgen: zu Leukoma adhaerens und gegebenenfalls zur Infektion des Augeninnern.

Die *Behandlung schwerer Verbrennungen* der Bindehaut und Hornhaut besteht neben der reichlichen Einbringung von Fetten und Öl und Einträufelung von Pferdeserum, Öl, Paraffinum liquidum oder Vogan in den Bindehautsack in der Bekämpfung der drohenden Verwachsungen zwischen Lid- und Bulbusbindehaut durch Einlegen der ILLIGschen Symblepharonprothesen (F. A. Müller, Wiesbaden) in den Bindehautsack. Dies sind durchlochte Glasschalen, welche in den Bindehautsack eingeschoben werden, die Hornhaut freilassen und durch dieses Loch die Behandlung gestatten.

Sechster Abschnitt.

Die Kriegs-Nachtblindheit (Hemeralopie).

Man versteht darunter jene beim Feldheer auftretende *Nachtblindheit, welche durch die Strapazen und Entbehrungen des Krieges bedingt ist.* Es handelt sich dabei wie bei jeder Nachtblindheit um den *Ausdruck eines Vitamin-A-Mangels* der Netzhaut.

Krankheitsbild: Der Soldat bemerkt, daß er bei Einbruch der Dämmerung schlechter sieht als früher oder als andere Kameraden und daß er Vorgesetzte und Kameraden in der Dämmerung nicht mehr erkennt. Der Soldat vermeidet abends allein auszugehen, um nicht dienstliche Unannehmlichkeiten zu haben. Er findet sich nach Sonnenuntergang in ungewohnter Umgebung nicht mehr zurecht, verliert in gewohnter Umgebung die Richtung, er gibt an, daß er Hindernisse nicht sieht, im Dunklen überall anstößt, daß er beim Wachdienst unsicher ist, sich auf Patrouillengängen verirrt, und daß er schließlich im Finstern völlig hilflos und bewegungsunsicher wird. Wenn er vom Hellen ins Dunkle tritt, benötigt er eine viel längere Zeit als der Gesunde zur Anpassung an die Dunkelheit, wenn dies überhaupt noch möglich ist.

Am Tage hat er meist keine Beschwerden, nur geben manche Soldaten an, daß sie von Sonne und Schnee mehr als früher *geblendet* werden, und daß z. B. die Blendung eines Scheinwerfers eines Kraftfahrzeuges in der Nacht viel länger andauert und viel intensiver empfunden wird als früher.

Objektive äußere Krankheitszeichen an den Augen bestehen meist nicht. Nur bei längerer Dauer der Nachtblindheit findet man an den oft *auffallend blassen Augen* manchmal nasal und temporal vom Hornhautrande *im Lidspaltenbereich* kleine, annähernd dreieckige, *weißliche, erhabene Flecke*, welche wie eingetrockneter Seifenschaum als matte Inseln in der sonst glänzenden Bindehaut des Augapfels liegen (Bitot*sche Flecke*).

Dennoch fehlen dieser Form der Nachtblindheit die objektiven Krankheitszeichen durchaus nicht, wenn man den Kranken entsprechend untersucht. Es finden sich

1. eine meßbare *Erhöhung der Reizschwelle für Lichteindrücke* und eine Verlangsamung der Anpassung an die Dunkelheit,

2. eine frühzeitig einsetzende *schlechte Erkennbarkeit blauer Objekte*,

3. *typische Gesichtsfeldveränderungen*, und zwar im Beginn eine konzentrische Einengung des Gesichtsfeldes für Gelb und Blau, so daß dieses die Ausdehnung des Rotgesichtsfeldes erreicht, ja sogar enger werden kann *(Inversion des Farbengesichtsfeldes)*. Später kommt es zu *konzentrischer Einengung* auch des Gesichtsfeldes für Rot, wobei jedoch entgegen dem normalen das Gesichtsfeld für Blau immer enger als das für Rot bleibt, also innerhalb der Rotgrenzen liegt. In lang dauernden Fällen verengt sich zunehmend auch das Gesichtsfeld für Weiß, während die Empfindung für Blau in schweren Fällen überhaupt verlorengeht.

4. Ein unverhältnismäßig *starkes Absinken der Sehschärfe* bei der Prüfung an der Sehprobentafel, *wenn die Beleuchtung herabgesetzt wird*.

5. Schließlich kann in schweren Fällen auch am Tage eine Herabsetzung der zentralen Sehschärfe und eine verminderte Lichtreaktion der Pupillen auftreten.

6. Hat die Nachtblindheit mehrere Wochen gedauert, so können *am Augenhintergrund feine weißgraue Stippchen in der Peripherie der Netzhaut* auftreten, zwischen denen die sonst durchsichtige, wasserklare Netzhaut zart getrübt und verschleiert erscheint. Diese Veränderungen nehmen gegen den hinteren Augenpol hin allmählich ab. Die Fova centralis bleibt meist frei von Veränderungen, doch sind auch Fälle bekannt, wo der zentrale Anteil des Augenhintergrundes stärker getrübt war als der periphere.

7. Neben den oben erwähnten BITOT*schen Flecken an der Bindehaut des Augapfels* kommt es allgemein zu *Abgeschlagenheit* und *Teilnahmslosigkeit*, in schweren Fällen zu einer *fahlen Blässe und Trockenheit der Haut, der Schleimhaut der Nase und der Lippen, zum Aufhören der Tätigkeit der Talg- und Schweißdrüsen der Haut* sowie zu *Störungen des Magen-Darm-Kanals.*

Die *Lichtsinnprüfung* muß mit Hilfe sog. Adaptometer, deren es eine große Anzahl gibt, vorgenommen werden. Doch fällt diese Untersuchung nicht mehr in den Bereich des Feldarztes, besonders nicht des Truppenarztes. Dieser muß einfache *Hilfsuntersuchungen* heranziehen. Im Felde kann man ungefähr folgendermaßen vorgehen: Der nachtblinde Soldat muß zuerst hell adaptiert werden. Zu diesem Zwecke genügt es, wenn man den Betreffenden für fünf Minuten gegen den gleichmäßig beleuchteten Nordhimmel blicken läßt. Am Abend kann eine genügende *Hellanpassung* dadurch erreicht werden, daß der zu Untersuchende fünf Minuten lang durch eine Milchglasscheibe von 10×15 cm Größe, welche die Augen vollkommen deckt, gegen eine in 50 cm aufgestellte starke elektrische Glühlampe (500 Watt) blickt.

Unmittelbar nach der Hellanpassung führt man den zu Untersuchenden in ein mäßig abgedunkeltes Zimmer oder in ein Zimmer, das nur von einer Stearinkerze erhellt wird, und beobachtet, in welcher Weise der Betreffende sich in dem Raum zurechtfindet und die daselbst vorhandenen Hindernisse (Tische, Stühle usw.) vermeidet oder an sie anstößt. Der wirklich Nachtblinde wird sich in einem solchen Raume nur schwer zurechtfinden, während der Täuscher die geringe Beleuchtung schon als genügend empfindet, sich in dem Raume zurechtzufinden.

Eine behelfsmäßige *Untersuchung der Lichtschwelle* im Felde kann mit Hilfe von *Leuchtuhren* durchgeführt werden, wobei der Arzt immer als Kontrolle die Untersuchung mitmachen muß.

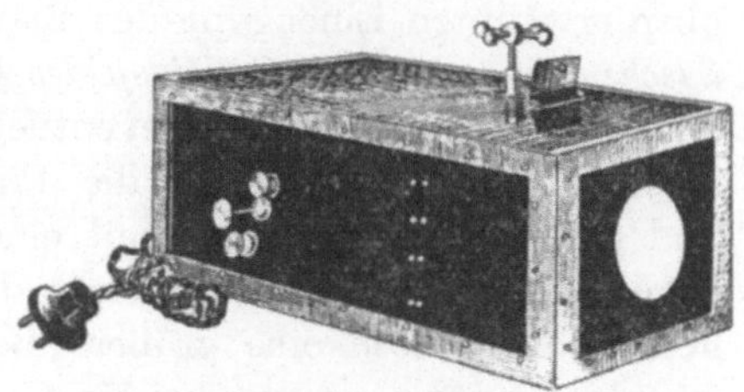

Abb. 37. Adaptometer von ENGELKING und HARTUNG (Firma Fischer-Freiburg).

Eine genaue Untersuchung des Lichtsinnes kann nur mit Hilfe der sog. *Adaptometer* erfolgen, von denen einige (das *Fotoptometer* von FÖRSTER und das *Adaptometer* von WESSELY) für Kerzenbeleuchtung bzw. Tageslicht eingerichtet sind. Die meisten Apparate erfordern aber als Beleuchtungsquelle eine elektrische Glühlampe, so die *Adaptometer* von NAGEL, PIPER, ENGELKING und HARTUNG (Abb. 37), das *5-Punkt-Adaptometer* von BIRCH-HIRSCHFELD (Abb. 38) und das *Leuchtkreiselgerät* von COMBERG. Doch kommen alle diese Apparate nur für stabile Spitäler in Frage und müssen von geschulten Ärzten gehandhabt werden.

Mit Hilfe der Lichtsinnprüfung kann man *drei Typen von Nachtblinden unterscheiden:* Typus 1 zeigt normale Adaptation, aber erhöhte Reizschwelle für Licht, Typus 2 zeigt die Adaptation verspätet, die Reizschwelle aber normal und Typus 3 verspätete Adaptation und eine erhöhte Reizschwelle.

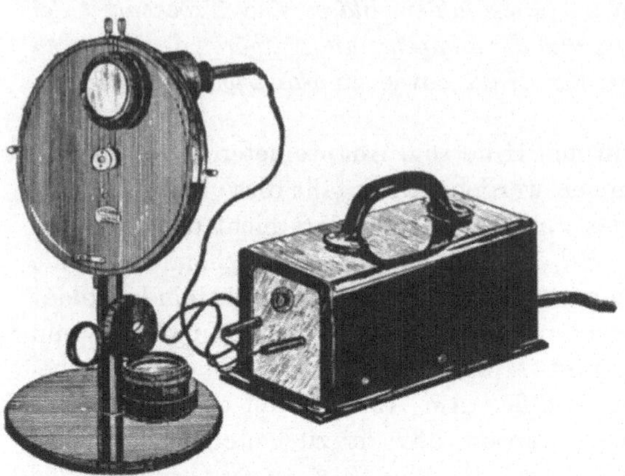

Abb. 38. Fünf-Punkt-Adaptometer von BIRCH-HIRSCHFELD (Zeiß-Jena).

Wesentlich einfacher ist die Untersuchung der Nachtblinden mittels der üblichen *Sehproben bei herabgesetzter Beleuchtung.* Man stellt zuerst bei normaler Beleuchtung der Sehprobentafeln die Sehschärfe des Betreffenden fest und setzt dann die Beleuchtung so weit herab, daß der Normale eben noch 6/6 lesen kann. Der Nachtblinde wird unter den gleichen Verhältnissen nur größere Buchstaben oder Zahlen lesen können.

Ähnliche Aufschlüsse kann man erhalten, wenn man den Betreffenden die *Sehprobentafeln mit vorgehaltenem Blauglas* lesen läßt und seine eigene Sehschärfe damit vergleicht.

Die *Aufnahme des Gesichtsfeldes* ist überall dort zu empfehlen, wo ein *Perimeter* zur Verfügung steht. Besonders charakteristisch ist neben der oben erwähnten Einengung des Blaugesichtsfeldes die *frühzeitige konzentrische Einengung des Gesichtsfeldes für gelbe Objekte* (JESS).

Zur Feststellung von eventuell vorhandenen *Veränderungen des Augenhintergrundes* müssen die Pupillen durch Homatropin erweitert und der Augenhintergrund mit einem elektrischen Augenspiegel genau abgesucht werden. Doch kommt dieser Untersuchung bei der Kriegshemeralopie selten eine größere Bedeutung zu, weil die Augenhintergrundveränderungen erst bei länger dauernder Nachtblindheit auftreten.

Unter Kriegshemeralopie ist also nur jene Nachtblindheit zu verstehen, welche durch einen *Vitamin-A-Mangel hervorgerufen* wurde, der *durch Kriegshandlungen, durch Verletzungen oder durch die mannigfachen Strapazen des Krieges* bedingt ist. Als *Ursachen* für den allgemeinen Vitamin-A-Mangel im Kriege kommen in Betracht:

I. Erhöhter Vitamin-A-Entzug durch:

1. körperliche Anstrengung oder Erschöpfung,
2. seelische Erschütterungen,
3. Blutverluste,

4. fieberhafte Erkrankungen (Ruhr, Flecktyphus, Malaria, Rückfallfieber u. a.),

5. klimatische Faktoren (Tropenkrieg, Schneeblendung im Hochgebirge),

6. herabgesetzten Sauerstoffdruck (große Flughöhe).

II. Ungenügendes Angebot von Vitamin A durch:

7. Hunger, infolge schwierigen Nachschubes im Bewegungskriege,

8. Mangel an Vitamin-A-haltigen Nahrungsstoffen (von frischer Milch, Butter, Eier, besonders im Winter von Obst und frischem Gemüse),

9. Konservennahrung (in Festungen, in U-Booten),

10. qualitativ unzweckmäßige Ernährung (reine Zerealiennahrung).

III. Ungenügende Aufnahme von Vitamin A vom Darm aus durch:

11. die im Gefolge von Kriegen häufig auftretenden akuten Infektionskrankheiten des Magen-Darm-Kanals, besonders Ruhr, Typhus, Cholera.

IV. Durch ungenügende Speicherung von Vitamin A in den Körpergeweben, besonders in der Leber.

Eine Kriegshemeralopie wird bei jenen Soldaten um so leichter in Erscheinung treten, welche von Haus aus bereits eine verminderte Hellanpassung infolge von Augen- oder Allgemeinleiden aufweisen.

Zu den *Augenkrankheiten, welche mit Hemeralopie einhergehen,* gehören: die Kurzsichtigkeit (Myopie), Netz- und Aderhauterkrankungen (Chorioretinitis disseminata und diffusa, Chorioderemie), grüner Star (primäres Glaukom), Netzhautablösung (Ablatio retinae) und Fälle mit tapetoretinaler Entartung (Retinitis pigmentosa, Retinitis punktata albescens, Retinitis pigmentosa sine pigmentu).

Allgemeinerkrankungen, welche mit Vitamin-A-Mangel einhergehen und auch bei den Soldaten des Feldheeres vorkommen können, sind: chronische Magen- und Darmerkrankungen, allgemeine Magersucht, Leber- und Gallenerkrankungen, Stoffwechselerkrankungen wie Diabetes und Hyperthyreose, Infektionskrankheiten akuter und chronischer Natur wie Typhus, Ruhr, Flecktyphus, Tuberkulose und Lues, Anämie verschiedener Herkunft und allgemeine Vergiftungen, z. B. Alkohol- und Nikotinmißbrauch usw.

Außerdem spielt das *Alter der Soldaten* beim Zustandekommen der Kriegshemeralopie insofern eine Rolle, als ältere Menschen schon physiologischerweise eine geringere Vitamin-A-Reserve aufweisen als jüngere. Auch die *Jahreszeit* ist nicht ganz ohne Bedeutung, weil im Frühjahr der Vitamin-A-Bedarf des Menschen ein größerer ist als zu anderen Jahreszeiten und weil in den Winter- und Frühjahrsmonaten unsere Nahrung wegen des Fehlens frischen Gemüses Vitamin-A-ärmer ist als zu anderen Zeiten.

Kriegshemeralopie ist in den Kriegen früherer Jahrhunderte bis herauf zum Weltkrieg 1914—1918 regelmäßig deshalb in beträchtlichem Ausmaße aufgetreten, weil man die Rolle, welche eine richtige Ernährung für die kämpfende Truppe spielt, nicht voll erkannt hatte. Die Nachtblindheit hat in früheren Kriegen Truppenteile bis zu 30% ihrer Gesamtstärke befallen und die Schlagkraft des Heeres bei vielen Anlässen entscheidend gelähmt.

Auch heute noch kann eine *Vitamin-A-Verarmung des Soldaten im Bewegungskriege* auftreten, wenn der Nachschub verzögert ist, wenn die Truppe hauptsächlich von Konserven leben und dabei große körperliche und seelische Anstrengungen aushalten muß. Auch der moderne *Luftkrieg* stellt an die Vitamin-A-Reserve des Körpers große Anforderungen. Truppen, die lange Zeit in *Festungen* eingeschlossen sind, und *Besatzungen von U-Booten*, die lange von Konservennahrung leben müssen, sind besonders gefährdet.

Nachtblinde Soldaten sind von jeder verantwortungsvollen Unternehmung, vom Nachtdienst, Patrouillengängen bei Nacht, nächtlichen Sturmtruppenunternehmungen zu befreien. Bewachung von Munitionslagern, Brücken und Sicherungen aller Art dürfen ihnen nicht anvertraut werden. Der geringste Grad von Nachtblindheit verbietet die Betätigung bei der Flugwaffe, weil die während des Fluges jederzeit eintretende Blendung von Sonne, Schnee und Wasseroberfläche ein adaptiv minderwertiges Auge anhaltender und intensiver beeinflußt als ein Auge mit normalem Lichtsinn.

Nachtblinde Soldaten sind auf die Dauer ihrer Erkrankung in Schreibstuben, im Garnisonsdienst usw. zu verwenden.

Behandlung: Die Kriegshemeralopie ist in allererster Linie ein Ernährungsproblem. Dem erhöhten Vitamin-A-Bedarf des Soldaten muß durch eine Vitamin-A-reiche Ernährung von seiten der Heeresverwaltung Rechnung getragen werden. Frisches Gemüse, Obst, Butter, Milch und Eier sind für das Feldheer unentbehrlich.

An Nachtblindheit erkrankte Soldaten sind nicht nur richtig zu ernähren, sondern es muß ihnen *Vitamin A* in Form von *Lebertran* (täglich ein Eßlöffel) *oder reinem Vitamin A* (Voganöl, täglich 3mal 15 Tropfen) bis zum Verschwinden der Nachtblindheit zugeführt werden. Eine Nachtblindheit mittleren Grades heilt unter dieser Behandlung in sechs bis zehn Tagen ohne Hinterlassung von Dauerschäden aus. Die Kriegshemeralopie gehört deshalb zu jenen Erkrankungen des Soldaten, welche keinen Versorgungsanspruch nach sich ziehen.

Siebenter Abschnitt.

Selbstverletzungen des Auges im Kriege.

Angesichts der Tapferkeit unseres Heeres im jetzigen Kriege, die über alles Lob erhaben ist, und angesichts der Selbstaufopferung jedes einzelnen Soldaten fällt es mir schwer, dieses Kapitel überhaupt zu schreiben. Was hier niedergelegt ist, sind Erfahrungen aus früheren Kriegen.

Die Selbstbeschädigungen bei Soldaten betreffen entweder die Bindehaut oder die Hornhaut, sehr selten die tieferen Teile des Auges (Linse).

Die künstliche Bindehautentzündung (Conjunctivitis arteficialis).

Ihr klinisches Bild ist gewöhnlich charakteristisch: Die *Bindehautentzündung* ist sehr häufig *einseitig* und betrifft fast ausschließlich *den unteren Teil des Bindehautsackes*, d. h. die Bindehaut des Unterlides, der unteren Übergangsfalte und der unteren Hälfte des Augapfels. Man findet alle Grade der Entzündung, von der leichtesten Rötung mehr oder minder flüchtiger Natur bis zu den schwersten pseudomembranösen Entzündungen, Entzündung mit Bildung von Follikeln und papillärer Hypertrophie. Die künstliche Entzündung *schneidet häufig im Lidspaltenbereich scharf ab*, und zwar meist in jener Höhe, wo der untere Lidrand der Bulbusbindehaut anliegt. Doch verstehen geschickte Leute, sich auch Entzündungen des oberen Teiles des Bindehautsackes beizubringen.

Charakteristisch für die künstliche Bindehautentzündung ist die eigenartig *lachsrote Farbe der Bindehaut*. Es fehlt der intensiv rote bis dunkelrote Farbton, den man bei bakteriell bedingten Entzündungen selten vermissen wird. Bleibt die entzündungserregende Substanz längere Zeit im Bindehautsack liegen, wie es beim Einbringen von pulverförmigen Mitteln häufig der Fall ist, so treten nicht selten *Blutungen, Pseudomembranen und Geschwüre der Bindehaut und Hornhaut* auf.

Die so häufig beobachtete Einseitigkeit der künstlichen Bindehautentzündung beruht darauf, daß das Auge nach Einbringung des Mittels anfängt zu tränen und den Träger mehr oder minder stark reizt, so daß dem betreffenden die Einbringung des Mittels ins andere Auge entweder nicht mehr gelingt oder infolge des Schmerzes unangenehm ist.

Daß künstliche Bindehautentzündungen *häufiger am rechten Auge als am linken* angetroffen werden, beruht darauf, daß der Rechtshänder zunächst meist das rechte Auge bearbeitet, d. h. mit der rechten Hand das Mittel in das rechte Auge einbringt, während er sich mit der linken Hand das Unterlid herunterziehen und abhalten muß. Beim Linkshänder findet man aus diesem Grunde die Entzündung meist am linken Auge.

Bei der künstlichen Bindehautentzündung besteht nach der Schwere der Reaktion Tränenfluß und Lichtscheu, meist ist ein *gewisser Widerspruch zwischen der Schwere der Entzündung und der Sekretion vorhanden:* Die Sekretion fehlt entweder gänzlich oder sie ist nur sehr gering. Untersucht man das Sekret mikroskopisch, so fällt häufig eine beträchtliche *Eosinophilie* auf, wie man sie vom Frühjahrskatarrh und den allergisch bedingten Bindehautentzündungen her kennt, wie sie aber bei den echten bakteriell bedingten Bindehautentzündungen (durch Pneumokokken, KOCH-WEEKS- und Influenzabazillen, Gonokokken und Diplobazillen) selten ist. Doch spricht selbstverständlich ein typischer Keimbefund z. B. von Gonokokken oder KOCH-WEEKS-Bazillen oder von Einschlußkörpern nicht unbedingt gegen die Diagnose künstlicher Bindehautentzündungen, da es bekannt ist, daß sich Soldaten absichtlich z. B. das Sekret von Tripper- oder Trachomkranken in die Bindehaut eingebracht haben. *In den meisten Fällen aber fehlen die üblichen Erreger von Bindehautentzündungen* und man findet nur vereinzelt Saprophyten wie Xerosebazillen, weiße Staphylokokken, Sarcineformen usw.

Der Verlauf der künstlichen Bindehautentzündung ist meist ein sehr schleppender, weil der Betreffende immer dann wieder nachhilft, wenn die Entzündung zu erlöschen droht. Besserung wechselt mit Verschlechterung des Leidens, ohne daß bei der üblichen Untersuchung hierfür ein Grund zu finden wäre. Infolge des chronisch zugeführten Reizes kann die Bindehaut des unteren Lides nach einer gewissen Zeit eine düsterrote Farbe bekommen, sie wird uneben, papillär-hypertrophisch und nähert sich dem Bilde eines Trachoms. Findet man bei der Untersuchung solcher Fälle eine fast normale oder nur wenig veränderte Bindehaut des Oberlides, so ist dies ein sehr belastender Befund. Charakteristisch ist die schlechte Heilungstendenz der Fälle: weder Salben noch Tropfen, Spülungen oder Umschläge führen die Heilung herbei, einzig und allein tut dies ein fest *abschließender Verband,* der alle echten Bindehautentzündungen verschlechtert.

Die *Mittel zur Hervorrufung einer künstlichen Bindehautentzündung* sind zahlreich. Oft handelt es sich nur um eine immer wieder zur rechten Zeit vorgenommene mechanische Reizung, z. B. durch Reiben mit der Hand, durch Abwischen der Bindehaut mit dem Taschen- oder Handtuch. Häufig aber werden reizende Substanzen in den Bindehautsack eingebracht.

Unter den *flüssigen Substanzen* sind die beliebtesten Urin, Tabaksaft, Krotonöl, Benzin, Benzonaphthol, früher auch Jequiritol, welches einst zur Trachombehandlung und Aufhellung von Hornhautnarben vielfach verwendet wurde. Durch Einbringen von gonokokkenhaltigem Urin kann es leicht zur Entstehung eines Augentrippers (Gonoblennorhoe) mit Geschwürbildung der Hornhaut kommen. Benzin und benzolhaltige Stoffe sowie Krotonöl verursachen oft schwere pseudomembranöse Entzündungen, welche mit Symblepharonbildung ausheilen können.

Noch häufiger werden *feste Substanzen* zur Hervorrufung einer künstlichen Bindehautentzündung verwendet, so gewöhnlicher Straßen- oder Wohnungsstaub, fein verteilter Mörtel, gelöschter und ungelöschter Kalk, Kunstdünger, beliebt sind Seife, Pfeffer, Zwiebel, Paprika, Stärkekörner, Kochsalz, Alaun, Teile von Zündholzköpfchen, ferner Brechweinstein, Chrysarobin, Sublimat in Substanz, Teilchen von Kupfersulphat, zerkleinerte Kornrade- und Ricinussamen, die viel Saponin enthalten, welches die Bindehaut schwer reizt. In manchen Ländern (Belgien, Frankreich) wurde besonders pulvis Ipecacuanhae, welches ebenfalls saponinhaltig ist, sowie „Grain de vals“, ein Abführmittel, welches neben Podophylin Kaskara sagrada und Aloe enthält, verwendet.

Die *Quelle*, von welcher die betreffenden Stoffe bezogen werden, ist nicht immer leicht zu finden. Im Weltkrieg haben oft Heilgehilfen, welche Zugang zu den Militärapotheken oder Behandlungsräumen hatten, in denen Medikamente aufgehoben wurden, die Mittel an andere Soldaten verteilt. Die Stoffe wurden im Brotbeutel, in der Geldtasche, im Uhrenfutteral, in Spitälern in Nachtkästchen aufbewahrt und mitgeführt. Es ist bekannt, daß Leute die Substanzen unter den Finger- und Zehennägeln (Atropin), in Spazierstöcken usw. aufgehoben hatten.

Die *Erkennung der künstlichen Bindehautentzündung* erfordert Erfahrung und einen ärztlichen Blick. Bei bestehendem Verdacht wird die genaue Beobachtung des Soldaten, seines ganzen Wesens, das Verhalten bei der Untersuchung mithelfen. Einseitigkeit des Leidens, unerklärte Rückfälle, Hartnäckigkeit der Bindehautentzündung gegen alle Behandlungsversuche werden den Verdacht ebenso nähren wie die Eosinophilie des Sekrets. *Beweisend ist aber nur die Auffindung der betreffenden festen Substanz im Bindehautsack*, welche bei genauer Untersuchung aller Falten der Bindehaut und mit Hilfe des Hornhautmikroskops besonders bei pulverförmigen Stoffen (pulverisierter Pfeffer, Kupfersulphat, Stärkekörner, Zündholzköpfchen, Kornradesamen usw.) oft gelingen wird. Seife läßt sich durch Einträufeln einer 2—5%igen Lösung von Zinksulphat im Bindehautsack durch den dabei auftretenden weißen Niederschlag feststellen, der bei Zigarettenasche fehlt. Stärkekörner lassen sich im Abstrich von der Bindehaut mittels Jodfärbung nachweisen.

Die *Heilung* der künstlichen Bindehautentzündung erfolgt erst nach vollständigem *Abschluß des Auges durch Verband*, so daß der Betreffende die entzündungserregende Substanz nicht mehr an das Auge heranbringen kann. Dazu genügt nicht der einfache Augenverband mit Watte und Pflaster, sondern man macht in Ermangelung eines *Uhrglasverbandes*, unter welchem man das Auge täglich beobachten kann, einen *abschließenden Verband mit Kollodium* oder mit einer *Stärkebinde*. Bei dieser Behandlung nimmt die Bindehautentzündung von Tag zu Tag sichtlich ab, wenn nicht schwere Verätzungen (Kalk, Kupfer, Sublimat) schon zu Geschwürbildung geführt haben, deren Heilung längere Zeit in Anspruch nimmt. Schwierigkeiten in der Beurteilung und der Behandlung des Leidens können dann entstehen, wenn die Augen bereits durch andere Leiden gereizt waren, z. B. durch Trachom, alte skrofulöse Augenentzündung, Hornhautnarben u. a.

Die künstliche Hornhautentzündung (Keratitis arteficialis.)

Diese tritt meist unter dem Bilde der mit freiem Auge nur schwer sichtbaren *Keratitis punctata superficialis*, d. h. von einzelnen Hornhautinfiltraten, aber auch in Form von *Geschwüren* oder von *Pannus* auf. Fast alle oben genannten flüssigen und festen Stoffe verursachen eine Miterkrankung der oberflächlichen Hornhautanteile, wovon man sich durch eine *Untersuchung mit dem Hornhautmikroskop* überzeugen kann: von feinsten grauen Epithelschüppchen bis zu stecknadelkopfgroßen Infiltraten und Geschwüren gibt es alle Übergänge. Verätzungen des Auges mit Kalk, Kupfervitriol, Kochsalz und Sublimat führen häufig erst nach Tagen zum *randständigen Zerfall der oberflächlichen Hornhautschichten* bei sechs Uhr als Ausdruck der infolge Nekrose der Bindehautgefäße gestörten Ernährung der Hornhaut.

Diese letztgenannten Stoffe, mehr aber noch die saponinhaltigen (Ipecacuanhae, Helleborus odorus, Aloe) führen bei fortgesetzter Anwendung zu einer *diffusen pannusartigen Trübung in der unteren Hornhauthälfte* bis zu jener Höhe, zu der das Unterlid die Hornhaut bedeckt.

In gewissen Ländern haben Menschen, um vom Militärdienst freizukommen, die Hornhaut durch Ätzung mit dem Höllensteinstift (Argentum nitricum), durch Kalium causticum, durch Verbrennung mit heißgemachten Nadeln oder durch Ansetzen von Blutegeln getrübt. Die dadurch künstlich herbeigeführten Hornhautentzündungen oder Geschwüre führen zur Narbenbildung (Macula corneae, Leukoma) und dadurch zur dauernden Herabsetzung des Sehvermögens.

Eine *Vortäuschung* harmloser Hornhauttrübungen und Herabsetzung des Sehvermögens ist Leuten dadurch gelungen, daß sie Stückchen von der Eihaut auf die Hornhaut aufklebten, um dadurch vom Militärdienst freizukommen.

Der künstliche Star (Katarakta arteficialis).

Aus früheren Zeiten wird berichtet, daß Leute, um sich vom Militärdienst zu befreien, nicht davor zurückschreckten, sich mit Nadeln oder feinen Messerchen die Linsen zu verletzen und dadurch einen *Wundstar* zu erzeugen.

Im Weltkrieg 1914—1918 sind solch schwere Selbstschädigungen, soweit mir bekannt, nicht mehr gemeldet worden.

Anhang.

Um dem im Felde stehenden Truppenarzt die Möglichkeit zu geben, sich kurz über bei Soldaten gelegentlich auftretende Augenkrankheiten zu unterrichten, sei ein kurzer Anhang beigefügt, welcher die häufigsten Augenerkrankungen der Lider, der Bindehaut, der Tränenwege, der Hornhaut und Lederhaut, der Uvea und Linse in ganz kurzer Darstellung enthält und deren einfachste Behandlung beschreibt. Die Darstellung kann keinen Anspruch auf Vollständigkeit machen. Eine ebenso kurze, schlagwortartige Darstellung des Glaukoms, der Tuberkulose und Syphilis des Sehorgans soll diesen Abschnitt beschließen.

Erkrankungen der Lider.

Ödem der Lider.

Das Ödem der Lider begleitet bestimmte Allgemein- und viele Augenerkrankungen. Man muß bei der Untersuchung zwischen dem nichtentzündlichen und dem entzündlichen Lidödem unterscheiden.

Nichtentzündliche Ödeme sind ein wichtiger Hinweis auf Allgemeinerkrankungen, z. B. Nierenentzündung, Herzfehler, schwere Gefäßstörungen, fehlerhafte oder ungenügende Ernährung (Hungerödem), auf Skrofulose (die geschwollenen Lider als Teilerscheinung der Gedunsenheit des ganzen Gesichtes), oder sie deuten als *angioneurotisches* oder QUINCKE*sches Ödem* auf allergische Zustände des Gesamtorganismus hin.

Entzündliche Ödeme der Lider treten außer bei Verletzungen (S. 49 und 94ff.) auf bei Erkrankungen der Lider wie Ekzem, Herpes simplex, Herpes zoster, Hordeolum, nach Furunkeln, Lidabscessen, bei Erkrankungen der Tränenwege (akute oder chronische Tränensackentzündung) oder als Teilerscheinung von Gesichtserkrankungen (Erysipel, Ekzem, Akne rosacea, Lupus vulgaris und erythematodes u. v. a.), ferner als Zeichen einer akuten Bindehautentzündung, besonders bei Conjunctivitis gonorrhoica und diphtherica, aber auch bei leichteren akut-bakteriellen Entzündungen.

Ein entzündliches Lidödem kann aber auch auf schwere Eiterungen im Augeninnern wie Panophthalmitis (S. 32), auf Orbitalphlegmone

(Cellulitis orbitalis, S. 52), auf Entzündung der Nasennebenhöhlen und Tumoren sowie auf Thrombose des Sinus cavernosus hindeuten.

Auch der Feldarzt muß daher bei jedem Lidödem genau Auge, Nachbarschaft und gelegentlich den ganzen Körper untersuchen und die Ursache klären.

Die *Behandlung* richtet sich nach dem Allgemeinleiden (Nierenleiden, Allergie) oder nach dem örtlichen Leiden (Tuschieren der Bindehaut mit Silbernitrat bei Entzündungen der Bindehaut, Behandlung des Tränensackleidens, der Lidekzeme usw.). Kein Verband.

Ekzem der Lider.

Trockene wie nässende Ekzeme der Lidhaut sind entweder Teilerscheinung eines schweren Gesichts- oder Körperekzems und als solche leicht zu erkennen, oder sie beschränken sich nur auf die Lidhaut, während das übrige Gesicht frei ist: dann sind sie meist Ausdruck einer *Überempfindlichkeit* der Lidhaut gegen Drogen (Jodoform, Atropin, gelbe Präzipitatsalbe, Heftpflaster, Arnica-Umschläge, Burow, reines Vaselin) oder durch Erkrankung der Tränenwege und der Bindehaut bedingt.

Das Ekzem kann sich auf den Lidrand beschränken und verläuft dann unter dem Bilde der *Blepharitis* (s. unten).

Die *Behandlung* des Lidekzems richtet sich nach dem Grundleiden. Daher genau Bindehaut und Tränenwege untersuchen und wenn nötig behandeln. Sind die Lidekzeme Ausdruck einer allgemeinen oder örtlichen Überempfindlichkeit, sofortiges Aussetzen der verdächtigen Arzneimittel und Salben, einige Tage blande Diät, Kalkzufuhr, Vogan-stoß (3mal 30 Tropfen Vogan durch fünf Tage) und Borwasserumschläge.

Herpes zoster ophthalmicus.

Hierbei handelt es sich um eine scharf halbseitige Hauterkrankung, welche von der Scheitelhöhe über die Haut der Stirne bis zum Oberlid, oft bis zur Nasenspitze reicht. Nach tagelangen ziehenden oder bohrenden halbseitigen, oft sehr heftigen Schmerzen in der Kopf- und Gesichtshaut treten nach kurzer fleckiger oder diffuser Rötung der Haut zuerst wasserklare Bläschen vereinzelt oder in Gruppen auf, welche sich meist innerhalb von 24 Stunden trüben oder blutigen Inhalt bekommen *(Herpes zoster haemorrhagicus)*, sich im weiteren Verlauf zu Geschwüren oder gangränösen Flecken *(Herpes zoster gangraenosus)* umbilden, dann eintrocknen und nach Wochen mit *Narbenbildung* heilen. Die Bläschen schießen fast immer nur im Verbreitungsgebiet des ersten Trigeminusastes auf.

Am Auge kommt es am Oberlid zu einem meist schweren, entzündlichen Ödem, zu Herpesbläschen an der Haut und am Lidrand (Blepharitis!), seltener an der Bindehaut des Oberlides. Fast immer wird die *Hornhaut mitbeteiligt*, und zwar in dreifacher Weise:

a) Es treten an verschiedenen Stellen oberflächliche, rundliche, zartgraue *Dellen* auf (geplatzte Herpesbläschen),

b) oder kleine zartgraue, unscharf begrenzte Trübungsflecken im Stroma der Hornhaut, welche mit der Zeit zusammenfließen können (*Keratitis parenchymatosa*, bzw. *Ker. profunda*) oder

c) gelegentlich eine oberflächliche Geschwürsbildung im Lidspaltenbereich von liegend ovaler Form vom Typus der *Keratitis neuroparalytica.* Nicht selten tritt eine meist sehr hartnäckige Iritis dazu. Achtung auf Oculomotorius- und Abduzenslähmung!

Es handelt sich um eine Viruserkrankung (Varizellenvirus?) des Ganglion Gasseri bzw. des Gangl. ciliare. Die auslösende Ursache bleibt oft unerkannt. Häufig tritt Herpes zoster nach Erkältung, Kohlenoxydgasvergiftung und Kopfverletzung auf.

Die *Behandlung* besteht in Austrocknung der Gesichts- und Lidhauteffloreszenzen mit Reispuder (halbstündlich aufstauben), für die Keratitis in 3%iger Noviform- oder 10%iger Jodoformsalbe, gegen die begleitende Iritis Atropineinträufelung. Dazu durch zehn Tage täglich 3 Ampullen Betaxin oder Betabion forte oder hohe Dosen Aspirin (bis zu 6 g täglich).

Blepharitis-Lidrandentzündung.

Darunter versteht man die Erkrankung des intermarginellen Saumes des Ober- und Unterlides unter dem Bilde einer schuppenden (Blepharitis squamosa) oder pustulösen bzw. geschwürigen Entzündung (Blepharitis ulcerosa).

Blepharitis squamosa: Die Haut der Lidränder ist gerötet und mit feinen Schuppen oder gelblichen Krusten bedeckt, welche meist um die Wimpern herum liegen. Die Schuppen bestehen aus abgeschilferten Epithelzellen, welche durch übermäßig abgesonderten Talg der MEIBOMschen Drüsen (Seborrhoe des Lidrandes) zusammenbacken.

Bei der *Blepharitis ulcerosa* treten kleinste Abscesse in den Talg- und Schweißdrüsen sowie in den Haarzwiebeln der Wimpern infolge Einwanderung von Staphylokokken oder Pilzen auf, welche nach der Oberfläche zu durchbrechen und kleine, mit Krusten bedeckte Geschwüre des Lidrandes zur Folge haben. Diese heilen mit kleinen Narben und mit Verlust der Wimpern *(Madarosis)*.

Während die Blepharitis squamosa vollständig ausheilt, führt die Blepharitis ulcerosa häufig zu chronischer Bindehautentzündung, zum dauernden Verlust der Wimpern, gelegentlich zu deren Fehlstellung *(Trichiasis)* mit Schleifen an der Bindehaut und Hornhaut, zu narbiger

Abrundung der Lidränder und dadurch zum Tränenträufeln (Epiphora), Auswärtskehrung des unteren Tränenpunktes (Eversio puncti lacrimalis) und schließlich zur Auswärtswendung des ganzen Lides, zum Ektropium.

Hinter dem Bilde der Blepharitis verbergen sich nicht selten hartnäckige Pilzerkrankungen, z. B. die durch das Trichophyton bedingte *Sykosis des Lidrandes* und die durch das Sporotrichon Beurmanni bedingte *Sporotrichose.*

Auch der Herpes simplex sowie die durch das Pockenvirus bedingte Vakzineerkrankung, welche bei Kindern und nach Massenimpfungen vorkommt, sowie beginnende Epitheliome der Haut der Lidränder können unter dem klinischen Bilde einer Blepharitis ulcerosa verlaufen. Die Blepharitis squamosa blonder Menschen ist als chronischer Lichtreiz (Lichtdermatose) aufzufassen.

Filzläuse (Phthirii pubis) verursachen die *Phthiriasis palpebrarum*, welche mit Blepharitis oft verwechselt wird. Dabei sehen die Lidränder und Wimpern wie berußt aus: Die Nisse der Läuse hängen an den Haarschäften. Die Krankheit zeichnet sich durch unerträgliches Jucken der Lider aus.

Die *Behandlung* der Blepharitis squamosa besteht hauptsächlich in Aufstreichen einer 1%igen gelben Präzipitatsalbe über Nacht. Bei der Blepharitis ulcerosa müssen die Krusten zuerst durch Ölverbände während der Nacht erweicht, dann mechanisch mit Watte entfernt, die Wimpern ausgezogen und der Geschwürsgrund mit 10%iger Lapislösung kauterisiert werden. Unter den sich bildenden aseptischen Borken tritt allmählich Heilung ein. Bei der Sykosis und anderen Pilzerkrankungen sowie beim Epitheliom ist der Lidrand mit Röntgen zu bestrahlen, beim Herpes simplex und der Vakzine-Blepharitis hat sich die Trockenbehandlung mit Jodoformstaub (resublimiertes Jodoform) bewährt. Die Phthirii verschwinden innerhalb 24 Stunden nach Einstreichen von grauer Salbe (Unguentum cinereum) auf den Lidrand.

Hordeolum — Gerstkorn.

Unter Hordeolum versteht man eine eitrige Entzündung der Talgdrüsen der Lider, welche schmerzhaft ist, zuerst zu einem mitunter schweren entzündlichen Ödem der Lider, nach drei bis fünf Tagen zu einem gelben Eiterpunkt und schließlich zum spontanen Durchbruch des Eiters führt.

Sind die äußeren Talgdrüsen der Lider (Zeisssche Drüsen) vereitert, dann spricht man von *Hordeolum externum*, sind die Meibomschen Drüsen, d. h. die Talgdrüsen des Tarsus erkrankt, von *Hordeolum internum.* Im Eiter findet man Staphylococcus pyogenes aureus. Das Hordeolum externum bricht nach außen, das Hordeolum internum nach der Bindehautseite oder dem Lidrand durch.

Behandlung: Täglich 3—5mal zehn Minuten lang heiße Umschläge auf die Lider. Nachher die Lidhaut mit Vaseline einfetten! Nachts Aufstreichen einer 1%igen gelben Präzipitatsalbe auf die Lidränder, tagsüber 3—5maliges Eintropfen einer 5%igen Targesinlösung zur Desinfektion des Bindehautsackes und zur Verhütung der Erkrankung benachbarter Talgdrüsen. Hordeolum nicht ausdrücken, nicht einschneiden! Gefahr der Keimverschleppung in die Orbita (Orbitalphlegmone)! Bei immer wiederkehrender Hordeolumbildung *(Hordeolosis)* Urinuntersuchung (Diabetes!) sowie Zufuhr von reichlich Vitamin A oder Vitamin C, bzw. steigende Dosen einer Autovakzine.

Furunkel und Abscesse der Lider.

Furunkel bzw. eine Impetigo staphylogenes können am Lid von allen Stellen ausgehen, an denen Talgdrüsen oder Haarbälge mit Eiterkokken infiziert werden. Sie sitzen am häufigsten im Brauenbogen und machen zuerst eine bretthnarte, schmerzhafte Schwellung der Lider mit bedrohlich aussehendem entzündlichem Ödem der Lidhaut. Je nach der Tiefe der Eiterung reift der Furunkel in drei bis acht Tagen mit gelber Kuppe und der Eiter bricht nach außen durch. Durch Zusammenfließen mehrerer vereiterter Talgdrüsen oder Haarfollikel kann es zu schwerer *Karbunkelbildung* kommen.

Sind die Eitererreger tief in das Gewebe der Lidhaut eingedrungen, dann kann der primäre Durchbruch der vereiterten Drüse nach außen unterbleiben und es bildet sich ein *Lidabsceß*, welcher bis zu Walnußgröße anwachsen kann.

Unter dem Bilde eines nicht heilen wollenden Furunkels oder Karbunkels der Lider kann sich auch eine *Milzbrandinfektion (Pustula maligna)* verbergen; in den Tropen denke man an die sog. *Orient-* oder *Aleppobeule* (Leishmaniosis cutis).

Behandlung: Beim Furunkel feuchtheiße Umschläge bis zum Reifen. Möglichst konservative Behandlung, höchstens Ätzung des geöffneten Kraters mit 10%iger Phenol- oder 30%iger Trichloressigsäurelösung. Ausgezeichnet wirken Saugglocken. Karbunkel sind ausgiebig zu spalten und mit 1%iger gelber Präzipitatsalbe oder Perubalsam zu behandeln. Lidabscesse sind nach gänzlicher Erweichung des Gewebes am tiefsten Punkt in der Spaltrichtung der Haut zu öffnen und zu drainieren. An Furunkeln des Auges nie herumdrücken!

Chalazion — Hagelkorn.

Beim Chalazion handelt es sich um eine derbe, fast knorpelharte, nicht entzündliche und nicht schmerzhafte Granulationsgeschwulst einer

MEIBOMschen Talgdrüse, welche langsam bis zu Bohnengröße heranwächst. Sie buckelt die Lidhaut vor, wirkt dadurch entstellend, stört aber meist nur mechanisch. Gelegentlich tritt eine entzündliche Reizung der Lidhaut hinzu (innere Erweichung des Chalazions). Nach Monaten des Bestehens scheuert sich das Chalazion an der harten Lederhaut durch und sein Inhalt, eine gallertige, gelbgraue Masse entleert sich in den Bindehautsack. Die Durchbruchstelle kann sich wieder schließen, worauf sich das Chalazion erneut füllt, oder ein rotes, leicht blutendes knopfförmiges Granulationsgewebe (Bindehautgranulom) hält die Durchbruchstelle offen und verursacht eine dauernde Entzündung des Bindehautsackes; ja selbst zu einem trachomähnlichen Bild kann es kommen, besonders wenn in der Nachbarschaft immer neue kleine Chalazien auftreten *(Chalaziosis)*.

Das Chalazion ist als Retentionsgeschwulst der MEIBOMschen Drüsen aufzufassen, welche außer einer straffen bindegewebigen Kapsel und Talg ein lockeres Granulationsgewebe mit Riesenzellen aufweist.

Die *Behandlung* besteht in Eröffnung und Auskratzung von der Bindehautseite her: Nach Oberflächenanästhesie des Bindehautsackes mit 3- und 10%iger Kokain-Adrenalin-Lösung wird $^1/_3$—$^1/_2$ ccm einer 2%igen Novokainlösung in die Lidhaut und eine Spur in das Chalazion selbst eingespritzt. Das Chalazion wird in eine sog. Chalazionpinzette geklemmt, das Lid umgestülpt und das Chalazion von der Bindehautseite her vertikal, d. h. parallel zum Verlauf der MEIBOMschen Drüsen und Gefäße eingeschnitten und dann mit einem kleinen scharfen Löffel gründlich ausgekratzt. Nach Abnahme der Chalazionpinzette Druck auf die Wundhöhle mit dem Finger, sodann Verband, welcher einen Tag liegen bleibt. Vom 2. Tage an tägliches Einträufeln von 5%igem Targesin oder 3%iger Borsäurelösung durch eine Woche.

Stellungsänderungen der Lider.

Von den Stellungsänderungen der Lider sind für den Feldarzt von Interesse die Aus- und Einwärtswendung der Lider, letztere verbunden mit Fehlstellung der Wimpern, ferner der Lagophthalmus und die Ptosis.

Ektropium.

Unter Ektropium versteht man die Auswärtskehrung der Lider, meist des Unterlides, so daß die Bindehaut des Lides zutage liegt und der intermarginelle Saum sowie die Wimpern vom Auge abgekehrt sind. Die Lidspalte erscheint dadurch erweitert und in ihrer Gestalt unregelmäßig. Von Eversion spricht man, wenn das Unterlid nur wenig vom Augapfel absteht und die Lidbindehaut von außen noch nicht sichtbar ist.

Für den Truppenarzt sind hauptsächlich drei Formen des Ektropiums von Bedeutung: a) das *Ektropium spasticum*, bedingt durch Lidkrampf,

b) das *Ektropium paralyticum*, bedingt durch Facialisparese, Bewußtlosigkeit u. a. und c) das *Ektropium cicatriceum*, bedingt durch Narbenzug infolge Schußverletzung, Verbrennung, Ekzem, Lupus, Sklerodermie, Absceß der Orbita usw. Das *Ektropium senile* spielt für den Truppenarzt kaum eine Rolle.

Die *Folgen des Ektropiums* sind dauerndes Tränen (Epiphora), häufig chronische Tränensackeiterung infolge Stauung und Zersetzung der Tränenflüssigkeit in den ableitenden Tränenwegen, chronische Lidrand- und Bindehautentzündung und schließlich das Bild des Lagophthalmus (S. 147) mit Austrocknung und Geschwürsbildung der Hornhaut. Diese schweren Folgezustände drohen hauptsächlich beim paralytischen und Narbenektropium.

Behandlung: Das Ektropium spasticum schwindet meist mit Beseitigung des zugrunde liegenden Augenleidens (Erosion, Hornhautgeschwüre, Lichtscheu der Skrofulösen). Das nach auswärts gekehrte Lid wird zurückgestülpt und durch einen straff anliegenden Verband in richtiger Lage gehalten. Beim Ektropium paralyticum ist die Faradisierung des Musculus orbicularis zu versuchen. Alte Facialisparesen sowie das durch Narbenzug bedingte Ektropium zwingen zur operativen Behandlung (Lidplastik nach KUHNT-SZYMANOVSKY) oder plastischer Ersatz des vernarbten Lides durch Hautlappen aus der Umgebung.

Entropium.

Beim Entropium ist der Lidrand nach innen umgeschlagen, so daß die Wimpern an der Bindehaut und Hornhaut schleifen (Trichiasis). Von den zwei Formen des Entropiums, dem *E. spasticum* und *E. cicatriceum*, hat hauptsächlich das letztere für den Truppenarzt, besonders in trachomverseuchten Gegenden, Bedeutung.

Das *Narbenentropium* ist entweder durch Schrumpfung der Bindehaut oder des Tarsus bedingt. Es kommt hauptsächlich nach Verbrennungen und Verätzungen des Bindehautsackes und nach narbenbildenden Bindehauterkrankungen, also nach Trachom, Diphtherie, und als schwerste Form nach Pemphigus conjunctivae vor. Seine Gefahr liegt in der Geschwürsbildung der Hornhaut infolge Trichiasis.

Zum *Entropium spasticum* kommt es beim Blepharospasmus, beim abnormen Zurücksinken des Augapfels in die Augenhöhle (Fettverlust), bei Verkleinerung und Fehlen desselben sowie gelegentlich durch Augenverbände.

Behandlung: Führt ein Heftpflasterzug am Lide nicht zum Erfolg, so muß operiert werden (s. Trichiasis).

Trichiasis.

Darunter versteht man die Einwärtsdrehung der Wimpern (Zilien) mit und ohne Entropium des Lides. Die Haare reizen durch dauerndes Scheuern das Epithel der Bindehaut und Hornhaut, führen an der Bindehaut des Augapfels zu einer chronischen Entzündung (Conjunctivitis traumatica), an der Hornhaut zuerst zu einer Hyperkeratose, später zur Abschilferung des Hornhautepithels (Erosio corneae, S. 56 und 57) und zur Geschwürsbildung. Besonders gefährlich sind nachwachsende steife Haarstümpfe und abgebrochene Haare.

Die häufigste *Ursache* für die Trichiasis sind das Narbentrachom (S. 153ff.), Verätzungen und Verbrennungen des Bindehautsackes, Verletzungen der Lider und des Lidrandes, Diphtherie der Bindehaut, chronische Blepharitis und vor allem Pemphigus conjunctivae.

Behandlung: Einzelne fehlstehende Wimpern können elektrolytisch epiliert werden. Nach Unempfindlichkeitsmachung des Lides durch subkutane Injektion von 2%igem Novocain wird der negative Pol eines konstanten Stromes mit einer feinen Nadel verbunden, diese in den Haarbalg tief eingestochen und darauf der elektrische Strom geschlossen. Der Kranke hält den positiven Pol, eine mit physiologischer Kochsalzlösung angefeuchtete Plattenelektrode in seiner Hand. Ein feiner, entlang des Haarschaftes aufquellender Schaum zeigt die elektrolytische Zerstörung der Haarzwiebel an. Das Haar folgt einem geringen Zuge mit der Pinzette und wächst nicht mehr nach. Das Auszupfen von Wimpern mit den Zilienpinzetten sollte gänzlich unterlassen werden, weil die nachwachsenden steifen Haarstümpfe gefährlicher für die Hornhaut sind als die ursprünglich weichen Wimpern.

Bei Trichiasis des ganzen Lides kommen operative Verfahren in Frage, und zwar am Oberlid die Operation nach Hotz, die Verschiebung des Haarzwiebelbodens nach Jesche-Arlt, die Lappenaustauschmethode nach Spencer-Watson, am Unterlid die Ausschneidung einer halbmondförmigen Falte, gegebenenfalls in Verbindung mit Kauterisation des tiefliegenden Bindegewebes des Lides.

Lagophthalmus.

Unter Lagophthalmus versteht man das Offenbleiben der Lidspalte und die unvollständige Bedeckung des Augapfels beim Lidschluß. Er kommt hauptsächlich durch Verletzung und Verbrennung der Lider, durch Offenbleiben der Augen bei Schwerverletzten oder schwerkranken, bewußtlosen Menschen nach Schädelgrundbruch, durch Lähmung des M. orbicularis (Facialisparese), durch Ektropium (S. 145) und durch mächtige Vortreibung des Auges (z. B. pralle Durchblutung der Orbita nach Orbitalschluß, bei Basedow) zustande.

Geringe Grade des Lagophthalmus können durch das Bellsche Phänomen (d. i. Aufwärtswendung des Augapfels bei Lidschluß) ausgeglichen werden. Bei höheren Graden kommt es infolge Austrocknung zur chronischen Entzündung der Bulbusbindehaut und zu Veränderungen an der Hornhaut: Zuerst zur Verdickung des Hornhautepithels, welches sich bis zur Austrocknung (Xerose) steigern kann, dann zur Trübung der Hornhaut mit Herabsetzung des Sehvermögens und endlich zur Geschwürsbildung infolge Eindringens von Keimen, zum Durchbruch der Hornhaut und selbst zur Vereiterung des Augeninneren (Panophthalmitis, S. 32).

Die *Behandlung* des Lagophthalmus besteht in vollständigem Verschluß der Lidspalte durch Heftpflasterzugverband oder in Anlegen einer feuchten Kammer (S. 116, Abb. 36). Läßt sich die Ursache des Lagophthalmus durch Behandlung nicht beseitigen (Faradisation des M. orbicularis, operative Beseitigung eines Narbenektropiums usw.), so verkleinert man die Lidspalte durch die FUCHSsche Tarsorhaphie.

Ptosis.

Die Ptosis, das Heruntersinken des Oberlides, kommt durch *Lähmung eines oder beider Lidheber* zustande. Der kräftigere Lidheber ist der M. levator palpebrae superioris, welcher vom N. oculomotorius, der schwächere der M. tarsalis Mülleri, der vom N. sympathicus versorgt wird. Die Ptosis kann ein- oder doppelseitig auftreten. Sie behindert in schweren Fällen das Sehen, weil das Oberlid über die Pupille herabsinkt. Sie zwingt den Kranken zur Inanspruchnahme des M. frontalis als Hilfsmuskel (Runzelung der Stirne) oder zum Zurückbeugen des Kopfes nach oben.

Die *Oculomotoriusptosis* kann erworben oder angeboren sein. Die Lähmung betrifft entweder den für das Oberlid bestimmten Nervenast als Teilerscheinung einer Ophthalmoplegia externa (Lues, Verletzung, S. 51) oder den M. levator palpebrae selbst: Ptosis myopathica (z. B. bei Verletzung des Lidhebers durch stumpfe Gewalt, S. 51).

Die *angeborene Ptosis* ist fast immer doppelseitig, tritt oft familiär auf und führt meist zu schweren Graden des Heruntersinkens des Oberlides.

Die *Sympathicusptosis* äußert sich immer als geringgradige, unvollständige Ptosis (Ptosis incompleta). Sie tritt entweder als Teilerscheinung der Lähmung des N. sympathicus, also des HORNER*schen Syndroms* (Ptosis, Miosis, Enophthalmus) oder als Ptosis trachomatosa oder glaucomatosa auf.

Behandlung: Die Behebung der Ptosis muß meist durch Operation geschehen. Doch gilt bei der erworbenen Ptosis als Regel, daß man nicht vor Ablauf eines Jahres operiert. Sowohl Ptosisformen nach Verletzung als auch nach zerebraler Erkrankung (Lues) gehen oft gänzlich unter mechanisch-physikalischer oder spezifischer Heilbehandlung zurück. Die konservativen Behandlungsmethoden müssen erst erschöpft sein, bevor man den Eingriff nach HESS, PAGENSTECHER, MOTAIS oder BLASKOVICS ausführt. Jede angeborene Ptosisform muß operiert werden.

Verletzungen der Lider.

S. S. 49ff. und 94ff.

Geschwülste der Lider.

Von **gutartigen Geschwülsten** sind vor allem von Interesse die Geschwülste der Bindegewebsgruppe: *Warzen*, *Fibrome*, *Hauthörner* (Cornu cutaneum), ferner cystische Tumoren wie *Atherome* und die multipel auftretenden *Milien*, Gefäßgeschwülste wie *Haemangiome* und *Lymphangiome* sowie pigmentierte und unpigmentierte *Naevi* und angeborene Geschwülste: *Dermoidcysten*, das *Adenoma sebaceum* und der *Morbus Recklinghausen*. *Xanthelasmen* kommen erst im mittleren und höheren Lebensalter vor.

Das nicht seltene *Molluscum contagiosum* ist zu den infektiösen Pseudogeschwülsten zu rechnen und für den Arzt deshalb von Wichtigkeit, weil nahe dem Lidrande sitzende Mollusca sehr hartnäckige und langwierige Bindehautentzündungen verursachen können. Entfernung des Molluscum durch Kauterisation.

Von **bösartigen Geschwülsten** ist für den Truppenarzt die Kenntnis des Lidsarkoms wichtiger als die des meist nur im Alter vorkommenden Karzinoms (Epitheliom). Die *Lidsarkome* entwickeln sich meist aus pigmentierten Naevi. Sie sind frühzeitig zu entfernen und mit Röntgen nachzubestrahlen.

Die meisten *Karzinome der Lider* sind verhältnismäßig gutartig und verlaufen unter dem Bilde des *裏pithelioms* der Lidränder und des inneren Lidwinkels. Sie sind frühzeitig mit Röntgen oder Radium zu bestrahlen oder mit Radiumnadeln zu spicken. Doch gibt es im Lid auch bösartige Karzinome, die von den MEIBOMschen Drüsen ausgehen und im Beginn das Bild eines harmlosen, nach der üblichen Chalazionoperation „rückfälligen Hagelkorns“ verursachen.

Erkrankungen der Bindehaut.

Für den Truppenarzt sind vor allem die Entzündungen der Bindehaut von Wichtigkeit. Degenerative Bindehauterkrankungen und Geschwülste spielen bei Soldaten eine geringere Rolle.

Aus Gründen einer kurzen und übersichtlichen Darstellung habe ich die Bindehautentzündungen (Conjunctivitis) eingeteilt in:

1. Bindehautentzündungen bakterieller Herkunft,
2. Bindehauterkrankungen parasitärer Natur,
3. allergische Bindehautentzündungen,
4. Bindehautentzündungen bei Hauterkrankungen,
5. Bindehautentzündungen bei Allgemeininfektionskrankheiten und
6. Bindehautentzündung durch physikalische Ursachen.

1. Bakteriell bedingte Bindehautentzündungen

zeichnen sich durch eine schleimig-eitrige Sekretion aus dem geröteten und manchmal geschwollenen Bindehautsack aus. Der Kranke klagt über Verklebtsein der Lider, besonders am Morgen. Lichtscheu und Tränenfluß fehlen meist. Diese Bindehautentzündungen beginnen plötzlich und heilen ziemlich rasch nach Verschwinden der Erreger vom Epithel. Die richtige Diagnose beruht auf der *Feststellung der Keime* durch mikroskopische Untersuchung:

Nach 2 Tropfen 5%igem Kokain-Adrenalin auf die Bindehaut der Lider und des Bulbus wird von der Bindehaut des umgestülpten Oberlides und des Augapfels mit einem vorher ausgeglühten Platinspatel etwas Epithel auf ein Deckgläschen gestrichen, an der Luft getrocknet, 3 Minuten mit 95%igem Alkohol fixiert, mit Wasser abgespült und dann in der üblichen Weise mit verdünnter Löfflerschen Methylenblaulösung 40 bis 60 Sekunden oder mit Giemsa-Lösung (5 Tropfen auf 10 ccm destilliertes Wasser) eine Stunde lang gefärbt. Dann Abspülen des Präparats mit Wasser, Trocknen zwischen Filtrierpapier und Auflegen des Deckgläschens auf einen Objektträger in säurefreies Zedernöl. Betrachtung mittels Immersion.

Die **Conjunctivitis acuta**

ist in unseren Breitengraden meist durch den *Pneumococcus*, den *Bacillus influencae* und durch den Koch-Weeks *Bazillus* bedingt. Das klinische Bild wechselt nach der Schwere der Erkrankung, ist aber bei allen drei Keimen ungefähr das gleiche: Rötung der Bulbus- und Lidbindehaut, mäßig eitrig-schleimige Sekretion aus dem Bindehautsack. Die Hornhaut bleibt verschont. Wichtig für die Diagnose sind kleinere oder größere *Blutungen an der Bindehaut des Augapfels*, welche beim Koch-Weeks-Katarrh das klinische Bild beherrschen, beim Pneumokokkenkatarrh manchmal aber fehlen können. Die präaurikulare Drüse ist meist tastbar.

Die Voraussage ist bei allen drei Krankheiten gut. Achtung, Übertragungsgefahr!

Behandlung: Öfteres Auswaschen der Augen mit lauwarmem Wasser, mechanisches Reinhalten der Lidwinkel und Lidränder. Solange Sekretion besteht, wird die Bindehaut des Ober- und Unterlides täglich mit 2%iger Lapislösung tuschiert, bei Nachlassen der Sekretion wird 5%iges Protargol oder Targesin oder 20%iges Argyrol, später 3%ige Borsäurelösung oder 1‰ige Hydrargium oxycyanat-Lösung eingetropft. Achtung, monatelange Anwendung von Silberpräparaten führt zur Versilberung der Bindehaut, zur *Argyrosis conjunctivae.*

Die **Conjunctivitis gonorrhoica (Gonoblennorrhoe, Augentripper)**

ist die schwerste der akuten Bindehautentzündungen, weil es dabei zur Geschwürsbildung der Hornhaut, zum Durchbruch derselben und zum Verlust des Sehvermögens kommen kann. Gonokokken finden sich beim Bindehautabstrich in Massen.

Klinisches Bild: Starke Schwellung und Infiltration der Lider, besonders des Oberlides. Die Lider können oft kaum von selbst geöffnet werden. Aus dem Bindehautsack quillt ein rahmiger graugelber Eiter, welcher auch die stark gerötete und geschwollene Bindehaut der Lider und des Bulbus bedeckt. Bei Fällen mit starker Chemose der Bulbusbindehaut kommt es meist zu randständigen oder zentralen Hornhautgeschwüren. Diesem akuten Stadium folgt ein chronisches. — Die Hornhautgeschwüre führen leicht zum Durchbruch und zum Vorfall der Regenbogenhaut und heilen mit Leukoma adhaerens oder Staphyloma corneae aus. Diese Augen gehen oft später noch an Sekundärglaukom zugrunde. Doch kann es nach dem Durchbruch auch zur Atrophia bulbi kommen.

In Kasernen, Kranken- und Siechenhäusern sind schwere Endemien durch Übertragung der Gonokokken durch Waschgefäße oder durch die Hände vorgekommen. Daher größte Reinlichkeit bei Arzt und Kranken!

Behandlung: Wenn nur ein Auge erkrankt ist, schützt man das andere durch Anlegen eines Uhrglasverbandes (S. 116). Spülen des Bindehautsackes alle 15 Minuten mit warmer physiologischer Kochsalzlösung. Injektion von 3 Minuten lang gekochter Kuhmilch in die Gesäßmuskulatur: Am 1. und 2. Behandlungstage je 10 ccm, am 3. Tage Pause und bakteriologische Untersuchung, wenn nötig am 4. und 5. Tage noch einmal je 10 ccm Milch. Nach jeder Injektion tritt Fieber bis zu 40° auf. Gleichzeitig ist ein Albucidstoß auszuführen: An sechs aufeinanderfolgenden Tagen sind 3mal 2 Tabletten Albucid nach der Mahlzeit zu verabreichen. Vitamin-A-reiche Ernährung. Unter diesen Maßnahmen verschwinden die Gonokokken meist in drei bis sechs Tagen von der Bindehaut. Nachbehandlung mit 2%igem Silbernitrat, 5%igem Targesin oder mit Alaunstift.

Die **Conjunctivitis diphtherica (Bindehautdiphtherie)**

zeichnet sich durch schmierig grauweiße Pseudomembranen aus, welche hauptsächlich der geröteten, unebenen und derb infiltrierten Bindehaut des Oberlides mehr oder minder fest anhaften. In ihnen finden sich die Diphtheriebazillen (bakteriologische Untersuchung mittels Epithelabstriches, wenn möglich kultivieren auf LÖFFLER-Nährboden und auf ein Meerschweinchen überimpfen). Bei der Bindehautdiphtherie kommt es leicht zu Hornhautgeschwüren, zu Durchbruch und Erblindung. Sie führt häufig zu derben Narben in der Bindehaut der Oberlider, zu Trichiasis, Entropium, ja selbst zum Symblepharon anterius.

Die *Behandlung* besteht hauptsächlich in der Injektion von 4000 bis 10000 Einheiten Diphtherieheilserum. Die Injektion muß, wenn nötig, 2—3mal wiederholt werden. Örtlich milde Behandlung: Kalte Umschläge,

Bestaubung der Lidbindehaut mit resublimiertem Jodoformpuder oder Einstreichen einer 3%igen Bor- oder Noviformsalbe. Vor Lapisanwendung wird gewarnt.

Die Blepharoconjunctivitis angularis (angulärer Katarrh)

wird durch den *Diplobacillus* MORAX-AXENFELD hervorgerufen, welcher zu einer chronischen Entzündung der Übergangsschleimhaut an den Lidrändern und -winkeln und zu schleimiger Sekretion führt. Die Bazillen sind an diesen Stellen in großer Menge nachweisbar. Während der heißen Jahreszeit kommt es manchmal zum akuten Aufflammen der Lidrandentzündung, zu einer Rötung der Lid- und Bulbusbindehaut und bei langer Dauer der Erkrankung zum Aufschießen zahlreicher Follikel in der unteren Übergangsfalte als Zeichen des chronisch wirkenden bakteriellen Reizes. Zur Hornhautmitbeteiligung kommt es nicht.

Die *Behandlung* besteht im Einträufeln von $^1/_2$%iger Zink. sulf.-Lösung, 3—4mal während des Tages. Während der Nacht Aufstreichen von 3%iger Zinksalbe oder LASSARscher Pasta auf die Lidränder. Die Zinkbehandlung muß drei bis fünf Wochen fortgesetzt werden, bis alle Diplobazillen verschwunden sind. Lapis oder andere Silberpräparate sind nutzlos.

Die Schwimmbadconjunctivitis, Einschlußconjunctivitis der Erwachsenen

verläuft unter dem Bilde eines *Schwellungskatarrhs*: Die Lidhaut ist geschwollen, die Sekretion serös, später eitrig, die Bindehaut der Lider durch papilläre Hypertrophie und Follikelbildung uneben, die Bulbusbindehaut bis zum Hornhautrand stark gerötet, oft chemotisch. Gewöhnlich erkrankt zuerst ein Auge, nach sechs bis sieben Tagen folgt das zweite nach. Die präaurikulare Drüse ist tastbar. Diese Bindehautentzündung dauert vier bis acht Wochen. Sie hat ihren Namen von der Tatsache, daß sie sehr häufig in Hallenbädern, deren Wasser mit dem Eiter der Einschluß-Urethritis verunreinigt ist, erworben wird und oft die Form einer Endemie annimmt. Doch kommen auch Einzelinfektionen außerhalb der Badeanstalten vor. Die Hornhaut ist nie mitbeteiligt. Als Erreger findet man in den abgeschabten Epithelzellen der Lidbindehaut sog. *Einschlußkörperchen*, welche denen bei Trachom morphologisch gleichen.

Die *Behandlung* besteht in Trockenlegung der Lidbindehaut durch Aufstauben von Jodoformpulver, Noviform oder Dermatol oder von Kalomel. Lapis wird schlecht vertragen. In letzter Zeit hat sich die halbstündige Einträufelung einer 15%igen Albucidlösung auf die Bindehaut der Lider durch zwei bis drei Tage hindurch gut bewährt.

Das Trachom (Conjunctivitis trachomatosa), *die ägyptische Augenkrankheit, fälschlich Körnerkrankheit, Conjunctivitis granulosa genannt.*

Das Trachom ist eine ansteckende, chronische, meist schleichend einsetzende Bindehautentzündung von proliferierendem Charakter: An der Bindehaut der Lider, hauptsächlich des oberen Tarsus und der oberen Übergangsfalte, kommt es zuerst zu einer samtartigen, später warzigen Unebenheit, welcher eine papilläre Hypertrophie des Bindegewebes zugrunde liegt *(Trachoma papillare)*. Zu gewissen Zeiten, häufig in der heißen Jahreszeit und bei großer Luftfeuchtigkeit, kommt es außerdem zum Aufschießen von lymphadenoiden Knötchen, den sog. Bindehautfollikeln, grauen oder graurötlichen rundlichen Gebilden, welche besonders in der oberen und unteren Übergangsfalte über die Oberfläche der Bindehaut hinausragen und diese uneben machen. Die Bindehautoberfläche kann durch papilläre Hypertrophie und Follikel das Aussehen einer Himbeere annehmen. Beherrschen die Follikel das klinische Bild, dann spricht man von *Trachoma folliculare*, sind papilläre Hypertrophie und Follikel annähernd in gleichem Maße vertreten, von *Trachoma mixtum*.

Die *Sekretion* ist beim echten Trachom gering. Starker eitrig-schleimiger Ausfluß rührt von einer *Mischinfektion* her, welche in unseren Gegenden meist durch den *Diplobazillus* Morax-Axenfeld, in heißen Gegenden wie Ägypten, Palästina, Syrien usw., durch *Gonokokken* oder Koch-Weeks-*Bazillen* bedingt ist.

Nach monate- oder jahrelangem Bestehen der Erkrankung kommt es spontan zu narbiger Ausheilung der Bindehaut *(Trachoma cicatriceum)*. Es bilden sich zuerst bläulichweiße bis graue Streifen oder Flecken, die meist vom Sulcus subtarsalis des Oberlides ihren Ausgang nehmen; schließlich vernarbt die gesamte Bindehaut des Ober- und Unterlides flächenhaft.

In den meisten Fällen von Trachom kommt es schon in den ersten Wochen der Erkrankung zu einer oberflächlichen Mitbeteiligung der Hornhaut, zum *Pannus trachomatosus*. Diese schleierartige Trübung nimmt gewöhnlich vom oberen Limbus ihren Ausgang, wird von oberflächlichen, neugebildeten Hornhautgefäßen begleitet und kann die ganze Hornhaut mit verschiedener Dichte überziehen und so das Sehvermögen sehr stören. Nicht selten bilden sich an dem gegen die Hornhautmitte zu fortschreitenden Rande des Pannus kleine Geschwüre, sog. pannöse Geschwüre, welche später mit Narbenbildung heilen. Ein zarter Pannus kann sich weitgehend aufhellen, wenn das Trachom der Bindehaut heilt. Doch kann sich auch das durch die pannöse Infiltration erweichte Hornhautgewebe mit der Zeit durch den normalen intraokularen Druck vorbuckeln (Keratektasia e pannu) und durch das Auftreten eines unregelmäßigen Astigmatismus zu schweren, bleibenden Sehstörungen führen.

Als *Erreger des Trachoms* nimmt man heute ein unsichtbares Virus an, als dessen Reaktionsprodukte die sog. PROWAZEK-HALBERSTÄDTER-*schen Einschlußkörper* in den Epithelzellen der Bindehaut und die LINDNER-*schen Initialkörper*, welche sich frei im Sekret befinden, anzusehen sind.

Die *Gefahr des Trachoms* liegt in seiner Übertragbarkeit und in den Folgezuständen. Die Erkrankung wird in den heißen Ländern häufiger angetroffen als in der gemäßigten Zone. Niederungen sind mehr befallen als gebirgige Gegenden. Die Übertragung erfolgt durch das Sekret eines Trachomkranken auf den Gesunden durch direktes Einbringen oder auf dem Umwege über Gebrauchsgegenstände, besonders durch Waschbecken, Hand- und Taschentücher. In früheren Zeiten ist es wiederholt zu schweren Endemien in Kasernen gekommen. Die kämpfende Truppe muß sich in Ländern, wo es viel Trachom gibt, z. B. in Polen, am Balkan, in Ägypten, Syrien, Libyen, Palästina, bewußt vor der Ansteckung durch äußerste persönliche Reinlichkeit hüten.

Die wichtigsten *Folgezustände des Trachoms* sind die Einwärtskehrung der Lider (*Entropium*, S. 146), die Fehlstellung der Wimpern (*Trichiasis*, S. 146), die *Symblepharonbildung* (S. 161), die Vorwölbung der Hornhaut *(Keratektasie)*, die Umwandlung der feuchten Bindehaut des Auges in ein trockenes, epidermisähnliches Gewebe *(sekundäre Xerose der Bindehaut und Hornhaut)* und schließlich die narbige Verhärtung *(Sklerose)* und Schwielenbildung der Hornhaut *(Tylosis corneae)*. Durch diese Folgezustände kann es zur praktischen Erblindung (Fingerzählen in 1 m oder Handbewegung vor dem Auge) kommen. Die Erkrankung dauert Jahre, oft das ganze Leben.

Die *Behandlung* besteht auch heute noch in der täglichen Ätzung der Bindehaut. Ich empfehle die tägliche Tuschierung der Bindehaut mit dem *Kupferstift* mit nachträglicher sorgfältiger Abtrocknung der Bindehaut mit einem feuchten Wattetupfer, oder die abwechselnde Tuschierung der Bindehaut mit Kupferstift und einer 10%igen Chininum bisulfuricum-Lösung, welche bis zum Weißwerden der Bindehaut eingerieben werden muß. Die Heilkraft der Sulfanilamide ist zur Zeit noch nicht festgelegt. Diese tägliche Ätzbehandlung ist bis zum Auftreten von Bindehautnarben fortzusetzen. In dem Maße, wie die Narbenbildung der Bindehaut zunimmt, wird der Kupferstift abgesetzt und eine 10%ige, später 5%ige Cuprum citricum-Salbe 2mal täglich in den Bindehautsack eingestrichen. Hornhautpannus wie Follikel (Körner) verschwinden mit der Zeit unter dieser konsequent durchgeführten Behandlung von selbst. Die blutigen Methoden (Abrasio conjunctivae, Ausquetschen der Trachomkörner mittels Rollpinzette oder Expressor) erübrigen sich heute. Jedenfalls führen diese Methoden, allein angewendet, nicht zur Dauerheilung. Gegen die Folgezustände (Trichiasis, Entropium usw.) muß operativ durch den Augenarzt vorgegangen werden.

2. Erkrankungen der Bindehaut durch tierische Parasiten.

Diese sind in Mittel- und Nordeuropa selten, für den Truppenarzt aber, welcher seine Soldaten an den asiatischen und afrikanischen Küsten des Mittelmeeres zu betreuen hat, nicht unwichtig. Es seien nur die wichtigsten kurz erwähnt:

Unter der **Aleppobeule** (Orientbeule) versteht man die *Leishmaniosis* der äußeren Haut und Schleimhaut. Sie kommt an den Lidern als Geschwür der Lidhaut, aber auch unter dem Bilde des Chalazions oder eines Epithelioms vor. Bindehautentzündungen sind dabei häufig, Hornhautgeschwüre, ja Panophthalmitis kommen vor. Die Leishmanien sind in den Endothelzellen des abgeschabten Geschwürsgrundes leicht zu finden (Giemsa-Färbung).

Behandlung: Stibiosaninjektion.

Filarien kommen sowohl in der Haut der Lider als auch in der Bindehaut des Bulbus und der Übergangsfalten vor. Sie verursachen schmerzhafte, oft vorübergehende Schwellungen der Lider und der Bindehaut, hordeolumartige Lid- oder cystische Bindehautgeschwülste. Der meist bewegliche und unter der Haut oder Bindehaut oft sichtbare Wurm muß rasch durch Einschneiden entfernt werden.

Der **Cysticerkus cellulosae** findet sich sowohl in der Haut der Lider als auch in der Bindehaut des Fornix und des Bulbus als cystische Geschwulst, welche manchmal wandert. Wie bei allen tierischen Parasiten im Körper ist auch hier die Feststellung einer *Eosinophilie im Blute* wichtig. Die Cysticerkusblasen sind durch Operation zu entfernen.

Echinokokkuscysten kommen in der Bindehaut selten vor, hingegen häufiger in der Orbita.

Die **Bilharzia** der Lider und der Bindehaut kommt besonders in Ägypten, aber auch im übrigen Afrika vor. Sie ist in Afrika durch das *Schisostomum haematobium* bedingt. In der Haut der Lider finden sich Schwellungen, in der oberen Bulbusbindehaut oft gelbe Flecken, welche durch die reichlich vorhandenen Parasiteneier bedingt sind. Daneben kann es zu Randgeschwüren der Hornhaut kommen.

Unter **Myiasis** versteht man das Eindringen von Fliegenlarven in den Bindehautsack oder in das Auge des Menschen (Sarkophaga, Oestrus ovis). Nach mechanischer Entfernung aller Larven tritt Heilung ein.

Das kleine, hauptsächlich in Italien vorkommende Insekt **Paederus** *idae* Lewis oder *Paederus fusciceps* verursacht durch sein auf die Bindehaut abgesondertes Gift Ödem der Lider, der Bindehaut mit Chemose und seröse oder eitrige Sekretion, ja selbst Bläschen auf der Hornhaut und Infiltrate.

Behandlung: Möglichst frühzeitige Entfernung des kleinen schwarzen Insektes aus dem Bindehautsack.

3. Die allergischen Bindehauterkrankungen.

Die Conjunctivitis follicularis *(Follikularkatarrh, Körnerkatarrh)*.

Darunter versteht man das Auftreten zahlreicher lymphadenoider Knötchen (Follikel) in der mehr oder minder geröteten Bindehaut der Lider, der Übergangsfalten, der halbmondförmigen Falte und der peripheren Anteile der Bulbusbindehaut. Diese Erkrankung wird häufig mit Trachom verwechselt. Zum Unterschied von Trachom, bei welchem die Krankheitserscheinungen sich hauptsächlich auf die obere Hälfte des Bindehautsackes konzentrieren, ist beim Follikularkatarrh die Follikelbildung hauptsächlich in der unteren Hälfte des Bindehautsackes, also an der Bindehaut des unteren Tarsus und der unteren Übergangsfalte zu finden. Die Erkrankung ist harmlos, wenn auch langwierig. Sie ist die *Antwort der Bindehaut auf einen chronischen Reiz* (Conjunctivitis, Tränensackleiden). Man findet sie bei Skrofulösen, bei Lymphatikern, als Ausdruck einer *Berufsschädigung* bei Fellscherern, Filzarbeitern, Teppichknüpfern, als Antwort der Bindehaut auf Kasernen- und Schul*staub* („epidemisches Auftreten") und auf *Gelegenheitsallergene* (Bettfedern, Pelzwerk, Kautschuk, Haarfärbemittel u. v. a.) und vor allem nach lang dauernder Anwendung gewisser *Drogen* am Auge, z. B. des Atropins, Jodoforms, gelber Präzipitatsalbe usw.

Die Vorhersage ist gut. Die Hornhaut wird nie in Mitleidenschaft gezogen.

Behandlung: Bei Weglassung der Allergene (Atropin, Staub, Federn usw.) schwinden die Follikel von selbst. Die rein symptomatische Behandlung besteht in Einträufelung einer $^1/_2$%igen Zincum sulfuricum-Lösung in den Bindehautsack oder Einstreichen einer 2%igen Plumbum aceticum-Salbe. Man vergesse die Allgemeinbehandlung nicht: Luftveränderung, Lebertran, Kalk, Eisenernährung, Vitamine A und D.

Die Heufieberconjunctivitis.

Bei empfänglichen Menschen tritt zur Zeit der Gräser- und Blumenblüte durch die in den Bindehautsack gelangenden Pollen eine mit *Jucken* und *Brennen* der Augen einhergehende Bindehautentzündung auf, welche in leichten Fällen zum *Tränen* und zu einer zarten Rötung, manchmal zu einer glasigen Beschaffenheit (Chemose) der Bulbus- und Lidbindehaut führt. Gleichzeitig besteht meist heftiger Niesreiz und wäßriger Ausfluß aus der Nase *(Heuschnupfen)* sowie Neigung zu asthmatischen Anfällen *(Heuasthma)*. Die Hornhaut ist kaum je mitbeteiligt. Das Allergen ist das mit den Pollen der verschiedenen Gräser, Blumen und Bäume an die Bindehaut herangebrachte pflanzliche Eiweiß.

Die *Behandlung* besteht örtlich in seitlich abschließender Schutzbrille, in kühlen Umschlägen, Vermeidung aller Reizmittel (nie Lapis!)

und in Anwendung von Adrenalin, meist in Verbindung mit 1%iger Borsäurelösung. Die Allgemeinbehandlung besteht in der Verabreichung von Kalk (auch intravenös) und Vigantol. Eine passive Immunisierung läßt sich durch die Injektion von steigenden Dosen von Gräserpollen (Helisen) herbeiführen, die im Februar begonnen werden muß. Bei ausgebrochener Krankheit Aufenthalt im Hochgebirge.

Der Frühjahrskatarrh — Conjunctivitis vernalis.

Man versteht darunter eine mit papillärer Wucherung der Bindehaut einhergehende *chronische Erkrankung* der Lid- und Bulbusbindehaut, welche meist etwas blasse, schwächliche junge Menschen bis zum Alter von 20 Jahren, und zwar meist Männer befällt, zwei bis zehn Jahre dauert, besonders in der heißen Jahreszeit subjektive Beschwerden von *Brennen und Jucken* verursacht, während in der kalten Jahreszeit Beschwerdefreiheit eintritt. Die Erkrankung befällt die Bindehaut der Lider, die Bindehaut des Bulbus knapp am Limbus oder beide Bindehautbezirke zu gleicher Zeit.

Bei der *palpebralen Form* wird die Oberfläche der Bindehaut des Oberlides durch eine grobe papilläre Hypertrophie uneben, ähnlich wie beim Trachom. Nur sind die Papillen abgeflacht, „pflastersteinartig“, und die ganze Bindehaut hat ein gelbrötliches, oft blasses, wie mit Milch übergossenes Aussehen. Der veränderten Bindehaut haftet ein zäher glasiger Schleim an, in welchem sich zahlreiche eosinophile Zellen finden.

Bei der *limbalen Form* treten leicht erhabene, graue, rundliche Wucherungen am Hornhautrande meist zuerst im Lidspaltenbereich auf, so daß der Hornhautrand mit der Zeit ganz unscharf wird. Durch Zusammenfließen dieser Wucherungen können sich graue, den Limbus überlagernde Wülste bilden.

In manchen Fällen ist gleichzeitig die Lidbindehaut wie der Limbus befallen.

Die *Behandlung* ist bei Unkenntnis des Allergens symptomatisch: rauchgraue Schutzbrillen (Umbralgläser von Zeiß, 25—50% Absorption), Eintropfen von Adrenalin, von 3%iger Borsäure mit Adrenalin, 1- bis 2%iger Ichthyollösung, von verdünnter Essigsäure (5 Tropfen Acidum aceticum dilutum auf 10 ccm Aqu. dest.), Eisumschläge, innerlich Kalk oder Eisen, allgemein Aufenthalt in größerer Höhe.

Die Conjunctivitis (Keratoconjunctivitis) skrofulosa — phlyktaenulosa — ekzematosa.

Diese Erkrankung hat für den Truppenarzt insofern weniger Bedeutung, als sie primär nur im Kindesalter bis zur Pubertätszeit auftritt.

Doch können auch Soldaten an Rückfällen dieser Krankheit leiden oder der Truppenarzt bekommt die Folgezustände an der Hornhaut zu sehen.

Das *klinische Bild* dieser sich häufig über Jahre erstreckenden, oft rückfälligen Augenerkrankung, welche beim Menschen mit skrofulösem oder tuberkulösem Habitus auftritt, ist charakterisiert durch weißlichgraue Knötchen am Limbus mit sektorenförmiger Injektion der Umgebung (sog. Phlyktänen) oder an der Bulbusbindehaut (Phlyktaena lata), ja selbst an der Lidbindehaut (graue Geschwürchen).

An der *Hornhaut* bilden sich unter starker Lichtscheu und Tränenfluß meist mehrere kleine, graue, oberflächliche Infiltrate, welche sich alsbald in Geschwüre umwandeln und vom Limbus her neugebildete Gefäße erhalten. Oder es kommt zum sog. *Gefäßbändchen (Keratitis fascicularis)*, das nichts anderes als eine vom Limbus über die Hornhautmitte bösartig fortschreitende Phlyktäne ist, oder zum *Pannus ekzematosus*, einer schleierartigen, große Teile der Hornhaut überziehenden Trübung, die ebenfalls reichlich mit Gefäßen versehen ist. Infiltrate wie Hornhautgeschwüre heilen meist mit zarten Narben ab (Maculae corneae), sie können aber bei wenig widerstandsfähigen, anämischen und schlecht genährten Menschen, vor allem bei Vorhandensein eines Vitamin-A-Mangels, auch zum Durchbruch und zum Vorfall der Regenbogenhaut führen. Diese verschieden dichten Hornhautnarben bleiben das ganze Leben lang bestehen, verursachen einen unregelmäßigen Astigmatismus, führen zur Kurzsichtigkeit und hindern somit auch den Soldaten am Zielen und in der Ausübung seiner mannigfachen Obliegenheiten.

Behandlung: Frische Phlyktänen staubt man mit Kalomel oder resublimiertem Jodoformpuder ein. Hornhautgeschwüre und Infiltrate werden zunächst außer mit heißen Umschlägen mit einer 3%igen Noviform-, 2%igen Collargol-, 5%iger Targesin-, 5—10%iger Jodoformsalbe, nach ihrer Reinigung mit 1%iger weißer und gelber Präzipitatsalbe behandelt. Hornhautnarben kann man durch 2—5%ige gelbe Präzipitatsalbe, 5—10%ige Dioninsalbe, Iontophorese mit $^1/_2$%iger Zink- oder 2%iger Natrium jodatum-Lösung sowie durch subkonjunktivale Injektionen von 10%iger Kochsalzlösung aufzuhellen versuchen. Allgemeinbehandlung: Täglich ein Eßlöffel Lebertran oder 2mal 10 Tropfen Vogan und Vigantol sowie Calcium intern. Höhenaufenthalt. Eine Keratitis fascicularis ist, noch bevor sie die Hornhautmitte erreicht hat, mit dem Thermokauter am fortschreitenden Rande zu versengen.

4. Bindehauterkrankungen bei Hautleiden.

Von den vielen Hauterkrankungen, welche auch das Auge in Mitleidenschaft ziehen können, seien für den Truppenarzt nur drei herausgehoben:

Conjunctivitis (Keratoconjunctivitis) bei Akne rosacea.

Diese tritt bei Menschen im mittleren und späteren Lebensalter auf, welche an Akne rosacea des Gesichtes leiden. Die Erkrankung ähnelt am Auge weitgehend der Keratoconjunctivitis ekzematosa: Die Conjunctivitis zeichnet sich durch starke Lichtscheu, Tränenfluß und Blepharospasmus aus und führt zu fleckartiger Rötung der Bulbusbindehaut, meist mit Aufschießen phlyktänenartiger Knötchen am Limbus. In der Hornhaut kommt es zu hartnäckigen, vom Hornhautrand gegen die Mitte zu fortschreitenden torpiden Infiltraten und Geschwüren, denen vom Limbus her oberflächliche, auffallend weite und geschlängelte neugebildete Gefäße folgen. Rückfälle sind häufig.

Behandlung: 1—2%ige Ichthyolsalbe, mehrmals am Tage, weniger gut wird 1%ige weiße und gelbe Präzipitatsalbe vertragen. Hornhautgeschwüre am besten frühzeitig mittels Thermokauter oder durch diathermische Stichelung mit der Einzinkerelektrode zum Stillstand bringen. Behandlung der Akne des Gesichtes nicht vergessen (Ichthyolsalbe, Höhensonne, Kohlensäureschnee, Elektrokoagulation).

Der Lupus vulgaris der Bindehaut.

Diese Knötchenerkrankung der Gesichtshaut und der Nasenschleimhaut setzt sich nicht selten auf die Haut der Lider, auf den Lidrand oder die Lidbindehaut unter dem Bilde einer Blepharitis ulcerosa bzw. kleiner *grauer Geschwüre* fort, deren Grund tuberkulöses Granulationsgewebe zeigt (Tuberkelbazillennachweis im Abstrich). Hornhautinfiltrate sind nicht selten. Oft erkrankt von der Nase aufsteigend der Tränensack (Dacryocystitis tuberculosa, S. 164). Gefürchtet sind mit Recht die schweren Entstellungen, welche durch das Narbenektropium der Lider bedingt sind. Lagophthalmus und sekundäre Hornhauttrübungen sind häufig die Folge.

Behandlung: Zerstörung der einzelnen Lupusknötchen am Lid und an der Bindehaut mit spitzem Lapisstift oder konzentrierter Pyrogallussäure oder durch diathermische Koagulation. Finsenlichtbehandlung, Lebertran, Höhensonne. Das Narbenektropium erfordert chirurgische Behandlung (Ektropiumoperation oder Lidplastik, S. 146).

Der Pemphigus conjunctivae.

Die sonst für den Pemphigus der Haut charakteristischen Blasen vermißt man an der Bindehaut, weil die Blasendecke durch die Tränenflüssigkeit erweicht und durch den Lidschlag schon beim Entstehen zerrissen wird. Man findet daher an der Bindehaut der Lider, der Übergangsfalten und des Bulbus auf rotem Grund häufig nur graue Membranfetzen liegen. Die darunter liegenden flachen Geschwüre heilen narbig und verkürzen mit der Zeit und infolge immer neu hinzutretender Herde die Schleimhaut des ganzen Bindehautsackes, führen zum Symblepharon anterius und posterius, später zu hochgradiger Blepharophimose, ja manchmal zur Verwachsung des Ober- und Unterlides in ganzer Fläche mit der Bulbusbindehaut und Hornhaut (totales Symblepharon). Die Voraussage ist infolge der großen Schrumpfungsneigung und der dichten pannusartigen Hornhauttrübung eine schlechte.

Behandlung: Frische Pemphigusherde der Bindehaut heilen oft überraschend schnell auf täglich wiederholtes Einstauben resublimierten Jodoforms. Gegen den Narbenpemphigus ist man fast machtlos, weil auch von anderen Stellen her überpflanzte Schleimhaut nachträglich wieder der Schrumpfung verfällt.

5. Conjunctivitis bei allgemeinen Infektionskrankheiten.

Für den Truppenarzt von einiger Bedeutung ist die Mitbeteiligung der Bindehaut bei Masern, Pocken-, Bauch- und Flecktyphus.

Bei der **Masernerkrankung** tritt fast regelmäßig vor dem Aufschießen des Exanthems der Haut eine akute Bindehautentzündung auf, welche ohne wesentliche Sekretbildung einhergeht, gelegentlich aber doch blennorrhoischen Charakter annehmen kann. Unmittelbar hernach beobachtet man in einem Teil der Fälle kleinste phlyktänenartige Knötchen oder umschriebene rötliche Flecken am Limbus. Die Maserconjunctivitis heilt von selbst oder unter milden antiseptischen Tropfen (3%ige Borsäurelösung).

Bei der **Blatternerkrankung** *(Variola)* kann es an den Lidern zu zahlreichen Pockenpusteln kommen, während die Bindehaut meist freibleibt. Der Lidrand hingegen und die Zone nahe dem Limbus ist häufig befallen; vom Limbus greifen die Geschwüre auf die Randteile der Hornhaut über, ähnlich wie es auch bei der Vakzineerkrankung des Auges der Fall sein kann.

Behandlung: Austrocknen der Blatternpusteln mit Jodoformstaub mehrmals im Tage. Vitamin-A-reiche Diät. Lebertran, Vogan.

Beim **Bauchtyphus** (Typhus abdominalis) wie beim **Flecktyphus** (Typhus exanthematicus) kann es im Beginn der Fiebererkrankung zu einer mehr oder minder starken Hyperämie der gesamten Bindehaut kommen, welche beim Bauchtyphus am Ende der ersten Woche oft zu einer echten Conjunctivitis wird. Auch Blutungen an der Bindehaut sowie an den Lidern werden beobachtet.

Eine Behandlung ist nicht notwendig.

Degenerative Erkrankungen der Bindehaut.

Unter **Pinquecula** (Lidspaltenfleck) versteht man eine meist dreieckige, gelblichgraue Erhabenheit nasal und temporal vom Hornhautrande im Lidspaltenbezirk, welche auch schon bei jüngeren Menschen auftreten kann, wenn diese mechanischen, chemischen oder thermischen Reizen (Staub, Wind, Austrocknung, Feuer) durch längere Zeit ausgesetzt waren. Sie ist ansonsten eine typische Altersveränderung der Bindehaut. Die Verdickung und gelbliche Farbe der Pinquecula rührt von einer hyalinen und fettigen Entartung des Bindegewebes her.

Eine *Behandlung* dieses meist nur kosmetisch störenden Krankheitsbildes kommt für den Truppenarzt kaum in Frage.

Das **Pterygium** oder Flügelfell ist eine meist dreieckige Bindehautverdoppelung, welche gewöhnlich nasal, seltener temporal von der Bindehaut des Lidspaltenbereiches als graues Häutchen auf die Hornhaut hinüberwächst und durch Erreichen der Hornhautmitte das Sehen beträchtlich stören kann. Man unterscheidet an ihm den grau-erhabenen, sulzig aussehenden Kopf, mit welchem das Gebilde gegen die Hornhautmitte zu fortschreitet, und den von unten und oben halb unterminierbaren Körper des Pterygiums, welcher die Bindehautgefäße enthält. Hornhautwärts vom Kopf ist die BOWMANsche Membran immer degenerativ verändert.

Die *Behandlung* besteht in möglichst frühzeitiger Abtragung, noch bevor das Pterygium die Pupillarzone der Hornhaut erreicht hat: Nach Oberflächenanästhesie mit 5%igem Kokain-Adrenalin und Umspritzung des Pterygiums im Lidspaltenbereich mit 2%igem Novocain wird der Kopf mit einer feinen Pinzette gefaßt und mittels einer Lanze scharf von der Hornhaut gegen den Limbus hin abgetragen. Am Limbus wird die Bindehaut gegen die Karunkel hin dreieckig ausgeschnitten und die so entstandene Bindehautwunde durch zwei Frauenhaar- oder feine Seidennähte von oben nach unten geschlossen. Borsalbenverband für zwei Tage, dann Entfernung der Nähte.

Unter **Symblepharon** versteht man die narbige Verwachsung zwischen Lid- und Bulbusbindehaut *(Symblepharon anterius)* oder die Verwachsung der Falten des Fornix untereinander oder deren narbige Schrumpfung *(Symblepharon posterius)*. Ist die Lidbindehaut in ganzer Ausdehnung mit der Bulbusbindehaut bis zum Hornhautrande oder mit der Hornhaut selbst verwachsen, ist also überhaupt kein Bindehautsack mehr vorhanden, so spricht man von *Symblepharon totale*.

Ein Symblepharon anterius tritt nach Verletzung der Lid- und Bulbusbindehaut, nach Verätzung der Lider (Kampfgase, Kalk), nach Verbrennungen (Benzin, Stichflammen, flüssiges Metall), nach Diphtherie oder tuberkulösen Bindehautentzündungen dann auf, wenn zwei epithelentblößte Wundflächen aufeinander zu liegen kommen.

Ein Symblepharon posterius entsteht durch Verätzungen, wenn sich z. B. die Ätzflüssigkeit am tiefsten Teile des Bindehautsackes sammelt, häufiger aber durch narbenbildende Erkrankungen der Bindehaut, durch

Trachom, Pemphigus und Lupus, das Symblepharon totale nach schweren Verätzungen und Verbrennungen und nach Pemphigus conjunctivae (S. 159).

Behandlung: Um einer Symblepharonbildung vorzubeugen, deckt man zweckmäßig unmittelbar nach ausgedehnten Verätzungen, Verbrennungen oder schweren Tangentialverletzungen die Wundfläche der Bindehaut durch Lippen- oder Mundschleimhaut oder auch durch äußere Haut. Hernach empfiehlt sich das Einlegen der in der Mitte durchlochten ILLIGschen Symblepharonprothesen (MÜLLER, Wiesbaden) in den Bindehautsack. Ein bereits vorhandenes Symblepharon muß, wenn es die Beweglichkeit der Lider und des Augapfels stört, ausgeschnitten und ebenfalls durch Schleimhaut aus der Nachbarschaft des Auges oder aus der Mundhöhle oder durch einen Hautlappen gedeckt werden.

Geschwülste der Bindehaut.

Aufmerksamkeit verdienen unter den **gutartigen Geschwülsten** der Bindehaut die *Papillome*, welche als graugelbliche, rundliche Knötchen meist am Limbus sitzen, ebenso wie die oft mit Haaren versehenen *Limbusdermoide*, welche beträchtliche Größe erreichen können. Die meisten Dermoide aber wachsen aus dem nasalen oberen Anteil der Augenhöhle gegen das Oberlid vor und wölben letzteres nach außen. Pigmentierte *Naevi* gibt es an der Bulbusbindehaut, seltener an der Lidbindehaut und der Hornhaut. *Hämangiome* und *Lymphangiome* der Bindehaut sind entweder Teilerscheinung dieser Geschwulstformen der Haut des Gesichtes oder der Lider (Feuermal) oder selbständige Geschwulstformen der Bulbusbindehaut. *Lipome* sitzen der Bindehaut des Augapfels häufig temporal und oben kappenförmig auf und reichen manchmal tief in die Orbita.

Die *Behandlung* aller dieser Geschwülste, mit Ausnahme der flachen Naevi, besteht in Ausschneidung oder in Elektrokoagulation bzw. diathermischer Stichelung, letzteres besonders bei Hämangiomen und Lymphangiomen.

Bösartige Geschwülste, primäre *Karzinome* und *Sarkome* der Bindehaut sind selten. Beide Formen haben ihren Lieblingssitz am Limbus, von wo aus sie die Hornhaut und Sklera kappenartig überwuchern. Sie gehen meist von Naevi aus.

Behandlung: Enukleation des Augapfels und Röntgenbestrahlung der Orbita.

Erkrankungen der Tränenorgane.

Zwei Krankheitsbilder sind von allgemeiner Bedeutung: Die Entzündung der Tränendrüse und des Tränensackes.

Dacryoadenitis-Entzündung der Tränendrüse.

Für diese Erkrankung charakteristisch ist eine Rötung und Schwellung der äußeren Hälfte des Oberlides und der anschließenden Haut des äußeren Lidwinkels. Durch das Heruntersinken des Oberlides der Schwere nach kommt die „Paragraphenform" der Lidspalte zustande. Die Tränendrüse erkrankt entweder *im Verlaufe von Allgemeinerkrankungen* (Mumps, MIKULICZsche Erkrankung, Febris uveo-parotidea) oder für sich allein, nicht selten *tuberkulös.* Die Entzündung heilt entweder vollständig ab oder geht in Eiterung, manchmal in Fistelbildung über. Unter *Dacryops* versteht man die cystische Ausweitung eines Ausführungsganges der Tränendrüse.

Die Tränendrüsen sind nicht so selten Sitz und Ausgangspunkt eines *Adenoms, Lymphoms, Sarkoms* oder *Karzinoms,* letzteres unter dem histologischen Bilde der sog. Zylindrome.

Die *Behandlung* der Dacryoadenitis besteht in örtlicher Hitzeanwendung, in Kurzwellen- und Röntgenbestrahlung (letztere besonders beim Lymphom). Bei allen bösartigen Geschwülsten ist die Drüse frühzeitig, in fortgeschrittenen Fällen der ganze Orbitalinhalt zu entfernen.

Dacryocystitis — Tränensackentzündung.

Man unterscheidet eine chronische und eine akute Dacryocystitis.

Die **chronische Dacryocystitis** äußert sich in Tränen, Schwellung der Tränensackgegend und chronischer Entzündung der unteren Hälfte des Bindehautsackes und in der Entleerung eines eitrigen oder schleimigen Sekrets bei Druck auf die Tränensackgegend, welche mehr oder minder geschwollen (Vergleich mit der gesunden Seite!), aber selten gerötet ist.

Bei der akuten **Dacryocystitis (Dacryophlegmone)** treten zu diesem Bilde Schmerzen in der Tränensackgegend und entzündliche Rötung und Schwellung der Haut des Unterlides, des inneren Lidwinkels und der angrenzenden Wange und Nase als Zeichen dafür, daß die Entzündung die Wand des Tränensackes nach außen hin überschritten und die umgebende Haut mitergriffen hat. In den meisten Fällen tritt nach einigen Tagen eine eitrige Einschmelzung der Haut über dem Tränensack ein und es entleert sich reichlich Eiter, wonach die Entzündung rasch zurückgeht. Nicht so selten bildet sich später eine haardünne *Tränensackfistel,* aus welcher sich oft noch jahrelang Eiter oder Schleim entleert oder die Tränenflüssigkeit abfließt.

Eine *Unwegsamkeit der Tränenwege (Stenose)* beweist man mittels des Durchspülungsversuches oder durch Sondierung der Tränenwege mit Hilfe der BOWMANschen Sonden. Doch ist bei der Dacryocystitis acuta die Sondierung streng verboten! Die Sondierung gibt auch Aufschluß über den Sitz einer Stenose der Tränenwege. Meist liegt diese im Tränennasengang, bzw. am unteren Ende des Tränensackes.

Die Tränensackentzündungen haben ihren Ursprung meist in Erkrankungen der Nase (Lupus vulgaris, skrofulöse oder syphilitische Erkrankung der Nase, Polypen) oder in einer eitrigen Erkrankung der Kieferhöhle, noch häufiger der vorderen Siebbeinzellen, seltener in einer Erkrankung des Auges (Ektropium des Unterlides, Trachom). Der Tränensackeiter ist gewöhnlich reich an *Pneumo-Streptokokken* und daher gefährlich für die Hornhaut und für intraokulare Eingriffe sowie durchbohrende Verletzungen. Bei jüngeren Leuten ist eine häufige Ursache der Tränensackentzündung die *Tuberkulose*, bei älteren Menschen muß man an ein *Karzinom* des Tränensackes denken.

In den *Tränenkanälchen* siedeln sich nicht selten bei Menschen, welche mit Tieren umgehen, ein Pilz, der Streptothrix, an. Dieser Pilz verlegt durch Drusenbildung die Tränenröhrchen, erweitert sie und täuscht durch die Schwellung und Ausdrückbarkeit eine Tränensackentzündung vor (Canaliculitis). Doch entleert sich bei Druck auf diese Gegend kein Eiter, sondern trockene, krümelige Massen, die Pilzmassen.

Die *Behandlung* der chronischen Tränensackeiterung besteht entweder in Ausschälung des Tränensackes aus seiner Knochengrube oder in der Herstellung einer Verbindung zwischen oberem Teil des Tränensackes und der Nase durch Aufmeißelung eines Knochenfensters in der nasalen Wand der Tränensackgrube nach West (intranasale Methode) oder nach Toti (Dacryocystorhinostomie) von außen her. Bei der akuten Tränensackentzündung macht man heiße Umschläge (Kurzwellen) und inzidiert, sobald in der Tränensackgegend Erweichung eintritt. Erst nach völligem Rückgang der Entzündung soll der Tränensack zusammen mit der Fistel ausgeschnitten werden.

Verengte Tränenwege (Stenosen) können mit Hilfe der Bowmanschen Sonden gedehnt werden. Aber nur selten erzielt man dadurch eine dauernde Durchgängigkeit der Tränenwege. Bei der Canaliculitis wird das Tränenröhrchen gespalten und die Pilzmassen mit einem scharfen Löffel entfernt.

Erkrankungen der Hornhaut.

Fast alle krankhaften Veränderungen der Hornhaut äußern sich als Trübung derselben. Zur groben Untersuchung der Hornhaut dient die seitliche Beleuchtung und die Untersuchung mittels des Spiegelbildes (S. 9).

Ein *Ödem* der Hornhaut äußert sich in einem matten Spiegelbilde. Stärkere Grade des Ödems verursachen eine Aufrauhung des Hornhautepithels (Stichelung des Spiegelbildes) oder heben das Epithel in Blasenform ab (Keratitis vesiculosa oder bullosa).

Oberflächliche Hornhautinfiltrate verzerren das Spiegelbild, tiefe nicht. Wenn ein Hornhautinfiltrat zerfällt, bildet sich ein Hornhaut*geschwür* (Ulcus corneae) und das Spiegelbild wird deutlich verzerrt. Wenn ein Geschwür sich reinigt und die Grube durch neugebildetes Hornhautepithel wieder überkleidet wird, dann spricht man von Hornhaut*delle (Facette)*. Wenn ein Hornhautgeschwür nach der Tiefe fortschreitet, kommt es zuerst zu einer Vorbuckelung der Descemetschen Membran in Form eines schwarzen, bläschenartigen Gebildes, zur sog. *Descemetokele* oder *Keratokele*, und später zum *Durchbruch* des Hornhautgeschwürs mit Abfließen des Kammerwassers und zum *Vorfall der Regenbogenhaut*. Nach dem Durchbruch gehen die meisten Hornhautprozesse von selbst in Heilung über. Wird die Durchbruchstelle durch Epithelisierung der Wundränder offen gehalten, dann kommt es zur *Hornhautfistel* mit dauerndem Abfluß des Kammerwassers (Fluoresceïnprobe!). Wenn große Hornhautgeschwüre durchbrechen, kann es zum Austreten der Linse, zum Vorfall des Glaskörpers und durch plötzliche Herabsetzung des Augendruckes zur *expulsiven Blutung* (Zerreißen von Aderhautarterien) kommen. Dringen Keime vom Geschwürsgrund oder aus dem Bindehautsack in das Augeninnere ein, dann geht das Auge gewöhnlich unter dem Bilde einer *Endophthalmitis* (S. 31) oder *Panophthalmitis* (S. 32) zugrunde.

Hornhautnarben sind das Ergebnis von Hornhautentzündungen. Eine zarte graue Narbe bezeichnet man als *Macula* oder *Nubecula corneae*, dicht weiße Narben als *Leukom*. Wird eine narbig veränderte Hornhaut (z. B. nach Pannus, großen Hornhautgeschwüren, Keratitis parenchymatosa) durch den normalen oder erhöhten Augeninnendruck vorgebuckelt, so entsteht eine *Keratektasie*. Unter *Leukoma adhaerens* (S. 10) versteht man eine Hornhautnarbe, die nach Durchbruch eines Hornhautgeschwürs aus Hornhaut- und Irisgewebe gebildet wird, unter *Staphyloma corneae* (S. 11) den narbigen Ersatz eines Hornhautdefektes durch pigmentiertes, daher dunkel aussehendes Irisgewebe.

Gefäße in der Hornhaut sind immer als Zeichen der Heilung eines Hornhautprozesses aufzufassen. Oberflächliche Hornhautinfiltrate und Geschwüre erhalten vom Limbus her *oberflächliche Gefäße*, d. h. die Bindehautgefäße wachsen direkt über den Limbus auf die Hornhaut, z. B. beim Pannus, bei der Ker. ekzematosa. Tiefe Hornhautprozesse erhalten tiefe *neugebildete Gefäße* aus den tiefen Limbusgefäßen. Diese scheinen daher am Limbus zu beginnen und sprossen besenreiserartig in die mittleren und tiefen Hornhautschichten, meist vor der Infiltrationszone ein.

Die menschliche Hornhaut kann durch *Verletzungen* (S. 56ff. und S. 98ff.), durch oberflächliche oder tiefe Entzündungen, durch degenerativ-dystrophische Prozesse und durch Mißbildungen verändert sein.

Die oberflächlichen Hornhautentzündungen (Keratitis).

Aus der großen Anzahl oberflächlicher Hornhautprozesse sollen nur die herausgehoben werden, welche für den Truppenarzt Bedeutung besitzen und deren unrichtige Wertung und Erkennung den Verlust des Sehvermögens, ja des Auges nach sich ziehen können. Andere Prozesse werden nur kurz angedeutet.

Erosio corneae *(Epithelabschürfung)* und
Ulcus corneae simplex *(einfaches Hornhautgeschwür)*

sind im Kapitel Verletzungen (S. 56 und 58) abgehandelt. Es sei auf Abschnitt 1 und 2 verwiesen.

Ulcus serpens *(Hypopyonkeratitis, das kriechende Hornhautgeschwür)*.

Man versteht darunter eine in der Hornhautmitte sitzende Trübung, welche sich zumeist innerhalb von 24 Stunden zu einem grauweißen, kreisrunden Geschwür mit weißem oder gelblichweißem Rand, dem *progressiven Rand,* ausbildet und mit einer Eiterbildung in der Vorderkammer, *Hypopyon,* einhergeht. Das Geschwür breitet sich innerhalb von Stunden oder Tagen sowohl der Fläche wie der Tiefe nach aus und führt in vielen Fällen zum Durchbruch der Hornhaut, zu Irisvorfall und zur Einheilung der Iris in die Hornhautwunde (Leukoma adhaerens). Das Ulcus serpens kommt meist mit dem Durchbruch zum Stillstand. Doch kann sich infolge Eindringens von Keimen in den Glaskörperraum auch eine Panophthalmitis anschließen und das Auge zugrunde gehen.

Das Ulcus serpens hat eine, wenn auch noch so geringfügige Verletzung des Hornhautepithels (Erosio corneae) zur Voraussetzung. Es tritt hauptsächlich in der heißen Jahreszeit auf. Befallen werden Menschen im mittleren und späteren Lebensalter. Es schließt sich an Verletzungen der Hornhaut durch Fremdkörper (S. 57ff.) und durch Stroh, Heu, Draht, Nägel, Fingernägel, an Pferde- und Kuhschweifverletzungen, Astverletzung usw. an, besonders dann, *wenn gleichzeitig eine chronische Dacryocystitis oder eine Stenose der Tränenwege* (S. 163) besteht.

Als *Erreger* kommen hauptsächlich *Pneumokokken* und der *Diplobazillus* Morax-Axenfeld in Betracht, bei besonders bösartig verlaufenden Formen der *Bac. pyocyaneus* und der *Bac. ulceris serpentis maligni* (Lindner), letzterer besonders nach Verletzung der Hornhaut junger Menschen durch Eisensplitter.

Der *Ausgang des Ulcus serpens* ist im besten Falle eine dichte zentrale Hornhautnarbe, ein Leukom mit entsprechender Herabsetzung des Sehvermögens. Wenn das Geschwür durchgebrochen war, heilt es mit Leukoma adhaerens oder Staphyloma corneae aus, zu welchen sehr häufig Schwartenbildung in der Pupille und Verschluß derselben (Occlusio pupillae) hinzutritt. Linsentrübungen (Katarakta complicata), Sekundärglaukom oder Atrophia bulbi bilden oft den Ausgang.

Die *Behandlung:* Bei Pneumokokken- und Pyocyaneusgeschwüren verschorft man den progressiven Rand mit der *Glühschlinge* bei Rotglut oder mittels des WESSELYschen Dampfkauterisators. Diplobazillengeschwüre ätzt man ausgiebig mit 20%iger Zink. sulf.-Lösung und spült dann die Hornhaut sofort mit physiologischer Kochsalzlösung ab. Ein *vereiterter Tränensack* ist noch vor der Ätzung des Hornhautgeschwüres *auszuschälen.* Tritt auch nur an einer einzigen Stelle erneut ein weißer fortschreitender Rand auf, so ist wiederum zu kauterisieren oder das Ulcus mit Jodoformstaub, 10%iger Jodtinktur oder frisch bereitetem Chlorwasser (Aqua chlori) abzureiben und bis zur Reinigung des Geschwürgrundes zu verbinden. Zu verbinden sind ferner alle Hornhautgeschwüre, welche vor dem Durchbruch stehen (Ektasie des Geschwürsgrundes) oder bereits durchgebrochen sind. Gereinigte Geschwüre werden mit 5%iger Noviform-, 3%iger Collargol-, 5%iger Targesin-, 10%iger Jodoform- oder 1‰iger Sublimatsalbe, später mit 1%iger weißer und gelber Präzipitatsalbe und 5—10%iger Dioninsalbe behandelt. 1%ige Atropinlösung ist vom ersten Tag an einzutropfen. Vor Anwendung von *Milchinjektionen* ist zu warnen, wenn der Durchbruch droht. Große Hornhautgeschwüre können nach SAEMISCH mit einem GRAEFE-Messer gespalten oder mittels der Glühschlinge durchbohrt oder die *Vorderkammer* mit der Schmallanze *punktiert* werden. Ein Ulcus serpens ist sofort an ein Augenspital abzugeben.

Ähnliche kreisrunde Geschwüre der Hornhautmitte treten bei der **Keratomalazie** und bei den *Pilzinfektionen der Hornhaut* **(Keratomycosis)** auf. Nur ist bei letzterer das Hornhautgeschwür im ganzen eigentümlich trocken, es schreitet nur langsam fort und führt nur selten zur Hypopyonbildung oder zum Durchbruch. Als Pilze kommen hauptsächlich bei Landarbeitern, Fellscheerern, Schlächtern usw. der *Aspergillus fumigatus, Aktinomyces* (Milzbrand), *Verticillium* und eine ganze Reihe anderer Pilze in Betracht. Die Keratomalacie kommt in unseren Breitegraden nur bei Kindern, in tropischen Ländern auch bei Erwachsenen vor und ist durch Vitamin A-Mangel bedingt.

Die *Behandlung* der Keratomykosis besteht in Entfernung der krümeligen Pilzmassen mittels eines scharfen Löffels und mehrmaliger Betupfung des Geschwürgrundes mit 10%iger Jodtinktur. Die der Keratomalacie in Verabreichung von Lebertran (täglich ein Eßlöffel) oder in täglich 3mal 15 Tropfen Vogan.

Herpes corneae simplex.

Diese von der Haut her bekannte bläschenförmige Erkrankung (s. auch S. 140 u. 143) tritt an der Hornhaut in folgenden Formen auf: a) Als unkomplizierter *Herpes corneae:* Feinste stecknadelkopfgroße, kaum getrübte Hornhautdellen in der Mehrzahl, kleinste Erosionen (Spiegelbilduntersuchung!).

Behandlung: Jodoformstaub, stündliches Eintropfen einer $^1/_2$%igen Zink. sulf.-Lösung auf die Hornhaut.

b) Als *Keratitis herpetica:* Zart oder dicht getrübte, meist rundliche Trübungsflecken, die zu einem größeren, oberflächlich unebenen, serpiginös begrenzten Trübungsherd zusammenfließen können, welcher manchmal mit Ulcus serpens verwechselt wird.

c) Als *Keratitis dendritica oder stellata:* Die Herpeseffloreszenzen ordnen sich in Linien mit seitlichen Knospen und Verzweigungen an und breiten sich über große Teile der Hornhaut aus.

d) Als *Herpes infectus:* Manchmal tritt plötzlich ohne erkennbare Ursache bei einem der unter a bis c genannten Bilder an umschriebener Stelle eine dichtere Infiltration und in der Vorderkammer ein Hypopyon auf.

e) Als *Keratitis disciformis:* Dringt das Herpesvirus durch das Hornhautepithel rasch in das Parenchym ein, dann tritt eine scheibenförmige, scharf begrenzte, torpid sich ausbreitende Hornhauttrübung in den vorderen oder mittleren Parenchymschichten auf, die sich langsam durch Bildung immer neuer Trübungsringe vergrößert.

Ein wichtiges Zeichen aller herpetischen Hornhauterkrankungen, deren Erkennung dem klinischen Bilde nach oft nicht leicht ist, ist die *Herabsetzung der Hornhautsensibilität* (S. 11). Eine unkomplizierte Keratitis herpetica dauert zwei bis vier Wochen, doch kann sich die Erkrankung manchmal als immer wieder rückfällige Keratitis oder unter dem Bilde einer „rezidivierenden Erosion“ (S. 57) monate-, ja jahrelang hinziehen.

Die *Behandlung* der Keratitis herpetica (b bis d) besteht in sofortiger Ätzung der Keratitis mit 20%iger Zink. sulf.-Lösung. Nach Oberflächenanästhesie der Hornhaut wird das Geschwür mit einem in die Lösung getauchtenStieltupfer oder aber mit resublimiertem Jodoformpulver abgerieben, die am Rand des Geschwürs auftretenden Epithelfetzen sorgfältig mit einer Wecker-Schere abgeschnitten und das Auge mit Borsalbe verbunden. Bei der Keratitis disciformis empfiehlt sich Iontophorese mit $^1/_2$%iger Zink. sulf.-Lösung.

Ulcus catarrhale.

Unter katarrhalischen Hornhautgeschwüren versteht man kleine, graue, sichelförmige Geschwüre, welche sich am Hornhautrande konzentrisch zum Limbus und von diesem 0,5—1 mm entfernt ausbreiten, aber nie nach der Hornhautmitte hin fortschreiten. Sie treten nach der Conjunctivitis gonorrhoica, sehr selten nach der Pneumokken- und Koch-Weeks-Conjunctivitis und besonders dann auf, wenn die Augen verbunden waren. In einigen Fällen von Ulcus catarrhale wurde ein feines Stäbchen als Erreger gefunden — das Randgeschwür mit dem *Bazillus* zur Nedden. In den meisten Fällen vermißt man aber jede bakterielle Infektion an der Bindehaut und Hornhaut, besonders bei blassen, anämischen und kachektischen Menschen.

Behandlung: Bei Vorhandensein einer Conjunctivitis wird die Bindehaut einige Tage lang mit 2%igem Silbernitrat tuschiert, dann die übliche Salbenbehandlung (S. 158) durchgeführt, bei ungeklärten Fällen nur Salbenbehandlung und Lebertran, Voganstoß, Kalk und Eisen.

Ulcus rodens *(Moorens ulcer)*.

Man versteht darunter eine an irgendeinem Teil des Limbus beginnende, langsam gegen die Hornhautmitte mit unterminiertem Rand fortschreitende Hornhauttrübung bei meist auffallend blassen, schlecht genährten Menschen. Die spärlichen neugebildeten Hornhautgefäße erreichen nie den fortschreitenden Rand. Während die Peripherie heilt, kriecht der Prozeß mit seinem zentralen Rande bis zur Hornhautmitte (Fluoresceinfärbung!) und vernichtet allmählich das Sehvermögen. Die Ursache dieses Hornhautleidens ist unbekannt.

Behandlung: Frühzeitige Deckung des Geschwürsrandes durch einen Bindehautlappen. Besser bewährt hat sich mir die diathermische Stichelung des unterminierten Randes mit der Einzinkerelektrode. Allgemein Lebertran, Voganstoß (3mal 30 Tropfen Vogan durch fünf Tage).

Keratitis neuroparalytica.

Darunterver steht man eine Hornhauttrübung infolge Erkrankung des N. trigeminus, welche zuerst im Lidspaltenbereich, später auch an den von den Lidern bedeckten Hornhautstellen in Form einer zarten Trübung auftritt, an die sich ein Zerfall des Hornhautepithels (Erosio corneae) anschließt, welch letztere keine Neigung zur Heilung aufweist und sich oft über die ganze Hornhaut bis 1 mm zum Limbus hin ausbreitet. Allmähliche Trübung des Hornhautparenchyms, Hypopyonbildung in der Vorderkammer und schließlich Durchbruch des Hornhautgeschwüres mit Vorfall der Regenbogenhaut besiegeln das Schicksal des Auges.

Die Keratitis neuroparalytica tritt außer bei Erkrankungen des N. trigeminus (Lues, Herpes zoster u. a.) häufig nach Schußverletzungen, besonders nach Steckschüssen der Augenhöhle, der Flügelgaumengrube und der Schädelbasis auf (S. 109ff.).

Die *Behandlung* besteht in feuchter Kammer (S. 116, Abb. 36) oder in zeitlicher Vernähung der Lidspalte. Steckschüsse und Knochensplitter rechtzeitig entfernen. Kurzwellenbehandlung.

Keratitis e lagophthalmo.

Sie ist bedingt durch das Unvermögen, die Lider zu schließen. Über Bild, Ursache und Behandlung S. 147.

Keratitis punktata superficialis.

An der Hornhautoberfläche treten feinste graue, eben sichtbare bis stecknadelkopfgroße Infiltrate auf, welche Fremdkörpergefühl, Lichtscheu und Tränenfluß verursachen. Diese können nach einiger Zeit durch Resorption vollkommen wieder verschwinden oder sich in kleinste, mit Fluoresceïn anfärbbare Geschwürchen umwandeln und so zu zarten scheibchenförmigen Narben führen. Ihre Ursache ist keine einheitliche und steht noch nicht fest. Man findet sie in der Gefolgschaft von Erkrankungen der oberen Luftwege, bei Nebenhöhlenerkrankungen, Zahngranulomen, chronischer Tonsillitis, aber auch als Ausdruck der Onchocercose (Mikrofilarieninfektion), der Lepra, des Papataccifiebers (Dengue) und anderer Allgemeinerkrankungen.

Eine Hornhauterkrankung ähnlichen Aussehens ist die sich über Monate und Jahre erstreckende **Keratitis nummularis**, welche bei landwirtschaftlichen Arbeiten (Heuen, Dreschen) erworben wird und bisher in Europa nur am Ostrande der Alpen von Mähren über Niederdonau, Steiermark bis nach Krain hinein bekannt ist. Sie ist identisch mit der in Indien bekannten Sawa-Keratitis der Reisarbeiter. — Salbenbehandlung.

Auf die oberflächlichen *Hornhautinfiltrate und Geschwüre* bei der *Conjunctivitis gonorrhoica* (S. 150), der *Diphtherie der Bindehaut* (S. 151), bei der *skrofulösen Hornhautentzündung* (S. 157ff.), bei der *Akne rosacea* (S. 159) und beim *Trachom* (S. 153) sei hier noch einmal übersichtlich hingewiesen (s. die betreffenden Abschnitte).

Die tiefen Hornhautentzündungen.

Von den vielen hierher gehörigen Krankheitsbildern ist für den Nicht-Augenarzt außer dem *Ringabsceß* (S. 32) nur die Keratitis parenchymatosa von Bedeutung. Der tiefe Sitz der Hornhauterkrankungen wird durch die Spiegelbilduntersuchung klar: Da die Hornhautoberfläche bei diesen Entzündungsformen nie mitbeteiligt ist, ist die Form des Spiegelbildes erhalten, wenn auch in frischen Fällen matt oder gestichelt.

Keratitis parenchymatosa.

Man versteht darunter eine in den tiefen Hornhautschichten gelegene Trübung, welche entweder in den axialen Teilen (Hornhautmitte) oder am Limbus beginnt und in ein- bis zweimonatigem Fortschreiten die ganze Hornhaut überzieht und das Sehvermögen bis auf Fingerzählen oder Handbewegung herabsetzt. Die *peripher beginnenden Formen* weisen gewöhnlich von Beginn an zahlreiche tiefe Hornhautgefäße auf, so daß die im ganzen graue Hornhauttrübung oft einen rötlichen Beiton bekommt. Die *zentral beginnenden Formen* werden erst später von tiefen Gefäßen, welche ebenfalls von den tiefen Limbusanteilen her einsprossen, erreicht. Je reichlicher Gefäße einwachsen, umso wahrscheinlicher ist eine weitgehende Aufsaugung der Hornhauttrübung. Doch nimmt diese Monate, ja oft Jahre in Anspruch.

Die Erkrankung tritt immer zuerst an einem Auge auf. Das zweite Auge folgt nach Monaten, oft erst nach Jahren.

Mit dieser Keratitis geht immer eine mehr oder minder schwere *Iridocyclitis* einher, deren Vorhandensein man bei ganz getrübter Hornhaut meist nur an den an der Hornhauthinterfläche klebenden Präzipitaten oder an der unvollkommenen Erweiterung der Pupille auf 1%iges Atropin erschließen kann. In vielen Fällen von Keratitis parenchymatosa erkrankt auch der vordere Anteil der Aderhaut unter dem Bilde einer sehr pigmentreichen *Chorioiditis anterior*, seltener der hintere Anteil der Aderhaut, manchmal sogar die Maculagegend. Doch sind diese Veränderungen, welche bei konnataler Lues auch unabhängig von der Hornhauterkrankung auftreten können, mit dem Augenspiegel erst nach Aufhellung der Hornhauttrübung erkennbar.

Die *Ursache* der meisten Fälle von Ker. parenchymatosa (95%) ist die *konnatale Lues*. Die Keratitis tritt meist zwischen dem 6. und 30. Lebensjahr auf und ist mit anderen typischen Zeichen der kongenitalen Lues vergesellschaftet, mit den sog. HUTCHINSON-Zähnen, mit stark vortretenden Stirnhöckern (Caput quadratum), mit Sattelnase oder auffallend dicker, plumper, vorstehender Nasenwurzel, hohem Gaumen, Narben am Gaumen, vergrößerte Lymphdrüsen am Hals, Auftreibung an den langen Röhrenknochen (Tophi), chronischer Kniegelenkentzündung und Schwerhörigkeit. Nur ein kleiner Hundertsatz ist durch eine frühzeitig *erworbene Lues* bedingt.

Es besteht kein Zweifel, daß klinisch gleiche oder ähnliche Krankheitsbilder auch von *Tuberkulose* und *Lepra* hervorgerufen werden können. Über *Verletzung* und Ker. parenchymatosa s. S. 61 und 62. Auch bei *Herpes zoster* und *Parotitis epidemica* (Mumps) ist Ker. parenchymatosa beobachtet worden. In tropischen Gegenden denke man immer an *Leishmaniosis*, *Mikrofilarien* und an die *Trypanosomiasis* (Schlafkrankheit) sowie an *Maltafieber* (Brucellosis) als Ursache dieser Erkrankung.

Die WASSERMANNsche sowie die Luetin- (Luotest-, Pallidin-) Reaktion ist in fast allen Fällen von Ker. parenchymatosa e lue hereditaria positiv. Die Familienanamnese ist sehr wichtig.

Als *Komplikationen* kommen Sekundärglaukom, Keratektasie und narbige Schrumpfung der Hornhaut (Applanatio corneae) vor.

Die *Behandlung* besteht bei luetischer Grundlage in antiluetischer Kur (Schmierkur und Neosalvarsaninjektionen), in örtlicher Behandlung des Auges mit 1%igem Atropin (Achtung auf Drucksteigerung!) und in Reizsalben (1%ige weiße und gelbe, 10%ige Dioninsalbe), in subkonjunktivalen Injektionen von 10%iger Kochsalzlösung, Iontophorese mit 2%iger Jodnatriumlösung, in 15—20% HED Röntgenbestrahlung und Kurzwellenbehandlung.

Sklerosierende Keratitis.

Darunter versteht man zungenförmige oder dreieckige, tiefe Hornhauttrübungen, die am Limbus beginnen, bis gegen die Hornhautmitte reichen und allmählich durch immer wieder auftretende Rückfälle die ganze Hornhaut so trüben können, daß letztere so weißgrau wird wie die Sklera, und der Limbus nur mehr undeutlich erkennbar ist. Da nur wenige tiefe, neugebildete Gefäße diese Hornhauttrübungen begleiten, ist ihre Neigung zur Aufhellung gering.

Sie tritt *als Komplikation einer tiefen Skleritis* (S. 174) auf und ist als Fortsetzung der Infiltration der Sklera in die Hornhaut anzusehen. Sie ist meist von einer *Iridocyclitis* begleitet. Ihre Ursachen sind Tuberkulose, Lues, Gicht und Lepra.

Die *Behandlung* besteht in Reizsalben und Atropin wie bei der Ker. parenchymatosa sowie in der Behandlung des Grundleidens.

Keratitis profunda.

Diese Erkrankung entwickelt sich ganz schleichend in der Hornhautmitte und nimmt nur die axialen Teile der Hornhaut ein. Den Limbus erreicht sie nie. Die ist meist gefäßlos. Mitbeteiligung der Iris (Iridocyclitis) kommt vor, so daß man häufig hinter der Hornhauttrübung oder in deren nächster Nachbarschaft Präzipitate sieht. Verlauf und Rückbildung sind schleppend. Als *Ursache* kommt Tuberkulose, Lues, Gicht, Herpes zoster, Febris intermittens, Malaria und stumpfe Verletzung in Betracht.

Behandlung örtlich wie bei Ker. parenchymatosa.

Keratitis punctata profunda.

Es handelt sich dabei um stecknadelkopfgroße, selten größere Infiltrate in den mittleren und tiefsten Hornhautschichten bei erworbener, spätsekundärer *Lues*, welche über die ganze Hornhaut unregelmäßig verstreut sind. Meist besteht gleichzeitig eine Iridocyclitis luetica.

Behandlung: Atropin, Dionin und antisyphilitische Behandlung. Die Voraussage ist gut.

Keratitis pustuliformis profunda (Fuchs).

Diese ist ebenfalls eine Erscheinungsform der *erworbenen Lues* am Auge, die meist einseitig auftritt: Nach anfänglich *heftiger Iritis* trübt sich die Hornhaut ziemlich schnell in Form eines oder mehrerer grauer oder gelbgrauer Flecke in den tiefsten Schichten unter Auftreten eines oft die ganze Vorderkammer einnehmenden, schmutzig-gelbgrauen *Hypopyons.* Ganz allmählich tritt unter tiefer Vaskularisierung der Hornhaut und oft unter Ausbildung einer Verlötung der Iris mit der Hornhaut (vordere Synechie) bei spezifischer Allgemeinbehandlung Rückbildung ein. Örtlich Atropin, Dioninsalbe, Kurzwellen- und Röntgenbestrahlung.

Auf die *tiefe Keratitis bei Iridocyclitis* und die *Keratitis von der hinteren Hornhautwand ausgehend* (infolge Anlagerung von Exsudatmassen an die Hornhauthinterfläche) sei hier nur dem Namen nach hingewiesen.

Senile und dystrophische Hornhauttrübungen.

Der **Arcus senilis** (Gerontoxon, Greisenbogen), welchem eine fettige Entartung der peripheren Hornhautanteile zugrunde liegt, kann in seltenen Fällen auch schon zwischen dem 20. und 30. Lebensjahr vorkommen, als *Arcus juvenilis* sogar angeboren sein.

Hingewiesen sei auf die im mittleren und späteren Lebensalter auftretende **Dystrophia endothelialis** und **epithelialis,** welche sich bei sonst durchsichtiger Hornhaut nur im anfallsweisen Auftreten einer Mattigkeit der gesamten Hornhaut äußert. Mit ihr ist häufig eine **Melanosis corneae** (Pigmentierung der Hornhautrückfläche) und die sog. *Tropfenhornhaut (Cornea guttata)* vergesellschaftet.

Unter **gürtel-** oder **bandförmiger Hornhauttrübung** versteht man eine manchmal geschlossene, manchmal aus einzelnen weißen krümeligen Flecken bestehende Bandtrübung im Lidspaltenbereich meist *blinder Augen,* die entweder in der Hornhautmitte oder zu beiden Seiten nahe dem Limbus beginnt. Es handelt sich um eine Einlagerung von Kalksalzen in die Bowmansche Membran. Ausbrechen solcher Kalkplaques führt zu Epitheldefekten *(Erosio)* oder zur Geschwürsbildung *(Ulcus atheromatosum).*

Eine wirksame *Behandlung* gegen diese degenerativen Trübungen gibt es nicht. Bei Ulcus atheromatosum muß das Auge mit Borvaselin oder 2%iger Noviformsalbe einige Tage verbunden werden. Bei fortgesetzten Reizzuständen kommt die Ausschälung solcher erblindeter Augen in Frage.

Ausgesprochen degenerative Hornhauterkrankungen sind die *bröckelige* (schollige, knötchenförmige, Groenouwsche) und die *gittrige Hornhauterkrankung* (Haab-Dimmer). Beide beginnen um die Pubertätszeit in den axialen Hornhautanteilen und trüben, allmählich im Laufe des

Lebens zunehmend, die ganze Hornhaut bis auf die Randteile. Es handelt sich um vererbbare familiär auftretende Hornhautleiden. Die Behandlung ist bisher machtlos.

Unter **Megalo-** und **Mikrocornea** versteht man eine angeborene Größe (über 12 mm Durchmesser) oder Kleinheit (unter 9 mm Durchmesser) der Hornhaut. Beide Hornhautformen sind oft mit anderen angeborenen Abweichungen des Sehorgans vergesellschaftet.

Erkrankungen der Lederhaut.

Den Truppenarzt interessieren hauptsächlich die entzündlichen Erkrankungen und einige auffallende Veränderungen im Farbton der normalerweise weißen Lederhaut.

Tiefe Skleritis.

Darunter versteht man eine meist sehr schmerzhafte und langwierige, zu Rückfällen neigende Entzündung des Skleralgewebes zwischen Hornhautrand und Äquator des Augapfels. Der in der Tiefe der Sklera liegende Entzündungsherd wölbt sich nur flach vor, hat eine unscharfe Begrenzung und infolge Hyperämie der episkleralen und skleralen Gefäße einen bläulichroten Farbton. Die Bindehaut kann über dem Knoten wenig, aber auch bis zur Chemose geschwollen sein und den Herd ganz verdecken.

In den meisten Fällen ist der Ziliarkörper und die Iris unter dem Bilde einer chronischen serösen oder fibrinösen *Iridocyclitis* und die Hornhaut unter dem Bilde der *sklerosierenden Keratitis* (S. 172) mitbeteiligt. Die Skleralknoten selbst heilen mit Narbenbildung ab, welch letztere infolge der Verdünnung des Skleralgewebes ein schiefergraues bis schwärzliches Aussehen annehmen, weil das Pigment des Ziliarkörpers durch die Narbe hindurchschimmert. Neben dieser *herdförmigen* gibt es auch eine sog. *diffuse, sulzige Skleritis* (SCHLODTMANNsche Form), die fast ausschließlich auf Tuberkulose beruht.

Als *Ursache* der tiefen Skleritis kommen Tuberkulose, Lues, Gicht, Rheumatismus, aber auch Lepra, Leishmaniosis und Trypanosomiasis (Schlafkrankheit) in Frage.

Behandlung: Örtlich Hitze, 10%ige Dionintropfen oder Salbe, Kurzwellen. Allgemein Schwitzen, Ableitung auf dem Darm. Jodkali intern. Behandlung des Grundleidens. In schweren, hartnäckigen Fällen hat sich mir die diathermische Stichelung mit der Einzinkerelektrode sehr bewährt.

Episkleritis.

Der Sitz dieser ebenfalls herdförmigen, oft knötchenförmigen Erkrankung ist das episklerale Gewebe. Sie ist selten schmerzhaft, oft nur von kurzer Dauer, neigt aber ebenfalls zu Rückfällen. Namen, wie *Episkleritis fugax* oder *furunculiformis* deuten die Flüchtigkeit der Erkrankung, aber auch deren metastatischen, gelegentlich zu Eiterpusteln führenden Charakter an. Als Ursache kommen wie bei der tiefen Form Gicht und Rheumatismus, seltener Tuberkulose, vor allem aber Zahngranulome, Nebenhöhlenentzündungen, chronische Tonsillitis und leichte Sepsis in Frage.

Behandlung: Örtlich 5—10%ige Dionintropfen, 1%ige gelbe Präzipitatsalbe, Hitze. Allgemein: Schwitzen, Natrium salicylicum, Chinin und Entfernung von Eiterherden der Nachbarschaft (Zähne, Tonsillen). Gelegentlich bei hartnäckigen Rückfällen Milchinjektionen.

Staphylome der Sklera.

Darunter versteht man graue bis schwärzliche *Vorbuckelungen* der Lederhaut von verschiedener Größe. Sie zeigen immer eine hochgradige Verdünnung der Sklera an und sind auf Entzündungen (Skleritis), auf Verletzungen (S. 62ff.), auf Geschwülste des Augeninnern oder auf Drucksteigerung (Primär- und Sekundärglaukom) zurückzuführen.

Nach ihrem Sitze unterscheidet man bei den *vorderen Staphylomen*: a) *Äquatorialstaphylome*, Vorbuckelungen in der Äquatorgegend des Auges, b) *Ziliarstaphylome*, Verdünnung und Ausbuckelung in der Ziliarkörpergegend selbst, also 2—8 mm vom Limbusrand entfernt, und c) die sog. *Interkalarstaphylome*, Vorbuckelungen der Sklera in der Limbusgegend, also in jenem Anteile, wo die Sklera anatomisch noch die Wand der Vorderkammer bilden hilft. Alle drei Formen entwickeln sich in den meisten Fällen in bereits erblindeten Augen, wirken entstellend und geben infolge Dehnung der äußeren Augenwand zur spontanen Abreißung der Iris vom Ziliarkörper (*Iridodialyse*, S. 67, Abb. 26) oder zu Linsenluxationen (S. 73 ff,) Veranlassung.

Als *Behandlung* kommt bei erblindeten Augen nur deren Ausschälung in Frage.

Melanosis sklerae.

Auch bei der weißen Rasse enthält die Sklera gelegentlich in ihrem vorderen Abschnitt Pigment und erscheint daher diffus oder fleckig grauschwarz oder braungrau. Diese angeborene Anomalie kann ein oder beide Augen betreffen und ist nicht selten mit einem abnormen Pigmentreichtum der Iris und der Chorioidea verbunden. Die Bindehaut des Augapfels ist über der pigmentierten Sklera verschieblich und meist nicht pigmentiert.

Blaue Skleren.

Die auffallende Blaufärbung beider Skleren beruht auf ihrer *angeborenen Verdünnung*. Daß es sich bei dieser Erkrankung um eine anlagemäßige Minderwertigkeit des Bindegewebsapparats handelt, wird durch die häufig gleichzeitig bestehende abnorme *Knochenbrüchigkeit* und *Schwerhörigkeit* und durch die *Vererbbarkeit* der Erkrankung bewiesen.

Erkrankungen der mittleren Augenhaut (Uvea).

Der äußeren Untersuchung sind nur die Erkrankungen der Iris und bis zu einem gewissen Grade die des Ziliarkörpers zugängig. Die Erkrankungen des hinteren Uvealabschnittes, der Aderhaut (Chorioiditis), können nur mit Hilfe des Augenspiegels erkannt werden.

Von den Erkrankungen des vorderen Uvealanteiles sind für den Truppenarzt die Iridocyclitis, die Geschwülste und angeborenen Veränderungen der Regenbogenhaut von Bedeutung. Bezüglich der Untersuchung der Iris und Pupille sei auf S. 11—18 hingewiesen.

Iritis, Iridocyclitis.

Die entzündlichen Erkrankungen der Regenbogenhaut (Iritis) allein sind selten. Meist sind Iris *und* Ziliarkörper entzündlich verändert, daher der Name Iridocyclitis.

Die *subjektiven Symptome* einer Iridocyclitis sind Lichtscheu und Schmerzen vom Typus der Ziliarschmerzen. Diese werden teils in den Augapfel selbst, teils in die Augenhöhle oder in die umgebenden Knochen des Gesichtes von der Stirnregion bis zu den Zähnen verlegt. Sie treten entweder spontan, häufig bei Nacht oder bei Lichteinfall, bei Berührung und Untersuchung des Augapfels oder bei Konvergenz und Akkomodation auf. Fast jede Iridocyclitis geht mit Sehstörung einher.

Die *objektiven Symptome* des Vollbildes der Iridocyclitis seien in folgendem kurz zusammengefaßt: Als wichtig sei vorausgeschickt, daß der Arzt ganz allgemein bei einer *gegenüber der Norm verengten Pupille an Iridocyclitis, bei einer erweiterten Pupille* an primäres *Glaukom* denken muß.

Ziliare Injektionen: Meist als sog. perikorneale Injektion der tiefen Limbuskapillaren vorhanden. In schweren Fällen ist auch die Bindehaut kollateral hyperämisch.

Mattigkeit der Hornhaut: Sie ist der Ausdruck des entzündlichen Ödems des Hornhautepithels, gelegentlich auch des Hornhautstromas.

Beschläge an der Hornhauthinterfläche: Die *echten Präzipitate* sind Rundzellenhaufen, die in einer annähernd dreieckigen Zone an der Hornhauthinterfläche kleben. Sie sind gewöhnlich in der Mehrzahl vorhanden, klein, anfänglich von weißer, später von grauer oder dunkelbrauner Farbe. *Pseudopräzipitate* sind Fibrinklumpen, welche meist in den axialen Anteilen der Hornhauthinterfläche kleben. Als „Betauung“ bezeichnet man einzelne, nur mit der Lupe oder Spaltlampe wahrnehmbare Zellen oder Fibrinsplitter an der Hornhauthinterfläche.

Trübung der Vorderkammer: Bei Iritis enthält die Vorderkammer entweder ein eiweißreiches, von der Iris ausgeschwitztes Exsudat (*seröse* Iritis), am Lebenden nur mit Hilfe des TYNDALL-Phänomens (S. 13) erkennbar oder ein *fibrinöses* (graue Schleier oder Klumpen) oder *eitriges Exsudat* (Hypopyon, S. 13). *Blut* setzt sich in der Vorderkammer als Hyphaema (S. 64 ff.) ab oder mischt sich dem Eiter und Fibrin bei.

Veränderung an der Iris selbst betreffen die *Farbe* und die *Struktur* der Regenbogenhaut (S. 14 und 15). Die Veränderungen der Farbe beruhen auf Hyperämie der Irisgefäße, die Verwaschenheit der Zeichnung auf einer pathologischen Exudation auf oder in das Irisgewebe. Daneben können noch neugebildete Gefäße, Blutungen und herdförmige Zellanhäufungen (Irisknötchen) sichtbar werden.

Die *Pupillensymptome* sind: Verengerung der Pupille, schlechte oder fehlende Reaktion auf Licht und Konvergenz und schlechte Erweiterung auf Atropin.

Synechienbildung: a) *Hintere Synechien* sind herdförmige Verklebungen der Iris mit der vorderen Linsenfläche durch Serum, Fibrin oder Bindegewebe. Unter *Seclusio pupillae* versteht man die ringförmige Anwachsung des Pupillarrandes an die Linse, unter entzündlicher Pupillarmembran *(Occlusio pupillae)* Ausschwitzung von Fibrin über den ganzen Pupillenbereich, unter *hinterer Flächensynechie* eine Verklebung der Hinterfläche der Iris in ganzer Ausdehnung mit der Linse und der Zonula Zinnii (tiefe Vorderkammer!). b) *Vordere Synechien:* Schwellung der Irisvorderfläche oder Exsudatklumpen derselben führen zur Verwachsung der Vorderfläche der Iris mit irgendeiner Stelle der Hornhaut, mit Vorliebe der Hornhautperipherie (periphere vordere Synechie).

Glaskörpertrübungen sind das Zeichen der Mitbeteiligung des Ziliarkörpers. Sie können staubförmig, schwadenartig oder membranös sein und stören das Sehvermögen des Kranken sowie den Einblick des Arztes mit dem Augenspiegel.

Von all diesen Krankheitszeichen steht bald dieses, bald jenes im Vordergrund und beherrscht das klinische Bild. Regenbogenhautentzündungen dauern mindestens drei bis vier Wochen, oft aber viele Wochen und Monate. Rückfälle kommen häufig vor.

Als *Komplikationen* sind Hyper- und Hypotonia bulbi anzusehen. Zu Drucksteigerung *(Sekundärglaukom)* kommt es infolge Überfüllung der Vorderkammer mit serösem Exsudat und Fibrin, infolge Übersekretion des entzündlich gereizten Ziliarkörpers oder infolge bindegewebigen Abschlusses der Vorderkammer von der Hinterkammer (Seclusio pupillae). In letztem Falle wird der mittlere Anteil der Iris gegen die Vorderkammer zu vorgebuchtet *(Napfkucheniris, Iris bombé)*. Zur Weichheit des Auges

(Hypotonie) kommt es als Ausdruck schwerer eitriger Entzündung des Ziliarkörpers, welcher die Bildung des Kammerwassers einstellt, oder als Ausdruck einer Netzhautablösung (Ablatio retinae) und beginnenden Schrumpfung des Augapfels (Atrophia bulbi).

Der *Ausgang der Iridocyclitis* besteht nur in seltenen Fällen in voller Wiederherstellung. Meist bleiben mehr oder minder ausgedehnte Synechien, im besten Falle Pigmentbröckel auf der vorderen Linsenfläche als Reste gelöster Synechien zurück. In schwereren Fällen kommt es zum Schwund des Irisgewebes *(Atrophia iridis)*, den man am Auftreten schmutziggrauer Flecke oder grauer Gesamtverfärbung der Iris (Verdünnung des Irisgewebes und Durchscheinen des Pigmentepithels) erkennt. Nach schweren exsudativen Iridocyclitiden (Iridocyclitis plastica) kommt es zur *Linsentrübung (Katarakta complicata)*, durch schrumpfende Ziliarkörperschwarten zur Netzhautablösung, zur Weichheit und Verkleinerung des Augapfels (Atrophia bulbi).

Die *Iridocyclitis* kann *eingeteilt* werden: a) *nach dem Verlauf* in akute und chronische Formen; b) *nach dem Exsudat* in seröse, fibrinöse, eitrige und hämorrhagische; c) *nach dem klinischen Bild* in diffuse und herdförmige (knötchenförmige) Iritis und d) *nach der Ätiologie* in primäre und sekundäre Formen.

Zur **primären Iridocyclitis** gehören endogene und exogene Formen:

Endogen: Iridocyclitis tuberculosa,
„ syphilitica,
„ leprosa,
„ gonorrhoica,
„ rheumatica,
„ metastatica (Sepsis, Fokalherde),
„ sympathica (exogen?),
„ diabetica,
„ urica,
„ bei Heterochromie.

Exogen: Iridocyclitis traumatica (S. 69),
„ nodosa (durch Raupenhaare).

Sekundäre Iridocyclitis tritt auf nach:

Hornhautgeschwüren und tiefen Hornhautentzündungen,
Skleritis,
Luxatio lentis,
Ablatio retinae,
intraokularen Geschwülsten,
Cysticercus und anderen tierischen Parasiten.

Die Behandlung der Iridocyclitis muß eine örtliche und eine allgemeine sein. Die *örtliche* besteht im täglich mehrmaligen Einträufeln von 1%igem Atropin, wenn nötig Kokain und Adrenalin zur vollkommenen Erweiterung der Pupille, in Hitzeanwendung (heiße Umschläge, Wärmelampe, Kurzwellen), im Einträufeln von 2—10%iger Dioninlösung, in subkonjunktivalen Injektionen von 10%iger Kochsalz- oder 2%iger Dioninlösung und in sog. Punktionskuren (8—16malige Punktion der Vorderkammer mit schmaler Lanze). Bei sehr schmerzhaften Formen leistet die örtliche Blutentziehung an der Schläfe mittels Schröpfköpfen oder Blutegeln oft Ausgezeichnetes. Auch Eigenblutinjektionen in die Vorderkammer haben oft eine günstige Wirkung.

Die *unspezifische Allgemeinbehandlung* besteht in Schwitzkuren, blander Diät, Ableitung auf den Darm, in Jodnatriumlösung 5:200 (2mal täglich ein Eßlöffel nach der Mahlzeit) und in Quecksilberkuren (Schmierkur) zur Aufsaugung von Kammer- und Glaskörpertrübungen.

Die *spezifische Behandlung* richtet sich nach dem Grundleiden: Tuberkulinkur, antisyphilitische Behandlung mit Neosalvarsan und Wismut, Milchinjektionen bei der traumatischen, rheumatischen und gonorrhoischen Form, bei letzterer auch noch Albucidstoß (sechs Tage 3mal 2 Tabletten Albucid intern), diätetische Behandlung bei Diabetes und Gicht und in Entfernung von intraokularen Fremdkörpern bei der traumatischen Form und von Raupenhaaren bei der Iritis nodosa.

Bei *Seclusio pupillae* macht man die sog. *Transfixion der Iris* (nach FUCHS) oder eine *periphere Iridektomie,* bei Oclusio pupillae eine *totale Iridektomie* aus optischen Gründen, bei Katarakta complicata die *Ausziehung der Linse* und bei Atrophia bulbi mit dauernden Schmerzen und Entstellung die *Enucleatio bulbi.*

Endophthalmitis septica, s. S. 31.

Panophthalmitis, s. S. 32.

Verletzungen der Iris, s. S. 64—70 und 99—101.

Geschwülste der Iris.

Zysten der Iris entstehen nach Verletzungen des vorderen Augenabschnittes, wenn durch die durchbohrende Wunde Epithel von Bindehaut oder Hornhaut in die Vorderkammer einwächst und letztere teilweise oder gänzlich auskleidet. Die sog. *Perlzysten* der Iris enthalten einen breiigen oder talgartigen Inhalt. Sie entstehen meist, wenn Haare oder Epithelinseln der Bindehaut auf die Iris gebracht werden, durch Wucherung des implantierten Epithels. Sie sind also als echte Implantationszysten aufzufassen.

Naevi und Melanome der Iris sind nichts Seltenes. Letztere sind über die Irisoberfläche leicht erhaben und meist gutartig. Sie bestehen aus Chromatophoren. Melanome mit sicher beobachtetem Wachstum sind frühzeitig durch Iridektomie zu entfernen.

Die Sarkome sind die häufigsten Tumoren der Uvea, also auch der Iris. Sie haben entweder ein fleischrotes Aussehen (unpigmentierte *Leukosarkome*) oder eine braune bis schwarze Farbe (pigmentierte *Melanosarkome*). Beim Wachstum dieser Geschwülste treten spontan Blutungen in die Vorderkammer und durch Einwuchern der Tumormassen in den Kammerwinkel Sekundärglaukom auf.

Behandlung: Frühzeitige Enukleation des Auges und nachherige Röntgenbestrahlung.

Als seltenere Geschwülste der Iris sind Karzinome (meist metastatische), Gliome und Leiomyome zu bezeichnen.

Angeborene Veränderungen der Iris.

Das **angeborene Iriskolobom** besteht in einer Fortsetzung der Pupille nach unten bis an den Limbus. Zum Unterschied vom erworbenen Iriskolobom umsäumt der kleine Iriskreis (Sphinkteranteil) nicht nur die Pupille, sondern auch das Kolobom bis zum Hornhautrand. Angeborene Iriskolobome sind meist mit anderen Entwicklungsanomalien (Aderhaut- und Linsenkolobome, Mikrophthalmus) verbunden.

Unter **Aniridia kongenita** *(Irideremie)* versteht man das Fehlen der Iris, sodaß der vordere Augenabschnitt ganz schwarz aussieht. Bei seitlicher Beleuchtung sieht man den Linsenäquator und die Zonula Zinnii. In vielen Fällen sind noch schmale periphere Irissäume erhalten. Die Aniridie verursacht Blendung und dadurch schlechtes Sehen. In manchen Fällen wurde auch ein Fehlen der Fovea centralis der Netzhaut festgestellt. Über traumatische Aniridie s. S. 69.

Weitere angeborene Mißbildungen sind die *Verlagerung der Pupille (Ektopia pupillae)* nach irgendeiner Seite, meist nach temporal oben, oft mit angeborener Linsenluxation verbunden. Ferner die *Vielheit der Pupille (Polykorie)* und die *Membrana pupillaris persistens*, weiße Fäden, welche die Pupille überbrücken, von der Iriskrause ausgehen und als Gefäßreste der fötalen Verschlußmembran der Pupille aufzufassen sind.

Erkrankungen der Linse.

Fast alle erworbenen oder angeborenen Veränderungen der Linse äußern sich in der Bildung eines *grauen Stares (Katarakt)*. Für den Truppenarzt haben vor allem die Verletzungsstare (Katarakta traumatica, S. 70—73 und 101—103) und die Verschiebungen der Linse (Subluxatio und Luxatio lentis, S. 73—76) Bedeutung. In diesem Abschnitt sei noch auf die übrigen Starformen, soweit sie im militärpflichtigen Alter zur Beobachtung kommen können, übersichtlich hingewiesen.

Wir kennen erworbene und angeborene Starformen. Erstere sind weitaus zahlreicher. Ihre Kenntnis ist wichtig.

Erworbene Starformen.

Diese teilt man in zwei Gruppen ein: a) in Stare, für die wir bis heute keine sichere Ursache kennen und bei denen das übrige Auge nicht verändert ist, und b) in Stare, bei welchen wir die Ursache kennen und die durch allgemeine oder Augenleiden oder durch Berufsschädigungen bedingt sind. Zusammen mit der Katarakta traumatica werden letztere Starformen unter dem Sammelnamen „Katarakta complicata" den unter a erwähnten „nicht-komplizierten Staren" entgegengestellt.

Nicht-komplizierte Stare.

Die **Katarakta senilis** *(der Altersstar)* hat beim Menschen im militärpflichtigen Alter keine große Bedeutung, weil er gewöhnlich erst jenseits des 55. Lebensjahres auftritt. Immerhin kann in „Starfamilien" gelegentlich einmal eine Katarakt auch schon zwischen dem 40. und 50. Lebensjahr in Erscheinung treten (Katarakta praesenilis). Die Katarakta senilis tritt in zwei Hauptformen auf: als *Rindenstar (Katarakta corticalis)* und als *Kernstar (Katarakta nuclearis)*. Nur beim Rindenstar unterscheidet man vier Entwicklungsstadien: Die Katarakta incipiens, intumescens, matura und hypermatura. Der Kernstar hingegen ändert sein Aussehen als graue, die Kernanteile der Linse einnehmende strukturlose Trübungsscheibe auch bei langem Bestehen nicht wesentlich. Des weiteren auf die einzelnen Stadien, Entwicklungszeit und Behandlung einzugehen, ist nicht Sache einer Kriegsaugenheilkunde.

Daß auch Linsen Jugendlicher häufig Trübungen aufweisen, wird durch die mit der Spaltlampe erhärtete Tatsache bewiesen, daß schon zwischen dem 17. und 20. Lebensjahr 25% aller Menschen eine sog. *Katarakta coronaria (Kranzstar)* aufweisen: Kranzförmig um den Kernäquator angeordnete Punkttrübungen, welche infolge ihrer peripheren Lage das Sehvermögen in keiner Weise stören. Trübungsfleckchen, welche denselben Linsenschichten angehören und im Pupillarbereich liegen, bezeichnet man als *Katarakta punctata*, wegen ihrer oft eigentümlichen Grünfärbung als *Katarakta punctata coerulea*.

Katarakte bei Allgemeinleiden.

Die **Katarakt bei Tetanie** *(Katarakta tetanica)* ist der Ausdruck einer Insuffizienz der Nebenschilddrüsen und einer dadurch bedingten Verarmung des Blutes an Calcium. Letztere hängt mit dem Vitamin-D-Haushalt des Organismus zusammen. Bei der Tetanie Jugendlicher entwickelt sich das Bild des **Schichtstares** *(Katarakta perinuclearis oder zonularis)*, bei Erkrankungen oder operativer Entfernung der Nebenschilddrüsen Erwachsener das Bild einer feinstreifigen *subkapsulären Katarakt*. Die Katarakta perinuclearis stellt eine scheibenförmige, zart graue, die intermediären Linsenschichten einnehmende Trübung dar, deren Rand kleine weiße Trübungszacken, die sog. Reiterchen, aufsitzen. Dieser Star, welcher das Sehvermögen entsprechend seiner verschiedenen Dichte in verschieden hohem Grade stört, wird gewöhnlich erst beim Eintritt in die Schule, oft auch erst viel später entdeckt. Erst die Erweiterung der Pupille durch Atropin läßt die Trübung der zentralen Linsenanteile gegenüber den nicht getrübten peripheren Anteilen deutlich zum Vorschein kommen. Man achte auf die Beschaffenheit der Zähne: tetanisches bzw. rachitisches Gebiß.

Unter **Katarakta myotonica** versteht man eine bei der myotonischen Dystrophie auftretende, in der vorderen und hinteren Rinde gelegene Linsentrübung, welche aus feinsten Pünktchen und massenhaft rot und grün glitzernden Kriställchen besteht.

Als **Katarakta diabetica** bezeichnet man eine durch die giftigen Stoffwechselprodukte des Diabetes zwischen dem 35. und 50. Lebensjahr hervorgerufene Katarakt, welche fast *zu gleicher Zeit* beide Augen befällt, als Rindenstar mit vielen *Wasserspalten* auftritt, rasch zur Gesamttrübung der Linse unter dem Bilde der *Katarakta intumescens* und damit zur hochgradigen Herabsetzung des Sehvermögens führt. Dieses Quellungsstadium der Linse wird längere Zeit hindurch festgehalten.

Unter **Katarakta dermatogenes** faßt man sehr langsam fortschreitende Linsentrübungen mit einer eigenartig unregelmäßigen Zeichnung zusammen, welche bei Menschen mit generalisierten Hautleiden, wie Sklerodermie, Neurodermitis Besnier, Poikilodermie u. a., auftreten.

Katarakte bei Augenleiden.

Diese entwickeln sich teils durch Giftwirkung von Keimen auf die Linse, teils durch Anlagerung von Exsudaten oder fremdem Gewebe an die Linse (Exsudat, Schwarten, Tumoren), durch veränderten intraokularen Druck (Hypotonie und Glaukom) und teils als Ausdruck einer allgemein degenerativen Beschaffenheit des hinteren Augenabschnittes (Retinitis pigmentosa, Myopia magna). Daher finden wir die Katarakta complicata *bei folgenden Augenerkrankungen:* nach Ulcus serpens, nach chronischer plastischer Iridocyclitis, Endophthalmitis septica und Ophthalmia metastatica, bei Heterochromie, bei ausgedehnten Chroioditisformen, nach Ablatio retinae, fast regelmäßig in den Endstadien der Retinitis pigmentosa und bei hoher Mypie sowie im degenerativen Stadium des Glaukoms. Bei Kleinkindern kann ein gonorrhoisches Hornhautgeschwür mit und ohne Durchbruch eine *Katarakta polaris anterior* verursachen.

Dazu kommen noch die meist als *Katarakta corticalis posterior* nahe dem hinteren Linsenpol auftretenden Katarakte nach *Schädigung durch Röntgenstrahlen* (nach überdosierter Strahlenbehandlung des Gesichtes oder als Berufsschädigung), die sog. Blitzkatarakt oder *Katarakta electrica* nach Starkstromverletzung des Auges und der *Glasbläserstar* als Ausdruck einer Schädigung der Linse durch Wärmestrahlen (Ultrarot) bei Glasbläsern, Metallschmelzern und Heizern.

Katarakta congenita — angeborene Katarakt.

Die angeborenen Stare betreffen Teile der Linse oder die ganze Linse. Für das Sehen belanglos sind gewöhnlich die *Katarakta polaris anterior und posterior*, kleine, höchstens bis zu 3 mm große, rundliche Trübungen am vorderen oder hinteren Augenpol. Beträchtlich mehr stört die angeborene Trübung der Linsenmitte, *Katarakta centralis* und die Verbindung aller drei genannten Starformen, welche man als Spindelstar-*Katarakta fusiformis* bezeichnet. Angeborene Gesamttrübungen der Linse *(Katarakta totalis congenita)* bekommt man im mittleren und späteren Lebensalter selten zu Gesicht, weil sie schon in der Kindheit zur Operation (Diszission) zwingen. Alle echten angeborenen Stare sind fast immer *doppelseitig* und die Linsen sind häufig unterentwickelt, kleiner.

Die *Untersuchung auf Stare* erfolgt durch seitliche fokale Beleuchtung (S. 9) oder mittels der Durchleuchtung der brechenden Medien mit dem Augenspiegel (S. 18): Trübungen, welche nur einen Teil der Linse einnehmen, erscheinen als schwarze Flecke auf rotem Grunde, Gesamttrübungen der Linse lassen die Pupille überhaupt nicht mehr rot aufleuchten.

Die *Vorbedingung für jede erfolgreiche Kataraktoperation* besteht in der Erfüllung folgender fünf Erfordernisse:

1. Der Bindehautsack muß klinisch normal sein.
2. Die Tränenwege dürfen nicht erkrankt sein.
3. Das quantitative Sehvermögen, d. h. die Lichtempfindung, die Projektion und die Farbenempfindung (S. 22) muß in Ordnung sein.
4. Die Urinuntersuchung darf keinen Zucker ergeben.
5. Zur Zeit der Staroperation dürfen am Körper keine Furunkel, Geschwüre oder Abscesse und keine Sepsis vorhanden sein.

Die *Behandlung der Stare* besteht in Operation. Eine erfolgreiche medikamentöse Behandlung gibt es bis heute noch nicht. Bei Jugendlichen mit noch weicher Linse, d. h. solange noch keine Kernsklerose vorhanden ist, also etwa bis zum 30. Lebensjahr, kann die Katarakt zerrissen (diszindiert) werden. Jenseits des 30. Lebensjahres sind die Stare auszuziehen (Extraktion der Katarakt). Die Ausführung der Diszission oder Extraktion ist Sache des Augenarztes.

Die **Linsenlosigkeit (Aphakie)** äußert sich bei der äußeren Untersuchung durch folgende Merkmale: Die Pupille ist tiefschwarz, die

Vorderkammer tiefer als normal, die Iris schlottert häufig (Iridodonesis), die Reflexbilder der Linse (Untersuchung im Dunkelzimmer) fehlen, und das Sehvermögen ist bis auf Fingerzählen in $^1/_2$—1 m herabgesetzt. Zur Erlangung eines normalen Sehvermögens muß eine gesonderte Starbrille für die Ferne und für die Nähe, von ungefähr + 9 bzw. + 12 Dioptrien getragen werden.

Unter **Nachstar** oder **Katarakta secundaria** versteht man im Pupillarbereich sichtbare Linsenreste von grauer oder grauweißer Farbe, welche nach Verletzungen, unvollständiger Aufsaugung oder nach Operationen der Linse zurückbleiben. Wenn der Nachstar das Sehen beeinträchtigt, muß er diszindiert werden.

Glaukom — grüner Star.

Unter Glaukom versteht man das Vorhandensein eines gesteigerten Augeninnendruckes über die Norm, d. h. über 30 mm Quecksilber. Den Augendruck prüft man entweder grob durch Aufsetzen der beiden Zeigefinger auf den Augapfel (Fluktuationsprüfung) oder genau mittels des *Tonometers von* SCHIÖTZ. Man unterscheidet primäre und sekundäre Glaukome. Von ersterem kennen wir die Ursache der Drucksteigerung noch nicht, bei letzterem ist sie auf bestimmte Erkrankungen des Auges zurückzuführen. Das traurige Endergebnis bezüglich des Sehvermögens ist aber bei beiden Formen das gleiche: Durch den gesteigerten Innendruck des Auges entartet die Netzhaut und der Sehnerv und das Auge wird mit der Zeit blind (amaurotisch).

Das primäre Glaukom.

Dabei handelt es sich um eine Erkrankung des mittleren und späteren Lebensalters mit bestimmten subjektiven und objektiven Krankheitszeichen. Doch kann Glaukom auch in der Jugend, ja selbst angeboren vorkommen.

Man unterscheidet ein entzündliches und ein nicht-entzündliches Glaukom.

Das Glaukoma inflammatorium: *Subjektive Krankheitszeichen*: Anfallsweises Nebelsehen und Auftreten von regenbogenfarbenen Ringen um Lichter und Lampen, dazu Stirn-Kopfschmerz auf der Seite des erkrankten Auges, Üblichkeiten, mitunter sogar Erbrechen. Diese Zeichen bilden den prodromalen Anfall.

Objektive Symptome des Vollbildes: Der Augeninnendruck ist gesteigert, das Auge fühlt sich hart an. Das Oberlid ist etwas heruntergesunken *(Ptosis glaukomatosa)*. Der Bulbus ist infolge Injektion der groben und feinen vorderen Ziliargefäße gerötet. Die Hornhaut ist matt, oft rauchgrau getrübt, die Vorderkammer sehr seicht, die Pupille erweitert, meist nach oben etwas entrundet und reagiert auf Licht träge oder gar nicht. Infolge dieser Pupillenerweiterung kommt es bei älteren Menschen, bei welchen bereits ein seniler Reflex (Kernsklerose) der Linse vorhanden ist, bei gleichzeitiger Mattigkeit der Hornhaut zu einem „graugrünen Reflex" aus der Pupille, welcher ehedem der Erkrankung den Namen gegeben hat.

Am *Augenhintergrund,* den man beim entzündlichen Glaukom wegen der Mattigkeit der Hornhaut nur selten genau untersuchen kann, sieht man weite, gestaute Netzhautvenen, ein intermittierendes Einströmen des arteriellen Blutes (fälschlich Arterienpuls genannt), die allmähliche Entwicklung einer bis zum Rande der Sehnervenscheibe reichenden Aushöhlung (Exkavation) und schließlich eine Aderhautatrophie um die Papille (Halo glaukomatosus). Die Schädigung der Netzhaut infolge des erhöhten Druckes und der schlechten Ernährung durch die Netzhautgefäße äußert sich in *zunehmender Nachtblindheit* (Hemeralopie), in *Verfall des Gesichtsfeldes* (nasale Einengung oder Ringskotome, welche vom blinden Fleck ausgehen) und in *Abnahme des zentralen Sehvermögens.*

Bleibt der Augendruck längere Zeit erhöht, so tritt allmählich Erblindung ein *(Glaukoma absolutum).* Mit der Zeit treten in diesen erblindeten Augen an Hornhaut, Lederhaut, Iris und Linse degenerative Veränderungen auf *(Glaukoma degenerativum),* welche zum Verlust des Auges führen können. Solche Augen müssen oft wegen großer Schmerzhaftigkeit enucleiert werden.

Das **Glaukoma chronicum non inflammatorium,** also das nichtentzündliche chronische Glaukom, ist viel schwerer zu erkennen, weil der Augapfel blaß bleibt und die Mattigkeit der Hornhaut sowie die Pupillensymptome weniger ausgesprochen sind. Auch fehlen meist die anfallsweisen Kopfschmerzen und die anderen subjektiven Krankheitszeichen. Nur die seichte Vorderkammer und die allmähliche, aber stetige Abnahme des Sehvermögens sowie der Verfall des Gesichtsfeldes und die Ausbildung einer glaukomatösen Exkavation weisen auf die schwere Krankheit hin. Die Drucksteigerung erreicht gewöhnlich nicht so hohe Grade wie beim entzündlichen Glaukom, ja sie kann bei beginnender Krankheit Tage und Wochen oder zu gewissen Tageszeiten (Nachmittag) überhaupt fehlen. In solchen Fällen helfen die sog. Provokationsmethoden (Dunkelversuch, Koffeinversuch, Belastungsprobe mittels des Trinkversuches oder durch Tieflagerung des Kopfes oder der Jugularis-Stauversuch) zur frühzeitigen Erkennung des Glaukoms.

Das *primäre Glaukom* befällt immer beide Augen, wenngleich zwischen der Erkrankung der beiden Augen manchmal ein Zeitraum von mehreren Jahren liegt. Bis zur Erblindung dauert es meist Monate und Jahre. Doch gibt es auch sehr bösartige, in wenigen Wochen zur Erblindung führende Fälle *(Glaukoma fulminans).*

Behandlung: Jedes primäre Glaukom muß operiert werden. Je früher die Operation vorgenommen wird, um so besser sind die Aussichten, Sehvermögen und Gesichtsfeld zu erhalten und Erblindung zu vermeiden. Die *medikamentöse Behandlung* des Glaukoms ist also immer nur als eine zeitweilige bzw. vorbereitende Maßnahme anzusehen. Die Herabsetzung des Augeninnendruckes wird erreicht durch Einträufelungen von 1—2%iger Pilocarpinum hydrochloricum-Lösung, durch $^1/_2$—1%iges Eserinum salicylicum (die ölige Lösung von Eserin, Physostol, leistet ausgezeichnetes), von 10%iger Dioninlösung, durch subkonjunktivale Injektionen von 0,2—0,3 ccm Adrenalin oder Rechts-Glaukosan (Links-Glaukosan wird eingeträufelt), Einträufelung von einem Tropfen einer 10%igen Histaminlösung.

Doch bleibt die *Operation* das Ziel jeder Glaukombehandlung. Auf die einfachste Formel gebracht kann man heute die Anzeige zur Glaukomoperation folgendermaßen angeben: Beim akuten entzündlichen Glaukomanfall wirkt die GRAEFE*sche Iridektomie* ausgezeichnet, beim nicht entzündlichen, chronischen Glaukom hingegen nur eine der fistelbildenden Operationen. Mir hat sich seit 19 Jahren die *Iridenkleisis* ausgezeichnet bewährt.

Glaukoma secundarium — Sekundärglaukom.

Die Erkrankungen des Auges, welche sekundär zur Drucksteigerung führen, sind:

Hornhauterkrankungen: Keratitis parenchymatosa, wie alle tiefen Keratitisformen, welche den Kammerwinkel und dadurch den SCHLEMMschen Kanal infiltrieren können, das Leukoma adhaerens und Staphyloma corneae infolge Verseichtung bzw. Verschwinden der vorderen Augenkammer.

Iris- und Ziliarkörpererkrankungen: Die akute seröse Iritis, weil das seröse Exsudat die nur für elektrolytische Lösungen (Kammerwasser) durchgängigen Maschen des Gerüstwerkes des Kammerwinkels verlegt. Die Seculsio pupillae, weil das normalerweise abgesonderte Kammerwasser aus der hinteren Kammer nicht in die Vorderkammer gelangen kann. Die Cyclitis infolge vermehrter Bildung von Kammerwasser.

Linsenerkrankungen: Fast alle Formen von Linsenluxation (S. 74 und 75), quellende Linsenmassen nach Verletzung und Diszission infolge Volumenszunahme der Linse, Verlegung des Kammerwinkels durch Linsenteilchen und infolge Iritis serosa durch Giftwirkung des Linseneiweiß.

Glaskörpererkrankungen: Volumenszunahme des Glaskörpers infolge vermehrter kolloidaler Quellung (Cyclitis, Allergiesymptom?).

Funduserkrankungen: Die Thrombose der Vena centralis retinae, infolge vermehrten Austrittes von Blutserum aus den rückgestauten Venen.

Die Tumoren der Netz- und Aderhaut, besonders mit Sitz am Äquator bulbi, weil durch diese Tumoren die Vortexvenen komprimiert oder durch Tumorinfiltration unwegsam gemacht werden.

Der *Hydrophthalmus congenitus* wird heute ebenfalls fast allgemein als Sekundärglaukom aufgefaßt und beruht meist auf Entwicklungsstörungen im Gebiete des Kammerwinkels und der Iris.

Die *Behandlung* des Sekundärglaukoms ist eine sehr verschiedene und richtet sich nach den einzelnen zugrunde liegenden Leiden.

Tuberkulose und Auge.

Kaum eine andere allgemeine Erkrankung ist imstande, am Sehorgan so viele und mannigfache Krankheitsbilder zustande zu bringen wie die Tuberkulose. Deshalb seien die Augenerkrankungen, welche nach unserer heutigen Auffassung Tuberkulose zur Ursache haben, für den Nicht-Augenarzt hier übersichtlich zusammengestellt: Viele dieser Krankheitsformen treten aus scheinbar bestem Wohlbefinden heraus auf oder bleiben in ihren Anfängen oft lange Jahre unentdeckt. Die Festlegung einer Augenerkrankung als tuberkulöse ist oft ausschlaggebend für die richtige Auffassung eines bis dahin dunklen Allgemeinleidens.

Lider: Außer dem *Lupus vulgaris*, der häufig zum entstellenden Ektropium führt (S. 145), sind auch das *Skrofuloderma*, die *Tb. verrucosa cutis* und die *Tb. ulcerosa miliaris* an den Lidern zu finden.

Tränenwege: Die meisten *Tränensackentzündungen* zwischen dem 6. und 25. Lebensjahr beruhen auf Tuberkulose, die von der Nase aus aufgestiegen ist. Tuberkulösen Ursprungs ist auch häufig die *Dacryoadenitis.*

Die *Bindehaut* erkrankt unter dem Bilde einer trachomähnlichen *papillären Conjunctivitis,* und zwar meist einseitig und am Oberlid. Daneben gibt es eine *ulzeröse Form* an der Bindehaut der Lider und des Augapfels. *Tuberkulide der Bulbusbindehaut,* glasige Knötchen auf blasser Unterlage treten im Verlaufe einer schweren Skleritis oder Iridocyclitis auf. Hierher gehören auch alle Formen der *Conjunctivitis phlyctaenulosa* (allergische Form der Tuberkulose).

Hornhaut: Außer der *Keratitis ekzematosa* (skrofulosa) tritt die Tuberkulose der Hornhaut auch unter dem Bilde der *Keratitis profunda* und der grobfleckigen *Keratitis parenchymatosa* auf. Auch unter dem Bilde von speckigen Präzipitaten können sich echte Tuberkelknötchen verbergen *(Wandertuberkel der Hornhautrückfläche).*

Lederhaut: Hier tritt die Tuberkulose unter dem Bilde der *tiefen Skleritis* auf.

Iris und Ziliarkörper: Wenn auch das typische Bild der Tuberkulose die *Knötcheniritis* ist, so muß doch betont werden, daß auch jede andere

Form der Irisentzündung, also die seröse, fibrinöse, ja selbst die eitrige Regenbogenhautentzündung durch Tuberkulose bedingt sein kann. Die *tumorartige Tuberkulose* der Iris und des vorderen Ziliarkörpers (Solitärtuberkel) sitzt meist im Kammerwinkel. Auch die *Febris uveoparotidea* HEERFORDT, d. h. eine Erkrankung der Ohrspeicheldrüse und anderer Speicheldrüsen mit Knötcheniritis hat dieselbe Grundlage.

Aderhaut: Chorioiditis disseminata mit wenig oder fehlender Pigmentproliferation, die *Chorioiditis miliaris* und große *Solitärtuberkel.*

Netzhaut: Als tuberkulös gilt heute fast allgemein das Bild der *Periphlebitis retinalis* mit ihren schweren „*juvenilen rezidivierenden Glaskörperblutungen*". Daneben gibt es eine echte aus grauweißen, unscharfen Flecken bestehende *Retinitis tuberculosa*, meist im Verbreitungsgebiet einer Netzhautarterie, ferner manche Formen der *Retinitis exsudativa externa* (proliferierende Chorioidaltuberkulose) und *interna* und der einseitigen *Retinitis pseudoalbuminurica.*

Sehnerv: Die Sehnerventuberkulose tritt unter dem Bilde einer meist stark exsudativen, mit beträchtlicher Schwellung der Papille einhergehenden *Papillitis* auf, welche oft nur auf einen Quadranten oder die Hälfte der Sehnervenscheibe beschränkt ist. Ebenso können Fälle von *Neuritis retrobulbaris* und *Sehnervenscheidenprozesse* tuberkulöser Natur sein.

Augenhöhle: Tuberkulose unter dem Bilde der *Periostitis*, des kalten *Abscesses* oder des *retrobulbären Pseudotumors.*

Augen als Ganzes: Es gibt einen *Panophthalmitis tuberculosa* mit überreichem Bazillenbefund fast in allen Augengeweben, besonders im Glaskörpereiter und im Pigmentepithel der Netzhaut.

Augenmuskellähmungen: Besonders *rezidivierende Formen* sind Ausdruck einer tuberkulösen Meningitis.

Syphilis und Auge.

An den *Lidern* kann eine primäre *Sklerose* mit schmerzloser Schwellung der präaurikularen Drüse vorhanden sein. *Papeln und Geschwüre* der sekundären Lues sind an den Lidern multipel. Wenn Sklerosen oder Papeln am freien Lidrand eines Lides sitzen, verursachen sie am gegenüberliegenden Lid häufig Abklatschgebilde. *Gummen der Lider* führen oft zu schwerer Schrumpfung, zum Ektropium. Seltener ist die *Tarsitis syphilitica.*

Tränensackentzündungen auf luetischer Grundlage sind seltene Erkrankungen, öfters kommen *Gummen* der Knochen vor, welche die Tränensackgrube bilden.

An der *Conjunctiva* kann eine *Sklerose* an der Bindehaut des Tarsus des Unter- und Oberlides, in den Übergangsfalten und auch an der Bulbusbindehaut auftreten (Schwellung der präaurikularen Drüse!). Die sekundäre und tertiäre Lues tritt in Form von *Bindehautgeschwüren*, besonders am Oberlid und am Bulbus auf. *Gummen* der Bulbusbindehaut sitzen mit Vorliebe an den Ansatzstellen der vier geraden Augenmuskeln.

An der *Hornhaut* verläuft die spätsekundäre Lues unter dem Bilde der *Keratitis punctata profunda*, der *Keratitis pustuliformis profunda*, aber auch unter dem Bilde einer *Keratitis profunda, skleroticans* und *parenchymatosa*, letztere nach dem 30. Lebensjahr.

An der *Lederhaut* tritt sekundäre und tertiäre Lues unter dem Bilde der tiefen *Skleritis* auf. Doch gibt es auch syphilitische *Geschwüre*, die zum Durchbruch der Lederhaut führen können.

An *Iris* und *Ziliarkörper* kommt in der frühsekundären Periode unbehandelter Fälle eine *kleinfleckige Iritis* (Roseola der Iris) und im spätsekundären Stadium eine *Knötcheniritis* (Iritis papulosa) vor, die sich durch reichlich staubförmige Glaskörpertrübungen auszeichnet. *Gummen* liegen meist in der Iriswurzel, bzw. im vordersten Anteil des Ziliarkörpers und schieben die Iriswurzel vor sich her.

An der *Aderhaut* kann Lues II und III dieselben Bilder hervorrufen, und zwar *Chorioiditis disseminata*, deren einzelne Herde scharf begrenzt und mit Aderhautgefäßzeichnung und reichlich schwarzem Pigment versehen sind, ferner die *Chorioretinitis diffusa*, welche große Flächen des Augenhintergrundes einnimmt, sowie die *Chorioretinitis juxtapapillaris* Jensen.

In der *Netzhaut* gibt es im wesentlichen drei Formen von syphilitischer Entzündung: 1. Die *Retinitis diffusa*, graue Trübungen, die sich über weite Netzhautanteile erstrecken und gewöhnlich der Gefäßverteilung folgen. 2. Die *Retinitis centralis circumscripta*, ein großer, grauweißer Herd in der Foveagegend. 3. Die *Retinitis centralis recidivans*, welche kleine weißgraue Trübungen in der Maculagegend macht, die zu Rückfällen neigen. Ferner ist die *Embolie der Zentralarterie* bei Jugendlichen häufig und die einseitig auftretende *Retinitis pseudopigmentosa* fast immer auf Lues zurückzuführen.

An der *Papille* tritt bei unbehandelter sekundärer Lues eine typische *Neuroretinitis* auf, die sich durch Mitbeteiligung der Gefäße (weiße Einscheidungsstreifen) auszeichnet; *sekundäre Optikusatrophie* ist häufig ihr Ausgang. Die *primäre Optikusatrophie* ist das typische Zeichen am Augenhintergrund für Tabes. Syphilitische Sehnervenscheidenprozesse machen *unregelmäßige zirkumpapilläre Aderhautatrophien* um den Sehnerveneintritt mit reichlich Pigmenteinwanderung in die Netzhaut.

In der *Augenhöhle* sind am häufigsten *Gummen* anzutreffen, welche manchmal gegen das Oberlid zu durchbrechen und schweres Ektropium verursachen können.

Lues des Zentralnervensystems und Auge: Die wichtigsten Augenzeichen einer *syphilitischen basalen Meningitis* sind Augenmuskellähmungen, Neuritis optica, doppelseitige Ptosis, durch Erkrankung der Chiasmagegend bitemporale, durch die des Tractus opticus homonyme Hemianopsie. Syphilitische Schädigung des N. trigeminus kann zur Keratitis neuroparalytica, solche des N. facialis zur Keratitis e lagophthalmo führen! — Bei der *Lues cerebri* findet sich außer absoluter Pupillenstarre häufig Anisokorie, Stauungspapille mit nachfolgender sekundärer Optikusatrophie. — Die *Tabes* ist am Auge charakterisiert durch Anisokorie, Miosis, reflektorische Pupillenstarre und primäre Optikusatrophie. Augenmuskellähmungen und Neuritis retrobulbaris sind bei Tabes selten. Bei der *progressiven Paralyse* findet sich hauptsächlich Anisokorie und Mydriasis.

Bei der *hereditären Syphilis* ist das am meisten charakteristische Krankheitsbild am Auge die *Keratitis parenchymatosa*, oft vergesellschaftet mit *Iridocyclitis* und *Chorioiditis anterior.* Für letztere sind kleinfleckige Aderhautherde („Pfeffer-und-Salz-Fundus") charakteristisch. Doch gibt es auch eine *zentrale Form* der Chorioretinitis durch angeborene Lues. Die Pigmentproliferation und Pigmenteinwanderung in die Netzhaut ist in allen diesen Formen ausgesprochen, ebenso die häufige Mitbeteiligung des Optikus unter dem Bilde der *sekundären Optikusatrophie.* Als seltenes Krankheitsbild kongenitaler Lues am Auge muß eine *Conjunctivitis bei Neugeborenen* gelten, welche durch Spirochäteninvasion bedingt ist und schwere narbige Schrumpfung der Lidbindehaut mit späterem Entropium und Trichiasis verursachen kann. Die *juvenile Tabes* macht ähnlich wie die Tabes nach erworbener Syphilis *primäre Optikusatrophie* und Erblindung.

Benutztes und empfehlenswertes Schrifttum.

1. Axenfeld, Th.: Augenheilkunde. Bd. V: Handbuch der ärztlichen Erfahrungen im Weltkriege 1914—1918. Herausg. von Otto V. Schrjerning. Leipzig: J. A. Barth, 1922.
2. Bab, W.: Die Ursachen der Kriegsblindheit ... Z. Augenhk. **45**, 214—231 (1921).
3. Behr, C.: Über Kriegsverletzungen des Auges. Med. Welt **13**, 1593 (1939).
4. Dirimgshofen, H. V.: Medizinischer Leitfaden für fliegende Besatzungen. 204 S. Dresden: Th. Steinkopf, 1939.
5. Gilbert, W.: Über erste Hilfe bei Augenverletzungen im Felde. Med. Klin. 1417 (1939).
6. Laun, R.: Vademecum des Truppenarztes, 2. Aufl., 276 S. München: F. J. Lehmann.
7. Löhlein: Überblick über die häufigsten Verletzungen des Auges und der Sehbahn im Kriege. Dtsch. med. Wschr. 1485 (1939).

8. ROHRSCHNEIDER, W.: Die Bedeutung von Augensymptomen bei stumpfen Schädelverletzungen. Med. Klin. Nr. 7 (1940).
9. RUFF, S. und H. STRUGHOLD: Grundriß der Luftfahrtmedizin. 190 S. Leipzig: J. A. Barth, 1939.
10. SCHIECK, F. und A. BRÜCKNER: Kurzes Handbuch der Ophthalmologie. Berlin: Julius Springer, 1930—1932.
11. TÖNNIS, W., E. SEIFERT und T. RIECHERT: Kopfverletzungen. 165 S. München: F. J. Lehmann, 1938.
12. SZILY, V.: Atlas der Kriegsaugenheilkunde, 3 Bd. Stuttgart: F. Enke.

Sachverzeichnis.

Berichtigungen.

Seite 14, Zeile 12 von oben: Stroma statt Strom.

Seite 43, Zeile 11 von oben: Hornhautwunde statt Hornhautwand.

Seite 68, Zeile 20 von unten: Abb. 29 statt Abb. 28.

Seite 116: Zeile 5 von unten: Oder statt ober.

Seite 119: Bn-Stoff. Die Formel soll lauten: $CH_2Br \cdot CO \cdot C_2H_5$.

Seite 120: Adamsit. Die Formel soll lauten: $(C_6H_5)_2NHAsCl$.

Seite 121: Per-Stoff. Die Formel soll lauten: $Cl \cdot CO \cdot OCCl_3$.

Seite 123: Die Formel von Lost soll lauten: $S\langle^{CH_2 \cdot CH_2Cl}_{CH_2 \cdot CH_2Cl}$

Seite 123: Lewisit. Die Formel soll lauten: $CHCl:CH \cdot AsCl_2$.

Seite 128, Zeile 4 von oben: haben die Eigentümlichkeit statt die Eigentümlichkeit haben ...

Seite 150, Zeile 6 von unten: Hydrargyrum statt Hydrargium.

Seite 154, Zeile 14 von oben: Lybien statt Libyen.